Gabrielsen
Klinische
Doppler-Echokardiographie

Klinische Doppler-Echokardiographie

Ein- und zweidimensionale Echokardiographie,
gepulstes (PW) und kontinuierliches (CW) Doppler-
Verfahren, Farb-Doppler-Echokardiographie

Von
Dr. F. G. Gabrielsen

Unter Mitarbeit von
Prof. Dr. V. Hombach

Mit einem Geleitwort von
Prof. Dr. H. H. Hilger, Köln

Mit 198 Abbildungen
in 274 Einzeldarstellungen,
davon 36 mehrfarbig,
und 5 Tabellen

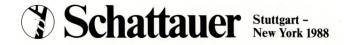
Schattauer   Stuttgart –
New York 1988

Anschrift des Verfassers:

Dr. F. G. Gabrielsen
Medizinische Universitätsklinik und Poliklinik
Abt. Innere Medizin IV (Kardiologie, Angiologie, Pneumonologie)
Oberer Eselsberg
7900 Ulm (Donau)

CIP-Titelaufnahme der Deutschen Bibliothek

Gabrielsen, Frede G.:
Klinische Doppler-Echokardiographie : ein- u.
zweidimensionale Echokardiographie, gepulstes (PW) u.
kontinuierl. (CW) Doppler-Verfahren, Farb-Doppler-
Echokardiographie / von F. G. Gabrielsen. Unter Mitarb. von
V. Hombach. Mit e. Geleitw. von H. H. Hilger. – Stuttgart;
New York : Schattauer, 1988
    ISBN 3-7945-1226-X

© 1988 by F. K. Schattauer Verlagsgesellschaft mbH, Lenzhalde 3, D-7000 Stuttgart 1, Germany

Printed in Germany

Satz, Druck und Einband: Mayr Miesbach, Druckerei und Verlag GmbH, Am Windfeld 15, D-8160 Miesbach, Germany

ISBN 3-7945-1226-X

Geleitwort

Herr Dr. F. G. Gabrielsen hat in mehrjähriger intensiver Arbeit im Echokardiographielabor der Medizinischen Universitätsklinik III in Köln die methodische Entwicklung und klinische Anwendung der verschiedenen Ultraschallverfahren zur diagnostischen Beurteilung des Herzens miterlebt und durch seine engagierte und kreative Tätigkeit selbst zu dieser Entwicklung wesentliche Beiträge geleistet. Das vorliegende Buch ist die Frucht dieses Wirkens.

In übersichtlicher Gliederung, mit gut verständlich formuliertem Text und vorzüglich dokumentierenden und erläuternden Abbildungen gibt dieses Buch einen didaktisch wohlgelungenen Überblick über die Grundlagen und klinischen Aussagemöglichkeiten der verschiedenen echokardiographischen Untersuchungsverfahren. Es bietet sowohl dem Anfänger, der sich orientieren und in die Methodik einarbeiten möchte, als auch dem erfahrenen Untersucher eine umfassende und präzise Information.

Dem Schattauer Verlag ist für die reichhaltige und technisch gute Ausstattung mit zahlreichen Abbildungen großes Lob und besonderer Dank zu zollen. Ich wünsche dem Buch eine gute Aufnahme und weite Verbreitung im großen Kreis der Interessenten für diese nichtinvasiven kardiologischen Untersuchungsverfahren, deren diagnostischer Wert außerordentlich hoch zu veranschlagen ist.

Autor und Verlag sind zu diesem gelungenen Werk gleichermaßen zu beglückwünschen.

Köln, im Februar 1988   H. H. Hilger

Danksagung

Mein besonderer Dank geht an meinen ehemaligen Chef, Herrn Prof. Dr. H. H. Hilger, Direktor der Med. Universitätsklinik III Köln, der mir während meiner dortigen Tätigkeit die Möglichkeit gegeben hat, schwerpunktmäßig auf dem Gebiet der Doppler-Echokardiographie zu arbeiten und mich auch sonst in jeder Beziehung unterstützt hat. Herrn Prof. Dr. V. Hombach, der wesentlich zur Entstehung des Buches beigetragen hat, sowie Herrn Prof. Dr. H. W. Höpp, Köln, danke ich für die Unterstützung meiner Arbeit. Ganz besonders möchte ich meiner Frau und Kollegin Dr. Birgit Gabrielsen für ihre Hilfe und ihr Verständnis danken. Dem Schattauer Verlag danke ich für die bei der Drucklegung des Werkes entgegengebrachte Hilfe, besonders Frau G. Stapelberg für ihre kluge und sorgfältige Mitarbeit in der Schlußphase der Publikation.

F. G. Gabrielsen

Inhaltsverzeichnis

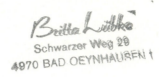

Verzeichnis der in den Abbildungen
verwendeten Abkürzungen

AAOW	=	vordere (anteriore) Aortenwurzelwand
AO	=	Aorta – Aortenbogen – Aorta mit Aortenklappe – Aortenklappenöffnung – Aortenwurzel – Öffnung der Aortenprothese
AC	=	Aortenklappenschluß
ACC	=	Arteria carotis communis
AML	=	vorderes (anteriores) Mitralklappensegel
AP	=	linksatriales Herzohr
AS	=	Vorhofscheidewand
ASC	=	Aorta ascendens
ASS	=	Arteria subclavia sinistra
AV	=	Aortenklappe (Valva aortae)
C	=	Schluß
CH	=	Chordae tendineae
CW	=	kontinuierlicher Doppler
DSC	=	Aorta descendens
ECG/EKG	=	Elektrokardiogramm
ED/EDD	=	enddiastolischer Durchmesser
END	=	Endokard
ES/ESD	=	endsystolischer Durchmesser
EPI	=	Epikard
ET	=	Austreibungszeit (ejection time)
FS	=	Verkürzungsfraktion
HV	=	Lebervene
IVS/S	=	Septum interventriculare (Kammerscheidewand)
IVC	=	Vena cava inferior
LA	=	linker Vorhof
LA*	=	linker Vorhof (basisnaher Teil)
LC/lc	=	linkskoronare Aortenklappentasche – linkskoronares Aortenklappensegel
LPA	=	linke Arteria pulmonalis
LPM	=	lateraler Papillarmuskel
LV	=	linker Ventrikel
LVAW	=	linksventrikuläre Vorderwand (anteriore Wand)
LVED/LVEDD	=	linksventrikulärer enddiastolischer Durchmesser
LVES	=	linksventrikulärer endsystolischer Durchmesser
LVOT	=	linksventrikulärer Ausflußtrakt
LVPW	=	linksventrikuläre Hinterwand (posteriore Wand)
MC	=	Schluß der Mitralklappenprothese

MKE	=	Mitralklappenprothese
MO	=	Mitralklappenöffnung (Mitralprothesenöffnung)
MÖF	=	Mitralklappenöffnungsfläche
MV	=	Mitralklappe (Valva mitralis) – Meßvolumen
NC/nc	=	nichtkoronare Aortenklappentasche – nichtkoronares Aorten-klappensegel – akoronar
NCC	=	akoronares Aortenklappensegel
O	=	Öffnung
PA	=	Arteria pulmonalis
PAOW	=	hintere (posteriore) Aortenwurzelwand
PC	=	Pulmonalklappenschluß
PER	=	Perikard
PML	=	hinteres (posteriores) Mitralklappensegel
PO	=	Pulmonalklappenöffnung
PPM	=	posteriorer Papillarmuskel
PV	=	Pulmonalklappe
PW	=	gepulster Doppler
RA	=	rechter Vorhof
RC	=	rechtskoronare Aortenklappentasche – rechtskoronares Aortenklappensegel
rc	=	rechtskoronar
RCC	=	rechtskoronares Aortenklappensegel
RPA	=	rechte Arteria pulmonalis
RV	=	rechter Ventrikel
RVAW	=	rechtsventrikuläre anteriore Wand
RVED	=	rechtsventrikulärer enddiastolischer Durchmesser
RVOT	=	rechtsventrikulärer Ausflußtrakt
S	=	Strömungsprofil
S/IVS	=	Kammerscheidewand
SAM	=	systolische Vorwärtsverlagerung (systolic anterior movement)
SVC	=	Vena cava superior
TBC	=	Truncus brachiocephalicus
TV	=	Trikuspidalklappe (Valva tricuspidalis)
VES	=	ventrikuläre Extrasystole
V_{max}	=	maximale Flußgeschwindigkeit
V_{mean}	=	mittlere Flußgeschwindigkeit

1. Einführung

Seit die beiden schwedischen Wissenschaftler Edler und Hertz 1954 zum ersten Mal mit einem präkordial plazierten Schallkopf das Bewegungsmuster der Mitralklappe registrieren konnten, hat die Echokardiographie einen festen Platz in der Untersuchung des herzkranken Patienten gefunden.

Bis Mitte der siebziger Jahre wurden die meisten Untersuchungen mit der eindimensionalen (M-Mode-)Technik durchgeführt, bei der Strukturen auf einer einzelnen Schallinie in ihrer Größe und Beweglichkeit punktuell untersucht werden können. Ab Anfang bis Mitte der siebziger Jahre kamen neue Geräte auf den Markt, deren Ultraschallstrahl eine Schnittebene durchfächern konnte, um so eine zweidimensionale topographische Darstellung des Herzens zu ermöglichen.

Schon Anfang der sechziger Jahre konnte das 1842 von dem österreichischen Physiker Christian Johann Doppler (1803–1853) beschriebene Doppler-Prinzip in der klinischen Kardiologie nutzbar gemacht werden. Anfangs wurden die Untersuchungen mit einem unidirektionalen Doppler durchgeführt, der bidirektionale Doppler stand erst ab etwa Mitte der sechziger Jahre zur Verfügung. Erst mit der Möglichkeit der quantitativen Doppler-Echokardiographie, mit Bestimmung von Druckgradienten und im weiteren Verlauf der Klappenöffnungsflächen und des Herzminutenvolumens, kam es zu einem enormen Aufschwung dieser Methode. Dieser Aufschwung der klinischen Doppler-Echokardiographie ist besonders auf die Ergebnisse der Arbeitsgruppe um Liv Hatle in Trondheim, Norwegen, zurückzuführen.

Seit etwa 10 Jahren ist es möglich, die Untersuchungen mit dem gepulsten und kontinuierlichen Doppler-Verfahren mit der Echokardiographie zu kombinieren und dabei die Lage des Doppler-Meßvolumens bzw. des Doppler-Strahls gezielt zu plazieren. So konnte man eine Aussage über Flußrichtung, Flußgeschwindigkeit und Flußqualität treffen.

Ab etwa 1982 wurde dann mit der Farb-Doppler-Echokardiographie eine flächenhafte Darstellung des Blutflusses innerhalb des zweidimensionalen Bildes möglich.

Die kombinierte Anwendung der Doppler-Echokardiographie mit der Echokardiographie ist innerhalb von wenigen Jahren, nach der körperlichen Untersuchung und dem EKG, die wichtigste nichtinvasive Untersuchungsmethode in der Kardiologie geworden. Besonders in der Diagnostik und der Schweregradbeurteilung von angeborenen und erworbenen Vitien spielt diese Methode heutzutage eine zentrale Rolle. Manchmal kann man durch diese Methodik auf eine invasive Diagnostik verzichten.

1.1. Grundlagen der Echokardiographie

Sowohl bei der ein- als auch bei der zweidimensionalen Echokardiographie kommt das Bild durch Aussendung von Ultraschallimpulsen mit hohen Frequenzen von einem Schallkopf zustande.

Im Schallkopf befindet sich ein piezoelektrischer Kristall (= druckelektrisches Element). Durch eine Änderung der Polarität über dem Kristall kommt es zu einer Vergrößerung bzw. zu einer Verkleinerung des Kristalls, dadurch entstehen Druckwellen, die sich dann im biologischen Material ausbreiten können. An Grenzflächen unterschiedlicher Gewebedichte werden diese Ultraschallimpulse teilweise reflektiert und können somit vom Schallkopf, der zwischen der Aussendung von zwei Impulsen als Empfänger funktioniert, wieder registriert werden. Der nicht reflektierte Teil der ausgesendeten Impulse kann sich im nächsten Medium weiter ausbreiten und so an der nächsten Grenzfläche neu reflektiert werden (s. Abb. 1.1).

In der Erwachsenenkardiologie werden überwiegend Schallköpfe mit Frequenzen zwischen 2 und 3,5 MHz benutzt, in der Kinderkardiologie benutzt man Schallköpfe mit höheren Frequenzen, etwa bis 5 und 7 MHz.

Durch Kenntnis der Ausbreitungsgeschwindigkeit der Ultraschallimpulse im biologischen Gewebe, die weitgehend konstant ist und etwa 1540 m/s beträgt, kann

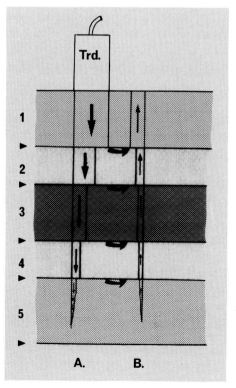

Abb. 1.1. Schematische Darstellung der Reflexion von Ultraschallimpulsen an Grenzflächen unterschiedlicher Gewebedichte. Es sind fünf verschiedene Gewebeschichten dargestellt. In Schicht Nr. 5 ist von der ausgesendeten Energie kaum noch etwas übrig, so daß es an der nächsten Grenzfläche zu keiner Reflexion mehr kommt.

man den Abstand zwischen Schallkopf und reflektierender Grenzfläche, bzw. den Abstand zwischen den einzelnen Grenzflächen, bestimmen.

1.1.1. Eindimensionale Echokardiographie (M-Mode)

Bei der M-Mode-Echokardiographie werden entlang eines einzelnen Strahls etwa 1000 Impulse pro Sekunde vom Schallkopf ausgesendet und somit auch 1000 Registrierungen pro Sekunde ermöglicht. An allen Grenzflächen unterschiedlicher Gewebedichte, die auf diesem Strahl liegen, werden die ausgesendeten Impulse reflektiert, um so wieder vom Schallkopf empfangen zu werden. Die empfangenen Impulse werden auf einem Oszilloskop dargestellt. Die Menge, die an der einzelnen Grenzfläche reflektiert wird, hängt von der unterschiedlichen Gewebedichte der hier angrenzenden Substanzen ab, z. B. wird an der Grenzfläche zwischen Endokard und Blut durch den hier vorhandenen großen Dichteunterschied relativ viel reflektiert.

Die reflektierten Impulse werden auf dem Oszilloskop als Lichtpunkte dargestellt, wobei Helligkeit und Größe der Punkte der empfangenen Schallenergie proportional sind. Diese Darstellung wird als Helligkeitsmodulation bezeichnet, nach dem englischen Wort Brightness-mode auch B-Mode genannt (s. Abb. 1.2).

Der Abstand zwischen zwei Punkten entspricht dem Abstand zwischen zwei reflektierenden Grenzflächen im Gewebe, und so können die entsprechenden Distanzen in Millimeter ausgewertet werden.

Wird diese Helligkeitsmodulation, die auf der Y-Achse des Oszilloskops zu sehen ist, in der Seitenachse entlang der X-Achse des Oszilloskops dargestellt,

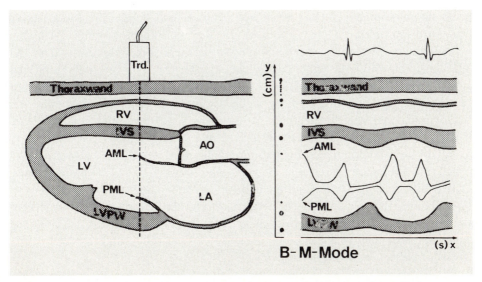

Abb. 1.2. Schematische Darstellung des Prinzips des B- und M-Mode-Verfahrens.

bekommt man das Bewegungsmuster der auf diesem eindimensionalen Strahl liegenden Strukturen zu sehen. Diese eindimensionale Darstellung wird nach dem englischen Begriff Time-motion recording auch TM-Mode genannt. In Abb. 1.2 ist dieses Prinzip am Beispiel einer Registrierung auf Höhe der Mitralklappe zu sehen.

Da bei der eindimensionalen Darstellung nur Strukturen, die auf einem einzelnen Strahl liegen, dargestellt werden, besteht bei diesem Verfahren kein räumliches Auflösungsvermögen. Durch die hohe Frequenz der ausgesendeten Impulse ist jedoch die axiale Auflösung ausgesprochen gut.

1.1.2. Zweidimensionale Echokardiographie (B-Mode)

Während man bei der eindimensionalen Echokardiographie im Schallkopf nur ein druckelektrisches Element braucht, benötigt man für die zweidimensionale Darstellung einen wesentlich aufwendigeren Schallkopf. Es werden zwei Systeme verwendet: der mechanische Schallkopf und der elektronische Schallkopf. Im mechanischen Schallkopf befindet sich in dem ölgefüllten Gehäuse entweder ein druckelektrisches Element, das hin und her oszillieren kann, oder es liegen mehrere einzelne druckelektrische Elemente vor, die in dem Gehäuse rotieren können. Im elektronischen Schallkopf befinden sich etwa 32 kleine druckelektrische Elemente, die in einer bestimmten Reihenfolge sehr schnell angeregt werden können (fast array).

Wir nennen diese Schallköpfe, die für die echokardiographische Untersuchung benutzt werden, auch Sektor-Scanner, charakteristisch ist eine kleine Auflagefläche und ein relativ großer Bildwinkel (bis zu 90 Grad).

Bei den elektronischen Sektor-Scannern kann der Winkel zwischen Schallkopfachse und zusammengesetzter Schallwelle variiert und durch eine Modifikation der Anregungsfrequenz eine Fokussierung der zusammengesetzten Welle bewirkt werden. Der elektronische Scanner fokussiert somit elektronisch in der lateralen Achse. Durch eine zusätzliche dynamische Fokussierung kann das laterale Auflösungsvermögen des elektronischen Sektor-Scanners wesentlich verbessert werden. Dies wird erreicht, wenn die zentral empfangenen Impulse mit Verzögerung weitergeleitet werden. So kann die reflektierte gebogene Welle zu einer geraden Linie umgewandelt werden, bevor eine Abbildung erfolgt.

Bei der zweidimensionalen Echokardiographie wird der Ultraschallstrahl bis zu 30mal pro Sekunde durch die Schnittebene bewegt. Die zweidimensionale Darstellung entsteht so aus multiplen B-Mode-Darstellungen (Brightness-mode-Darstellungen) aus benachbarten Herzstrukturen. Da die zweidimensionale Darstellung von etwa 30 solchen Bildern mit jeweils etwa 100 Linien pro Sekunde aufgebaut wird, läßt sich die Beweglichkeit der Herzwände und der Klappen in normaler Geschwindigkeit darstellen.

Im Vergleich zur eindimensionalen Echokardiographie hat man mit der zweidimensionalen Echokardiographie eine gute räumliche Darstellung der Herzstrukturen. Ein Nachteil ist die deutlich schlechtere axiale Auflösung, die durch den langsameren Bildaufbau zustande kommt. In Abb. 2.10a und b (s. S. 31) ist die zweidimensionale parasternale Längsachse dargestellt.

1.2. Grundlagen der Doppler-Echokardiographie

1.2.1. Das Doppler-Prinzip

Treffen Ultraschallimpulse auf Strukturen, die sich bewegen, so kommt es beim Reflexionsvorgang zu einer Frequenzänderung der ausgesendeten Impulse. Bei der Doppler-Echokardiographie wird diese Frequenzänderung verwandt, um die Bewegungsrichtung, die Bewegungsqualität (laminar oder turbulent) und die Bewegungsgeschwindigkeit des Blutes zu analysieren.

Der österreichische Physiker Christian Johann Doppler (1803–1853) war der erste, der dieses Phänomen beschrieb. In seiner 1842 in Prag erschienenen Schrift »Über das farbige Licht der Doppelsterne« beschrieb Doppler die Änderung der Lichtqualität eines Sterns, je nachdem, aus welcher Position er beobachtet wird. Diese Beobachtung wird durch unterschiedliche Frequenzänderungen erklärt, je nachdem, ob der Stern sich von einem weg- oder auf einen zubewegt. Das gleiche Phänomen kennt man aus dem täglichen Leben, z. B. die Änderung des Sirenentons eines vorbeifahrenden Krankenwagens.

Die vom Doppler-Schallkopf ausgesendeten Impulse haben die gleiche Frequenz wie bei der normalen Echokardiographie und liegen so im Bereich von 2–5 MHz (1 MHz = 1 Million Schwingungen pro Sekunde). Diese ausgesendeten Impulse werden an den korpuskulären Blutbestandteilen (überwiegend rote Blutkörperchen) reflektiert. Bei dieser Reflexion entsteht eine Frequenzänderung der ausgesendeten Impulse. Diese Frequenzänderung liegt im Bereich von

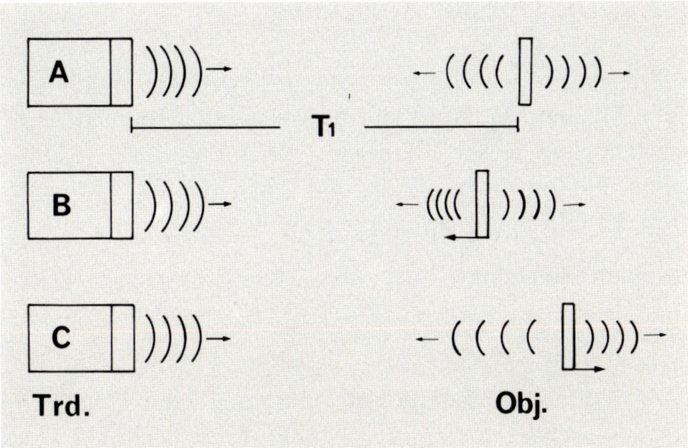

Abb. 1.3. Prinzip des gepulsten Dopplers.

Trd.   Obj.

500–10000 Hz und somit im Gegensatz zu den ausgesendeten Impulsen im hörbaren Bereich.

Der Doppler-Empfänger unterscheidet sich vom normalen Echoempfänger durch die Fähigkeit, niedrigamplitudige Signale, die durch eine Reflexion der sich bewegenden Blutkörperchen zustande kommen, zur weiteren Bearbeitung zu empfangen.

In Abb. 1.3 wird das Prinzip der entstehenden Frequenzänderung anhand des gepulsten Dopplers dargestellt. Der Transducer (Trd.) ist links im Bild in allen drei Beispielen (A, B und C) feststehend. Durch ein elektrisches Signal schickt das druckelektrische Element im Transducer einen Ultraschallimpuls ab. Danach funktioniert der Transducer als Empfänger und wartet auf die Reflexion des ausgesendeten Impulses. Das reflektierende Objekt (Obj.), rechts im Bild, steht im Beispiel A fest. Einen Teil des Impulses kann das Objekt durchdringen und wird mit niedrigerer Amplitude weitergeleitet. Ein Teil wird vom Objekt reflektiert, im Beispiel A hat der reflektierte Impuls die gleiche Frequenz wie der ausgesendete Impuls, wie am gleichen Abstand zwischen den Frequenzwellen zu sehen ist.

In Beispiel B bewegt sich das reflektierende Objekt zum Transducer hin, dadurch kommt es zu einer Frequenzzunahme des reflektierten Impulses, wie hier an dem kürzeren Abstand zwischen den reflektierten Wellen zu sehen ist. Bewegt sich das reflektierende Objekt vom Transducer weg, kommt es zu einer Frequenzverlangsamung der zurückgesendeten Impulse, dieser Vorgang ist im Beispiel C dargestellt.

Reflexionen von Ultraschallimpulsen verursachen also an sich bewegenden Teilchen eine Frequenzänderung. Wenn sich der reflektierende Teil zum Schallkopf hin bewegt, kommt es zu einer Frequenzzunahme, wenn er sich vom Schallkopf weg bewegt, kommt es zu einer Frequenzabnahme. Somit läßt sich durch eine Analyse der zurückgesendeten Impulse anhand der Frequenzänderung entscheiden, in welche Richtung sich das Blut bewegt.

1.2.2. Die Doppler-Gleichung

Die nach der Reflexion an den korpuskulären Elementen des Blutes entstandene Frequenzänderung der ausgesendeten Impulse ist proportional der Flußgeschwindigkeit dieser Elemente (sprich des Blutes). Dieser Zusammenhang zwischen Flußgeschwindigkeit und entstandener Frequenzänderung wird in der Doppler-Gleichung beschrieben (s. Abb. 1.4).

Doppler-Gleichung:

$$\Delta f = 2\, fo\ \frac{v \times \cos \theta}{c}\ . \tag{1}$$

Δf = Frequenzänderung der ausgesendeten Doppler-Impulse; fo = Frequenz der ausgesendeten Impulse; v = Flußgeschwindigkeit des Blutes; c = Schallgeschwindigkeit im menschlichen Gewebe (ca. 1,540 m/s) und $\cos\theta$ = Kosinus zum Winkel zwischen Ultraschallstrahl und Blutflußrichtung.

Durch Bestimmung der Frequenzänderung läßt sich die Flußgeschwindigkeit des Blutes aus dieser Gleichung wie folgt bestimmen:

$$v = \frac{\Delta f \times c}{2 \times fo \times \cos\theta} . \qquad (2)$$

Mit Hilfe einer Spektralanalyse werden sämtliche Frequenzänderungen analysiert und so entlang der Y-Achse eines Koordinatensystems registriert. Die Zeit wird entlang der X-Achse registriert. Bei den meisten Geräten wird mittlerweile statt Frequenzänderungen durch eine Umrechnung schon die Flußgeschwindigkeit des Blutes auf der Y-Achse aufgezeichnet.

Wie aus der Gleichung 2 zu ersehen ist, spielt der Winkel eine große Rolle bei der Berechnung von Frequenzänderung bzw. Flußgeschwindigkeit des Blutes.

Sind Doppler-Strahl und Flußrichtung des Blutes parallel und fließt das Blut zum Schallkopf hin, ist der Winkel ϑ zwischen den beiden 0 Grad; cos 0 Grad = +1. Das Flußprofil wird bei der Aufzeichnung der Spektralkurve oberhalb der Nullinie zu sehen sein. Verlaufen Doppler-Strahl und Flußrichtung parallel, jedoch das Blut vom Schallkopf weg, ist der Winkel ϑ zwischen den beiden gleich 180 Grad und cos 180 Grad ist -1. In diesem Fall wird in der Aufzeichnung der Spektralkurve das Flußprofil unterhalb der Nullinie dargestellt.

Nur bei einer parallelen Anordnung des Doppler-Strahls zur Flußrichtung des Blutes wird die Flußgeschwindigkeit nicht unterschätzt. Bei einem Winkel von kleiner als 20 Grad wird die Blutflußgeschwindigkeit um weniger als 6% unterschätzt (cos 20 Grad = 0,94). Je paralleler die Anordnung ist, um so schmalbandiger ist auch das Spektrum, und das Audiosignal ist relativ frei von

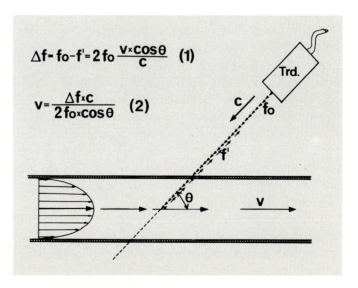

Abb. 1.4. Bestimmung der Flußgeschwindigkeit des Blutes mit der Doppler-Echokardiographie.

Störgeräuschen. Bei einem Winkel von 30 Grad zwischen Doppler-Strahl und Blutflußrichtung wird die Flußgeschwindigkeit um 13% unterschätzt (cos 30 Grad = 0,87), bei noch größerem Winkel steigt die Unterschätzung der Flußgeschwindigkeit rapide an. Ein Winkel von 60 Grad verursacht eine Unterschätzung der Flußgeschwindigkeit um 50% (cos 60 Grad = 0,50). Auch bei größerem Winkel wird die Aufzeichnung der Spektralkurve breitbandiger, das Audiosignal enthält mehrere Frequenzen und ist somit akustisch »geräuschvoller«. Dieses breitbandige Spektrum bzw. die auftretenden Störgeräusche im Audiosignal werden durch die unterschiedlichen Flußgeschwindigkeiten, die besonders im peripheren Bereich des Flußprofils vorhanden sind, erklärt. Dieser Bereich wird bei einem großen Winkel zum Schallstrahl eher erfaßt als bei einem kleinen Winkel.

1.2.3. Frequenzanalyse

Die bei der Doppler-Echokardiographie entstandene Frequenzänderung bei der Reflexion liegt, wie oben erwähnt, im hörbaren Bereich und kann somit als akustisches Signal (= Audiosignal) wahrgenommen werden. Man kann dieses Audiosignal benutzen, um eine möglichst optimale Einstellung des Doppler-Strahls bzw. -Meßvolumens zu erreichen. Eine weitere quantitative Beurteilung der entstandenen Frequenzänderung ist jedoch anhand des Audiosignals nicht möglich, und man braucht deswegen ein Verfahren, um die Frequenzänderung innerhalb des Meßvolumens (Meßstrahls) schnell analysieren zu können.

Seit wenigen Jahren bestehen zwei Möglichkeiten, eine schnelle Spektralanalyse vorzunehmen:
1. digital durch eine schnelle Fourier-Transformationstechnik (engl.: fast Fourier transformation technique = FFT),
2. in Analogtechnik durch eine Child-set-Schaltung.

Beide Systeme ermöglichen eine instantane Darstellung des Spektrums. In den meisten Geräten wird die digitale Spektralanalyse (fast Fourier transformation) benutzt, da sie auf Software-Basis arbeitet, während Child-set auf Hardware-Basis aufgebaut ist. Bei der Spektralanalyse werden sämtliche Frequenzänderungen im Bereich des Doppler-Strahls (bei dem kontinuierlichen Doppler-Verfahren) bzw. innerhalb des Meßvolumens (bei dem gepulsten Doppler-Verfahren) analysiert.

Wie schon im Kapitel 1.2.2 erwähnt, wird dann entlang der Y-Achse eines Koordinatensystems die Frequenzänderung dargestellt. Mittlerweile wird im Gerät eine Umrechnung durchgeführt, so daß die Flußgeschwindigkeit direkt anhand der Darstellung abzulesen ist.

Eine Registrierung, bei der nur relativ gleiche Flußgeschwindigkeiten pro Zeiteinheit erfaßt werden, wird als schmales Spektrum bezeichnet. Dies findet man häufiger beim gepulsten Doppler-Verfahren, mit dem die Flußgeschwindigkeit innerhalb eines bestimmten Meßvolumens bestimmt wird (s. Abb. 2.18, S. 43).

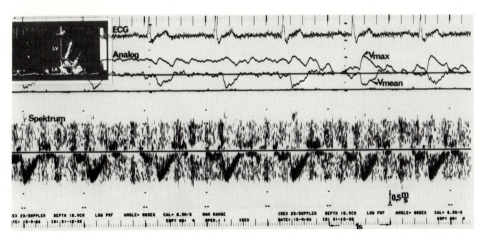

Abb. 1.5. In der apikalen Längsachse ist das Strömungsprofil im linksventrikulären Ausflußtrakt mit dem gepulsten Doppler-Verfahren von apikaler Schallposition aus dargestellt. Das Flußprofil wird sowohl als Analogkurvendarstellung wie auch als Spektrum gezeigt. In den linken zwei Dritteln des Bildes ist die Eichung der Analogkurve falsch eingestellt. Die obere Kurve, die der maximalen Flußgeschwindigkeit entspricht, kehrt nicht auf die Nullinie zurück. Die untere Kurve, die der mittleren Flußgeschwindigkeit und Flußrichtung entspricht, liegt im reellen Bereich. Für die letzten zwei Systolen ist dann die Eichung der Analogkurve korrigiert, man sieht, wie die Darstellung der maximalen Flußgeschwindigkeit auch den entsprechenden Flußgeschwindigkeiten im unten dargestellten Spektrum entspricht.

Ein breites Spektrum liegt vor, wenn zum gleichen Zeitpunkt viele unterschiedliche Flußgeschwindigkeiten registriert werden. Ein breites Spektrum findet man häufig beim kontinuierlichen Doppler-Verfahren, mit dem entlang des gesamten Meßstrahls die Flußgeschwindigkeiten bestimmt werden können, oder bei einer sehr schrägen Anordnung des Doppler-Strahls zur Flußrichtung des Blutes (s. Abb. 4.33, S. 139).

Das Spektrum besteht aus einer Vielzahl von Graustufen (mindestens 64, häufig bis 128), wobei die Intensität der Graustufen von der Anzahl der erfaßten Blutkörperchen, die sich mit einer bestimmten Geschwindigkeit bewegen, abhängt. Es läßt sich so anhand der Graustufenwerte eine semiquantitative Aussage über die Anzahl von Blutkörperchen treffen, die sich mit einer bestimmten Geschwindigkeit bewegen. Dies kann z. B. bei der Beurteilung von Klappeninsuffizienzen eine gewisse Rolle spielen (s. S. 67, 119, 126, 151, 164).

Analogdarstellung: Bevor die Möglichkeit einer Spektralanalyse der Frequenzänderung (bzw. Flußgeschwindigkeit) bestand, wurde die maximale und mittlere Flußgeschwindigkeit als Analogdarstellung aufgezeichnet. Die Ausschreibung einer Analogkurve konnte mit jedem EKG-Gerät bzw. Multikanalschreiber durchgeführt werden. In einigen Geräten wird weiterhin die Möglichkeit einer Analogdarstellung der maximalen und mittleren Flußgeschwindigkeit neben der Spektralanalyse angeboten. In dem von uns verwandten Gerät zeigt die Analog-

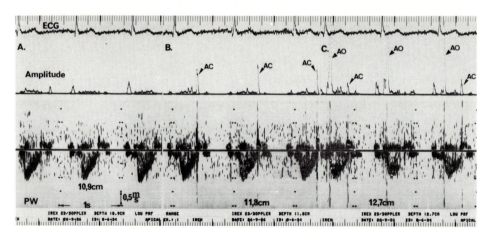

Abb. 1.6. Aufzeichnung der Amplituden- und Spektralkurven des Flußprofils im linksventrikulären Ausflußtrakt bzw. im Bereich der Aortenklappe von apikaler Schallposition aus. Bei einer Meßtiefe von 10,9 cm mit Lage des Doppler-Meßvolumens weiter unterhalb der Aortenklappe sind in der Amplitudendarstellung nur niedrige Signale zu erfassen (A). Bei Lage des Meßvolumens in einer Tiefe von 11,8 cm kurz unterhalb der Aortenklappe sind in der Amplitudendarstellung die Signale der Schlußbewegung der Aortenklappensegel besonders gut zu erkennen (B). Rechts (C) wurde die entsprechende Registrierung mit Lage des Doppler-Meßvolumens in einer Tiefe von 12,7 cm und somit oberhalb der Aortenklappensegel vorgenommen. In der Amplitudendarstellung sind die Signale der Aortenklappenöffnung mit großer Amplitude erfaßt.

darstellung der mittleren Flußgeschwindigkeit auch gleichzeitig die Flußrichtung an. Die genaue Beurteilung dieser Kurve erfordert eine exakte Einstellung (Eichung) der Kurve (s. Abb. 1.5).

Amplitudendarstellung: Eine weitere Möglichkeit zur Darstellung der empfangenen Impulse bietet die Amplitudendarstellung. Hier wird die Amplitude der zurückgesendeten Impulse aufgezeichnet. Dies kann besonders nützlich sein zur Darstellung und zeitlichen Einordnung von Klappenöffnungs- und -schließungsbewegungen (s. Abb. 1.6; s. auch Abb. 3.13, S. 66).

1.2.4. Dokumentation der Doppler-Befunde

Die Doppler-Registrierungen können direkt auf UV-empfindlichem Papier bzw. Thermopapier registriert werden. Bei vielen Geräten ist es auch möglich, die Registrierung erst auf Video aufzunehmen, um dann gezielt die wichtigsten Aufzeichnungen nachträglich ausdrucken zu lassen. Zur Dokumentation der Meßposition sollte es möglich sein, eine simultane Registrierung von Doppler-Kurve und zweidimensionalem Bild mit integriertem Doppler-Strahl bzw. -Meßvolumen (= Duplex-Verfahren) aufzuzeichnen. Eine gleichzeitige Aufzeichnung des EKGs ist unbedingt erforderlich, um die Flußphänomene zeitlich einzuordnen.

1.2.5. Prinzip des gepulsten Doppler-Verfahrens (PW)

Das gepulste Doppler-Verfahren benötigt im Schallkopf ein druckelektrisches Element, das erst einen Impuls absendet, um danach als Empfänger zu funktionieren. Der nächste Impuls wird erst gesendet, nachdem der erste Impuls empfangen wurde.

Auf dem Meßstrahl wird der ausgesendete Impuls kontinuierlich ab Schallkopfoberfläche durch vorhandene reflektierende Strukturen wie Thoraxwand, Herzmuskulatur, Klappen und Blut reflektiert. Durch Kenntnis der Ausbreitungsgeschwindigkeit des Impulses ist zu berechnen, wann aus einer bestimmten Tiefe reflektierte Impulse am Schallkopf wieder empfangen werden können.

Durch eine Änderung der Zeit zwischen Aussendung eines Impulses bis zur erneuten Empfangsbereitschaft des Gerätes kann man aus einem bestimmten Bereich innerhalb des Schallstrahls die reflektierten Impulse selektiv wieder empfangen.

In Abb. 1.7 ist das Prinzip der örtlichen Zuordnung mit dem gepulsten Doppler-Verfahren im apikalen Vierkammerblick schematisch dargestellt. Der Transducer (Trd.) ist im Bereich der Herzspitze plaziert, der Doppler-Meßstrahl geht durch den linken Ventrikel, die Mitralklappe und den linken Vorhof; rechts im Bild sind verschiedene Zeitintervalle, T1–T13, eingezeichnet. Durch eine bestimmte Zeitintervalleinstellung ist es möglich, die zurückgesendeten Impulse aus einem bestimmten Bereich (sprich Meßvolumen = MV; engl.: sample volume) gezielt

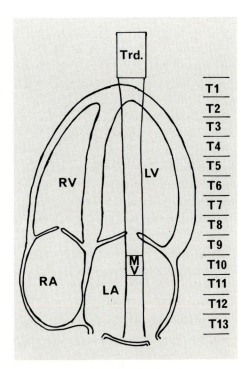

Abb. 1.7. Prinzip der örtlichen Zuordnung mit dem gepulsten Doppler (engl.: range gating) im apikalen Vierkammerblick.

wieder zu empfangen. In dieser Abbildung ist das Zeitintervall T10 eingestellt, das Meßvolumen liegt hier oberhalb der Mitralklappe im linken Vorhof. Der Schallkopf empfängt bei dieser Einstellung nur zurückgesendete Impulse aus diesem Bereich. Das Meßvolumen ist eine dreidimensionale Größe von tropfenartiger Gestalt und beträgt in dem von uns benutzten IREX-IIIB-2D-Doppler-Gerät etwa $7 \times 7 \times 7$ mm. Bei einigen Geräten kann die Größe des Meßvolumens verändert werden, so daß eventuell eine gezielte Größenanpassung an die Anatomie möglich wird. Durch eine gleichzeitige Darstellung des Meßvolumens im zweidimensionalen Bild kann man gezielt Flußphänomene innerhalb des Herzens untersuchen. Mit dem oben genannten Gerät ist es nicht möglich, den Doppler-Meßstrahl innerhalb des zweidimensionalen Bildes seitlich zu verschieben, man muß daher durch Bewegen des Schallkopfes die zu untersuchende Struktur in die Mitte des Bildes bringen und kann dann eine Tiefeneinstellung des Meßvolumens vornehmen.

Die Eindringtiefe eines gepulsten Signals ist von der ausgesendeten Frequenz abhängig. Ein ausgesendeter Doppler-Impuls wird auf dem Weg reflektiert. Der nicht reflektierte Anteil des Impulses kann sich weiter ausbreiten. Im weiteren Verlauf vom Schallkopf weg werden die Reflexionen allmählich schwächer, da die Energie des sich vorwärts bewegenden Impulses durch mehrfache Reflexionen schrittweise abgeschwächt wird. Der Impuls verliert durch eine Art Reiben zwischen den Molekülen auch einen kleinen Teil seiner kinetischen Energie, diese Energie wird in Wärme umgewandelt. Je höher die Frequenz, um so höher ist die absorbierte Energie. Nach einem gewissen Abstand vom Schallkopf ist die übriggebliebene Energie so gering, daß die hier verursachte Reflexion nicht mehr vom Gerät empfangen werden kann. Diese Tiefe ist die maximale Meßtiefe für die Untersuchung mit dem gepulsten Doppler-Verfahren (s. auch Abb. 1.1, S. 2).

Die Frequenz, mit der der Schallkopf Impulse aussendet (ausgesendete Impulse pro Sekunde), wird Pulswiederholungsfrequenz (engl.: pulse repetition frequency = PRF) genannt. Die beste Darstellung des Flußprofils erhält man mit einer hohen Pulswiederholungsfrequenz, da man dadurch mehrere Informationen über die Frequenzänderung pro Zeiteinheit bekommt. Die eingestellte Tiefe des Meßvolumens setzt aber eine obere Grenze für die Pulswiederholungsfrequenz, da die Frequenzänderung eines Impulses erst empfangen werden muß, bevor der nächste Impuls gesendet werden kann. Somit ergibt sich bei niedriger Meßtiefe die Möglichkeit einer hohen Pulswiederholungsfrequenz, während man bei größerer Meßtiefe eine langsamere Pulswiederholungsfrequenz verwenden muß.

Da die Frequenzänderung proportional der Flußgeschwindigkeit ist, braucht man für hohe Flußgeschwindigkeiten, die also eine große Frequenzänderung aufweisen, eine höhere Pulswiederholungsfrequenz als bei niedrigeren Flußgeschwindigkeiten.

Für das gepulste Doppler-Verfahren ergeben sich somit folgende Merksätze:
1. Je größer die Meßtiefe eines gepulsten Systems, desto langsamer muß die Pulswiederholungsfrequenz sein, damit die Information (Frequenzänderung) eines ausgesendeten Impulses empfangen werden kann.

2. Je langsamer die Pulswiederholungsfrequenz, desto niedriger ist die dadurch zu messende Frequenzänderung (sprich Flußgeschwindigkeit).

1.2.5.1. Das Aliasing-Phänomen

Übersteigt die Frequenzänderung (Flußgeschwindigkeit) den Meßbereich, tritt das Aliasing-Phänomen auf. Ein Beispiel, das wohl den meisten bekannt ist, ist das Anfahren einer Pferdekutsche in älteren Filmen. Anfangs bewegen sich die Räder der Kutsche nach vorne, man hat aber ab einer gewissen Geschwindigkeit des Gefährts den Eindruck, als ob die Kutschenräder sich plötzlich rückwärts bewegen. Diese optische Täuschung kommt dadurch zustande, daß die Aufnahmefrequenz für die Kutschenräder nicht hoch genug ist, um die wahre Bewegung der Räder zu erfassen.

Das Prinzip des Aliasing-Phänomens ist in Abb. 1.8 dargestellt. Man sieht hier einen kleinen Ball sich innerhalb eines Zirkels mit einer Geschwindigkeit von 90 Grad pro Sekunde bewegen, d.h., der Ball bewegt sich um 360 Grad, entsprechend von 0 bis 12 Uhr, in 4 Sekunden. In drei Beispielen (oben, in der Mitte und unten) wird die Bewegung des Balls mit verschiedenen Frequenzen beobachtet. Im oberen Beispiel wird der Ball jede vierte Sekunde einmal gesehen, und zwar jedesmal in Position 12 Uhr. Man erhält den Eindruck, als ob der Ball stillstünde. Ob der Ball wirklich stillsteht bzw. eine oder mehrere ganze Umdrehungen in dieser Zeit durchgeführt hat, kann somit nach dem oberen Beispiel nicht beurteilt werden. Im mittleren Beispiel wird der Ball einmal jede Sekunde beobachtet, er ist nacheinander in den Positionen 12, 3, 6, 9, 12, 3 Uhr usw. zu sehen. Man kann in diesem Beispiel eine sichere Aussage zur Bewegungsrichtung und Bewegungsgeschwindigkeit des Balls treffen. Im unteren Beispiel wird der Ball einmal jede dritte Sekunde beobachtet. Man sieht hier nacheinander den Ball in Position 12, 9, 6 und 3 Uhr. Bei dieser Beobachtungsfrequenz erhält man den Eindruck, als ob der Ball sich innerhalb von 9 Sekunden von Position 12 gegen die Uhrzeigerrichtung bis Position 3 und somit eine ¾ Umdrehung gegen den Uhrzeigersinn bewegt hat. In Wirklichkeit hat sich der Ball in diesen 9 Sekunden 2¼ Drehungen im Uhrzeigersinn bewegt. Im unteren Beispiel ist somit

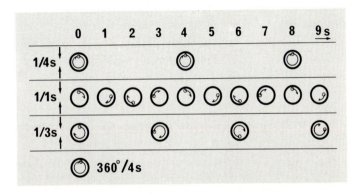

Abb. 1.8. Das Prinzip des Aliasings (engl.: folding over = wrap around). (Siehe auch Text.)

die Beobachtungsfrequenz nicht schnell genug, um die wahre Bewegungsgeschwindigkeit und -richtung des Balls zu erfassen. Bei einer Beobachtung des Balls zweimal pro Umdrehung, in unserem Beispiel wäre das eine Beobachtung jede zweite Sekunde, wäre der Ball in Position 12, 6, 12, 6, 12 Uhr zu sehen. Anhand dieser Beobachtungsfrequenz wäre die Bewegungsgeschwindigkeit des Balls zu erfassen, jedoch nicht die Bewegungsrichtung. In der Doppler-Echokardiographie wird eine Beobachtungsfrequenz von zweimal pro Umdrehung als die Nyquist-Grenze bezeichnet.

Die Nyquist-Grenze besagt, daß zwei Beobachtungen pro Umdrehung nötig sind, um die Umdrehungsfrequenz (Geschwindigkeit) richtig bestimmen zu können. Im unteren Beispiel der Abb. 1.8 entsteht bei niedriger Beobachtungsfrequenz der Eindruck, als ob sich der Ball gegen den Uhrzeiger bewegt. Werden Flußgeschwindigkeiten mit Frequenzen unterhalb der Nyquist-Grenze untersucht, werden die Frequenzen, die oberhalb dieses Bereichs liegen, von der »Flußprofildarstellung« abgeschnitten und invers im anderen Kanal als Aliasing (andere englische Bezeichnungen: wrap around, folding over) abgebildet.

Die Nyquist-Grenze ist also die Grenze, unterhalb der man eine Flußgeschwindigkeit ohne Aliasing richtig erfassen kann.

Nyquist-Grenze:

$$\Delta f = PRF : 2, \tag{3}$$

Δf ist die zu messende Frequenzänderung (sprich Flußgeschwindigkeit), PRF ist die Pulsrepetitionsfrequenz.

Der Vorteil des gepulsten Doppler-Verfahrens ist eine örtliche Zuordnung von Flußphänomenen (Flußgeschwindigkeiten) innerhalb des Herzens. Ein Nachteil ist, daß hohe Flußgeschwindigkeiten nicht erfaßt werden können.

Um noch höhere Flußgeschwindigkeiten registrieren zu können, sind einige gepulste Doppler-Systeme mit der Möglichkeit ausgestattet, die gepulsten Signale in kürzeren Abständen nacheinander auszusenden (engl.: high pulse repetition frequency = HPRF-Doppler). Durch Benutzen von in mehreren Tiefen liegenden Meßvolumina und Summation der zurückgesendeten Frequenzänderungen lassen sich höhere Flußgeschwindigkeiten registrieren. Da jedoch im System mehrere Impulse gleichzeitig unterwegs sind, ist eine örtliche Zuordnung der hohen Flußgeschwindigkeiten nicht mehr möglich.

In Abb. 1.9 sind das gepulste Doppler-Verfahren (A), das gepulste Doppler-Verfahren mit hoher Pulswiederholungsfrequenz (B) und das kontinuierliche Doppler-Verfahren (C) dargestellt.

1.2.6. Prinzip des kontinuierlichen Doppler-Verfahrens (CW)

Bei diesem Verfahren befinden sich im Doppler-Kopf zwei Kristalle, wovon der eine kontinuierlich Doppler-Impulse aussendet, die dann kontinuierlich nach

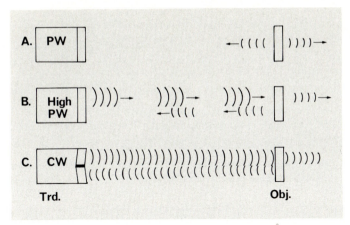

Abb. 1.9. Verschiedene Doppler-Verfahren. A: Gepulstes Doppler-Verfahren (engl.: pulsed wave = PW). Ein vom Transducer (Trd.) ausgesendeter Impuls wird vom Objekt (Obj.) teils reflektiert, teils weitergeleitet. Erst nach Wiederempfang des reflektierten Impulses wird der nächste vom Transducer ausgesendet. B: Mehrere kurz nacheinander ausgesendete Impulse (engl.: high PW = gepulstes System mit hoher Repetitionsfrequenz). C: Kontinuierliches Doppler-Verfahren (engl.: continuous wave = CW). Hier befinden sich im Transducer 2 piezoelektrische Elemente (Kristalle). Von einem Element werden kontinuierlich Impulse ausgesendet, die dann nach Reflexion vom zweiten Element unabhängig empfangen werden.

Reflexion vom anderen Element empfangen werden können. Mit dem kontinuierlichen Verfahren werden Informationen aus der gesamten Länge des Doppler-Meßstrahls empfangen. Eine örtliche Zuordnung wie bei dem gepulsten Doppler-Verfahren ist nicht mehr möglich.

Da aber Doppler-Impulse mit einer sehr hohen Frequenz ausgesendet werden können, lassen sich hohe Frequenzänderungen und somit hohe Flußgeschwindigkeiten erfassen. Das Prinzip des kontinuierlichen Doppler-Verfahrens ist in Abb. 1.9 dargestellt.

1.2.7. Prinzip der Farb-Doppler-Echokardiographie

Die Farb-Doppler-Echokardiographie bietet die Möglichkeit der flächenhaften Darstellung der instantanen Flußphänomene im zweidimensionalen Bild.

Im Gegensatz zur konventionellen Doppler-Echokardiographie, bei der das gepulste Doppler-Verfahren einem Punkt-Doppler und das kontinuierliche Doppler-Verfahren einem Linien-Doppler entspricht und daher nur Flußphänomene innerhalb des Meßvolumens bzw. auf dem Meßstrahl erfaßt werden können, gibt die Farb-Doppler-Echokardiographie über das Prinzip eines Flächen-Dopplers sofort Informationen über das Flußverhalten des Blutes innerhalb des zweidimensionalen Bildes (s. Abb. 1.10).

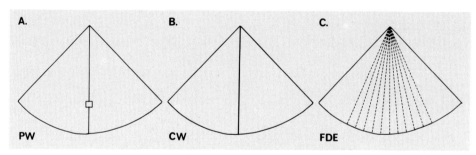

Abb. 1.10. Prinzip der gepulsten (A) und kontinuierlichen (B) Doppler-Echokardiographie sowie der Farb-Doppler-Echokardiographie (C) im Vergleich.

Durch einen sog. Multigate-Doppler, der dem Prinzip des gepulsten Doppler-Verfahrens entspricht, wird an vielen Punkten die Frequenzänderung des Blutes erfaßt. Die Spektralanalyse der empfangenen Doppler-Signale läuft synchron mit dem zweidimensionalen Bildaufbau ab.

Die Darstellung der Doppler-Frequenzen ist farbig codiert in dem zweidimensionalen Bild zu sehen (s. Abb. 1.11c, S. 284). Der Bildsektor der farbigen Darstellung der Doppler-Signale kann im Bereich von 30–90 Grad geändert werden. Benutzt man einen Farb-Doppler-Bildsektor von 30 statt 90 Grad, erhält man eine höhere Liniendichte des Sektorbildes und damit eine bessere Qualität der Aufzeichnung. Daraus ergibt sich auch eine bessere Datendichte bei der Untersuchung mit der farbigen eindimensionalen Doppler-Echokardiographie. Man hat hier eine bessere zeitliche Auflösung des Geschwindigkeitsprofils, und niedrigere Flußgeschwindigkeiten können sensitiver erfaßt werden. Bei der Kombination der eindimensionalen (M-Mode) und der zweidimensionalen (2D) Farb-Doppler-Echokardiographie können jedoch nicht beide Verfahren gleichzeitig im Echtzeitverfahren dargestellt werden. Die Farbcodierung erfolgt erstens nach Flußrichtung, wobei ein Fluß zum Schallkopf hin rot und ein Fluß vom Schallkopf weg blau codiert wird. Zusätzlich erfolgt eine Codierung nach mittlerer Flußgeschwindigkeit, je schneller das Blut fließt, desto heller werden die jeweiligen Farben. So findet man bei hohen Flußgeschwindigkeiten zum Schallkopf hin orange-rötliche und bei hohen Flußgeschwindigkeiten vom Schallkopf weg hellblaue Farbtöne. Dunkelblaue und dunkelrote Farbsignale weisen somit auf niedrigere Flußgeschwindigkeiten hin.

Wie bei dem gepulsten Doppler-Verfahren tritt auch hier ab einer bestimmten Flußgeschwindigkeit ein Aliasing-Phänomen auf. Bei der Farb-Doppler-Echokardiographie äußert sich das Aliasing-Phänomen in einem Umschlagen in die Gegenfarbe. Aliasing bei Fluß zum Schallkopf hin bewirkt ein Umschlagen von Rot in Blau, bei Fluß vom Schallkopf weg ein Umschlagen von Blau in Rot (s. Abb. 3.15, S. 288, und 3.29b, S. 289).

Des weiteren kann man eine Aussage über die Flußqualität treffen. Bei vermehrten Turbulenzen, wie besonders in den angrenzenden Bezirken eines Jets (z.B. bei Klappenstenosen oder Insuffizienzen), findet man ein mosaikartiges

Farbspiel mit einer Änderung der Grundfarben zu den Farben Türkis, Gelb und Grün hin (s. Abb. 3.29 a, S. 289, und 4.25, S. 293).

Abb. 1.11 a (s. S. 283) zeigt den apikalen Vierkammerblick in Diastole und Systole. In Abb. 1.11 b (s. S. 283) sind die entsprechenden farbcodierten Flußphänomene dargestellt, wobei man in der Diastole (links im Bild) eine rötliche Farbwolke vom linken Vorhof (LA) zum linken Ventrikel (LV) hin als Hinweis auf einen Fluß durch die Mitralklappe zum Schallkopf sieht. Während der Systole (rechts im Bild) sieht man innerhalb des linken Ventrikels eine bläuliche Farbwolke als Hinweis auf einen Fluß vom Schallkopf weg Richtung linksventrikulärer Ausflußtrakt/Aortenwurzel.

In Abb. 1.11 c (s. S. 284) sind die Abbildungen 1.11 a und b einander aufgelagert, wobei die räumliche Zuordnung der Flußphänomene gut zur Darstellung kommt. Links ist eine Farbskala zu sehen, an der man die Flußgeschwindigkeiten ablesen kann. Die maximale Flußgeschwindigkeit beträgt bei der hier vorliegenden Eindringtiefe von 15 cm nur 0,63 m/s. Wegen der insgesamt niedrigen Doppler-Impulsfrequenzen, die im Bereich von 4–12 kH liegen, liegt die maximale Eindringtiefe des Dopplers im Bereich von 3,8–16 cm. Auch die maximal zu bestimmenden Flußgeschwindigkeiten sind deutlich niedriger als bei der konventionellen Doppler-Echokardiographie, bei der höhere Frequenzen benutzt werden können.

Betont werden muß, daß auch bei der Farb-Doppler-Echokardiographie Flußphänomene senkrecht zum Doppler-Strahl nicht erfaßt werden können. Flußphänomene, die schräg zum Doppler-Strahl verlaufen, werden nur als entsprechende Vektoren parallel zum Doppler-Strahl erfaßt und entsprechend unterschätzt.

Bezüglich der Interpretation der Farb-Doppler-Signale muß auf eine richtige Verstärkereinstellung geachtet werden. Bei zu hoher Verstärkung wird man z. B. Klappeninsuffizienzen überschätzen und bei zu niedriger Einstellung geringe Klappeninsuffizienzen nicht erfassen.

1.2.8. Geräteeinstellung bei der Doppler-echokardiographischen Untersuchung

Wenn eine Duplex-Untersuchung durchgeführt wird, d. h. die kombinierte Anwendung der zweidimensionalen Echokardiographie mit der Doppler-Echokardiographie, wird der Doppler-Meßstrahl oder das Doppler-Meßvolumen anhand des zweidimensionalen Bildes im Bereich der zu untersuchenden Region plaziert. Mit Hilfe von Audiosignal und der Aufzeichnung der Spektralkurve wird dann durch weitere Feineinstellung des Doppler-Strahls die richtige Position aufgesucht. Am Gerät wird dann die Grundlinie und die Eichung der Doppler-Kurve so eingestellt, daß die ganze Spektralkurve aufgezeichnet werden kann. Normalerweise wird mit einer Schreibgeschwindigkeit von 50 mm/s dokumentiert. Die Eichung wird an die vorhandene maximale Flußgeschwindigkeit angepaßt.

Bei Geräten, die nur die Möglichkeit der gepulsten Doppler-Echokardiographie bieten, kann man bei erhöhten Flußgeschwindigkeiten, bei denen Aliasing auftritt, die Grundlinie ganz nach unten oder oben verstellen, so daß das entsprechende Aliasing-Signal im »gleichen Kanal« dargestellt wird. Wenn nur ein einmaliges Aliasing vorliegt, kann man eventuell durch Summation der beiden Kurven die wahren Flußgeschwindigkeiten berechnen (s. Abb. 1.12).

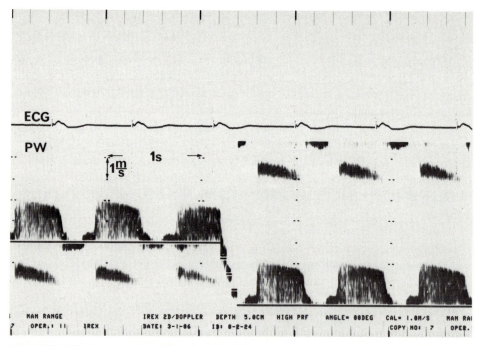

Abb. 1.12. Mit dem gepulsten Doppler-Verfahren dargestelltes Flußgeschwindigkeitsprofil über einer stenosierten Mitralklappe.

Wenn systolische Zeitintervalle bzw. andere Zeitintervalle ausgewertet werden sollen, kann es sinnvoll sein, die Registrierung mit einer Schreibgeschwindigkeit von 100 mm/s durchzuführen.

Mit Hilfe eines sog. Wandbewegungsfilters (engl.: wall motion filter) können Doppler-Signale mit niedriger Frequenz wegfiltriert werden. Diese Signale werden meistens durch die Bewegung der Herzwände bzw. des Klappenapparates verursacht. Abb. 1.13 zeigt das Flußprofil in der Aorta ascendens von suprasternaler Schallposition mit unterschiedlicher Einstellung des Wandbewegungsfilters. Man sieht, daß besonders bei der stärksten Einstellung (±0,48 m/s) ein erheblicher Teil des Spektrums nicht mitregistriert wird.

Im allgemeinen sollte man eine Doppler-Untersuchung wenn möglich mit niedrigem Filter, z.B. ±0,12 m/s, durchführen, um nicht wesentliche Teile des Spektrums zu übersehen.

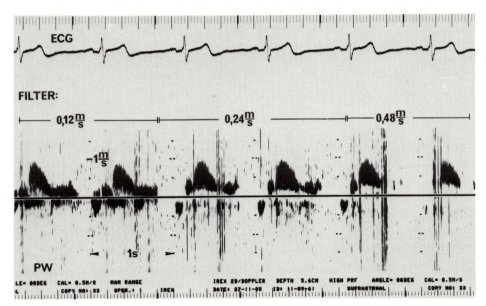

Abb. 1.13. Registrierung des Flußprofils in der Aorta ascendens von suprasternaler Schallposition aus mit drei verschiedenen Wandfilterstärken.

Mit Hilfe der Einstellung »Compression« (Verstärkung) kann man die Graustufenwerte verarbeiten. Die Intensität der Graustufen ist von der Anzahl der erfaßten Blutkörperchen, die sich mit einer bestimmten Geschwindigkeit bewegen, abhängig. Bei voll aufgedrehter Verstärkung verursacht manchmal die elektronische Verarbeitung des Signals Artefakte, die eine Spiegelbildung der wirklichen Flußkurve im Spektrum bewirken. Dieses Spiegelphänomen, das zuweilen störend wirken kann, läßt sich durch eine niedrigere Einstellung der Verstärkung verhindern (s. Abb. 1.14).

Am Anfang einer Untersuchung sollte man sich daran gewöhnen, mit voll aufgedrehter Verstärkung zu arbeiten, um nicht Flußprofile mit niedriger Signalamplitude zu übersehen. Ist die Signalamplitude hoch genug, kann man die Verstärkung langsam zurückdrehen. Bei niedriger Einstellung ist außerdem auch eine Reduktion anderer Störsignale zu erreichen.

In Abb. 1.15 ist das Strömungsprofil über einer stenosierten Mitralklappe mit verschiedener »Compression«-Einstellung registriert worden. Bei zu niedriger Einstellung (links im Bild) konnte das Flußprofil nicht ausreichend erfaßt werden.

Durch die »Reject«-Einstellung des Gerätes kann man die schwachen Signale im Spektrum ausschalten. Um am Anfang einer Untersuchung keine niedrigen Signale zu übersehen, sollte auch diese Funktion erst im Laufe der Untersuchung eingeschaltet werden.

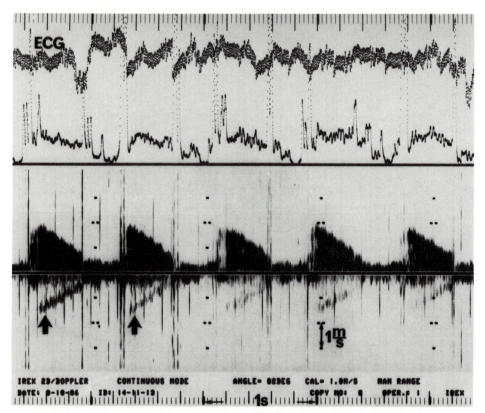

Abb. 1.14. Flußprofil einer leicht stenosierten Mitralklappe, dargestellt mit dem kontinuierlichen Doppler von apikaler Schallposition aus. *Links:* Bei voll aufgedrehter Kompres-
sion kommt es zu einer Spiegelbildung der Kurve. *Rechts:* Nach Reduktion der Kompres-
sion tritt die Spiegelbildung nicht mehr so deutlich in Erscheinung.

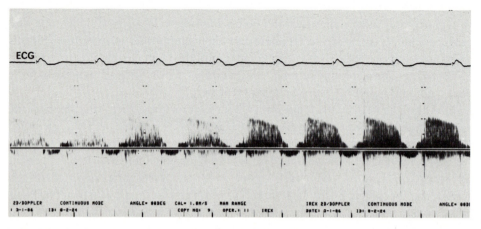

Abb. 1.15. Flußprofil von links nach rechts bei einer Mitralstenose mit 4 verschiedenen
Verstärkungen (compression bzw. gain) der ausgesendeten Impulse für jeweils 2 Herzaktionen.

1.2.9. Die modifizierte Bernoulli-Gleichung

Durch die zunehmende Stenosierung eines Klappenostiums oder durch eine Obstruktion eines Gefäßes kommt es zu einer Zunahme der Flußgeschwindigkeit des Blutes in diesem Bereich. In Abb. 1.16 sind die Flußprofile über einer normalen (A) und einer stenosierten Herzklappe (B) schematisch dargestellt. Kurz unter- und oberhalb der nicht stenosierten Klappe sind die Flußgeschwindigkeiten ungefähr gleich, und es kommt zu keinen wesentlichen Turbulenzen im Bereich der Klappe. An der stenosierten Klappe kommt es zu einem hohen laminaren Fluß (Jet) über der Stenose und kurz danach. Seitlich vom Jet findet man milde Turbulenzen (sog. Para-Jets). Am Ende des Jets sind zunehmend turbulente Strömungen vorhanden. Diese Zone erstreckt sich über mehrere cm, wobei die Flußgeschwindigkeit hier allmählich abnimmt. Im weiteren Verlauf ist dann wieder eine laminare Strömung vorhanden.

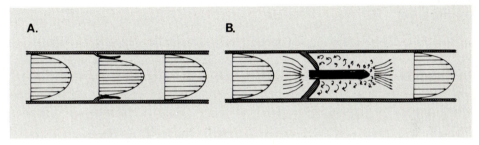

Abb. 1.16. Schematische Darstellung der Flußprofile über einer normalen (A) und einer stenosierten Klappe (B).

Die Bernoulli-Gleichung (Formel 4) beschreibt den Druckunterschied über der Stenose, der von drei verschiedenen Faktoren abhängig ist:
1. einer Druckänderung, die auf die Einengung selbst zurückzuführen ist,
2. einer Druckkomponente, die durch Flußbeschleunigung zustande kommt,
3. einer Druckkomponente, die durch äußere und innere Reibung verursacht wird.

$$\Delta P = P_1 - P_2 = \underbrace{\tfrac{1}{2}\,\vartheta\,(V_1^2 - V_2^2)}_{1} + \underbrace{\vartheta \int_1^2 \frac{dv}{dt}\cdot ds}_{2} + \underbrace{R\,(\vec{V})}_{3}. \tag{4}$$

Erklärung:
P_1 = Druck oberhalb der Stenose,
P_2 = Druck unterhalb der Stenose,
ϑ = spezifische Dichte der Flüssigkeit,
V_1 = Flußgeschwindigkeit vor der Stenose,
V_2 = Flußgeschwindigkeit nach der Stenose
R = Reibung.

Die Komponenten werden durch Druckkraft, Trägheit und Reibungsdichte verursacht und können teilweise vernachlässigt werden. Während der Öffnungsbewegung liegt eine bedeutsame Flußbeschleunigung vor, danach überwiegt das Ausmaß der Konvexion, und das Flußgeschwindigkeitsprofil ist nach der Öffnung der Klappe oft flach. Die Reibungsverluste im Jet spielen eine untergeordnete Rolle. Somit können die zwei letzten Komponenten der Bernoulli-Gleichung vernachlässigt werden; die Gleichung lautet dann wie folgt:

$$\Delta P = \tfrac{1}{2}\, \vartheta\, (V_2{}^2 - V_1{}^2). \tag{5}$$

Oft sind die Flußgeschwindigkeiten unterhalb der Einengung, im Vergleich zu den Flußgeschwindigkeiten im Bereich der Einengung, so gering, daß sie vernachlässigt werden können. Werden dazu die Konstante für Dichte ($\vartheta = 1{,}06 \times 10^3$ kg/m) und der Umrechnungsfaktur für SI-Einheiten in mmHg (1 mmHg = 133,3 kg $\times$ m : s^{-2}) eingesetzt, erhält man die von Holen et al. (1976) beschriebene modifizierte Bernoulli-Gleichung:

$$\Delta P = 4 \times V_2{}^2. \tag{6}$$

Auf diese Weise kann die maximale Flußgeschwindigkeit der Spektralkurve in m/s gemessen und dadurch der Druckgradient in mmHg bestimmt werden. Besonders bei Stenosen mit hohen Flußgeschwindigkeiten im Bereich der Stenose und niedrigen Flußgeschwindigkeiten davor findet man eine gute Übereinstimmung der so bestimmten Druckgradienten im Vergleich zu invasiv erhobenen Befunden.

Bei der Benutzung dieser modifizierten Formel sollte beachtet werden, daß eine normale Flußgeschwindigkeit von 1 m/s einen Druckgradienten von 4 mmHg ergibt. Wenn man bei den normalen Klappen auch die Flußgeschwindigkeit kurz unterhalb der Klappe bestimmen würde, die man bei der Berechnung des Druckgradienten eigentlich abziehen müßte, wäre diese nicht wesentlich geringer. Somit wäre der Flußgeschwindigkeitsunterschied gering, meistens deutlich kleiner als 1 m/s.

Andererseits sollten bei der Berechnung von Druckgradienten auch andere Ursachen einer erhöhten Flußgeschwindigkeit als eine Stenosierung der Klappe in Betracht gezogen werden; z.B. findet man bei erhöhtem Herzminutenvolumen oder bei Volumenbelastung der entsprechenden Herzabschnitte erhöhte Flußgeschwindigkeiten, ohne daß deswegen ein hämodynamisch bedeutsamer Druckgradient vorliegen muß.

2. Normale echokardiographische und Doppler-echokardiographische Untersuchung

2.1. Normale echokardiographische Untersuchungstechnik mit Standardebenen und Normalwerten

Da die Ultraschallimpulse Luft und Knochen nicht durchdringen können, kommt es auf eine optimale Lagerung des Patienten an, um eine gute Darstellung der zu untersuchenden Strukturen zu erreichen. Die Untersuchung wird unter anderem häufig durch Lungenemphysem, Adipositas und enge Interkostalräume erschwert. In Abb. 2.1 sind die vier Zugangswege zum Herzen, linksparasternal, apikal, subkostal (subxiphoidal) und suprasternal, dargestellt.

Die normale eindimensionale Darstellung (M-Mode) sowie die zweidimensionale Darstellung (B-Mode) der Längsachse des Herzens und der kurzen Achse werden von linksparasternal durchgeführt. Der Patient liegt mit leicht erhöhtem Oberkörper (etwa 30 Grad) am besten mehr oder weniger in Linksseitenlage. Der linke Arm wird nach oben gebeugt, um den Zugangsweg zu erleichtern (Vergrößerung der Interkostalräume und eventuell Verlagerung des Musculus pectoralis nach oben).

Auch wenn man von apikaler Schallposition untersucht, liegt der Patient in der gleichen Position. Hier läßt sich eine gute Darstellung des Vier- und Fünfkammerblicks sowie des Zweikammerblicks (RAO-Äquivalent) erreichen.

Wenn von subkostal aus untersucht wird, liegt der Patient auf dem Rücken mit leicht erhöhtem Oberkörper, die Beine sollten leicht angewinkelt sein, damit die Bauchdecke sich entspannt. Hier wird dann ein sog. subkostaler Vierkammerblick

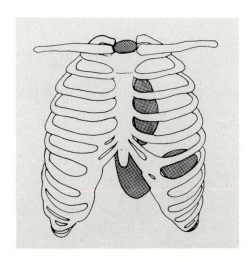

Abb. 2.1. Darstellung der vier normalen echokardiographischen Zugangswege zum Herzen.

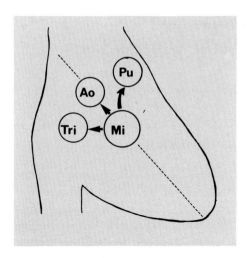

Abb. 2.2. Schematische Darstellung der Lage der einzelnen Herzklappen im Vergleich zueinander.

dargestellt. Von dieser Position sind auch Vorhof- und Ventrikelscheidewand sowie die rechten Herzabschnitte gut zu beurteilen. Ebenso lassen sich die Mündung der Vena cava inferior im rechten Vorhof sowie die Lebervenen von dieser Schallposition aus beurteilen.

Zur suprasternalen Darstellung liegt der Patient flach auf dem Rücken mit rekliniertem Kopf, wobei man hierfür am besten ein Kissen zwischen die Schulterblätter legt. Von der suprasternalen Schallposition aus sind Aorta ascendens mit Aortenbogen und Aorta descendens sowie die von hier abgehenden Gefäße gut zu beurteilen. Des weiteren sind die Arteria pulmonalis und die Vena cava superior von dieser Schallposition aus darstellbar.

In Abb. 2.2 ist die Lage der verschiedenen Herzklappen im Vergleich zueinander dargestellt. Die Längsachse des linken Herzens ist mit einer gestrichelten Linie markiert. Diese Längsachse geht von der Basis durch die Aortenwurzel über die Mitralklappe zur Spitze des linken Ventrikels. Die Pulmonalklappe liegt im Vergleich zu Mitral- bzw. Aortenklappe etwas mehr nach lateral und kranial, die Trikuspidalklappe nach medial.

2.1.1. Eindimensionale Echokardiographie (M-Mode)

Die eindimensionale Darstellung wird von linksparasternal bei dem Patienten in Linksseitenlage durchgeführt. Man untersucht auch die Längsachse des Herzens, der Schallkopf wird im 3. bis 5. ICR relativ eng am Brustbein angesetzt.

In Abb. 2.3 ist schematisch dargestellt, wie auf dieser Längsachse des Herzens durch ein Kippen des Schallkopfes die einzelnen Strukturen mit dem Echostrahl durchlaufen werden. Der Schallstrahl wird von der Mitte des linken Ventrikels (1) durch ein Kippen Richtung Basis bewegt (4). Im rechten Teil der Abb. ist die entsprechende eindimensionale Darstellung schematisch wiedergegeben. Abb. 2.4

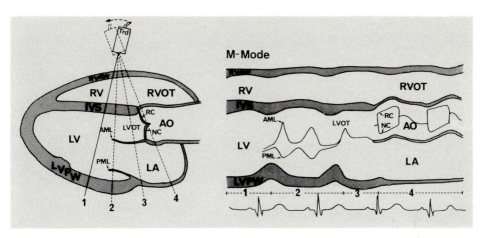

Abb. 2.3. Registrierung eines eindimensionalen Sweeps in der parasternalen Längsachse.

zeigt die entsprechende eindimensionale Darstellung. Man bekommt so einen Schwenk (Sweep) vom linken Ventrikel (LV) bis zu den basisnahen Herzabschnitten mit rechtsventrikulärem Ausflußtrakt (RVOT), Aortenwurzel (AO) und linkem Vorhof (LA). Durch ein Zurückkippen des Schallkopfes wird man die entsprechenden Strukturen in der umgekehrten Reihenfolge darstellen (s. Abb. 2.5).

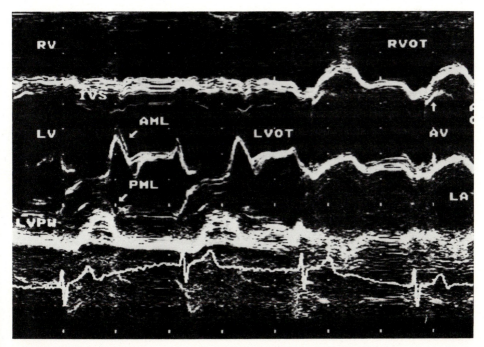

Abb. 2.4. Eindimensionaler Sweep vom linken Ventrikel bis zur Basis.

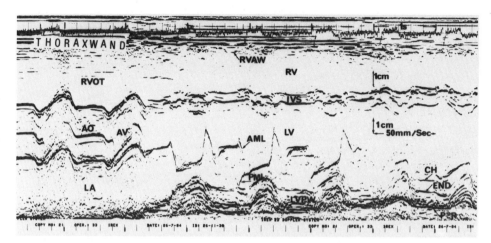

Abb. 2.5. Eindimensionaler Sweep von der Basis zum linken Ventrikel.

Man sollte immer einen Sweep von der Basis bis zur Spitze oder umgekehrt darstellen, um zu sehen, wie die Strukturen ineinander übergehen. Es ist darauf zu achten, daß der Übergang von der vorderen Aortenwurzelwand in die Kammerscheidewand einigermaßen horizontal verläuft. Oft ist es schwierig, dieses zu erreichen, da durch Luftüberlagerung, Adipositas oder enge Interkostalräume kein optimales Schallfenster gefunden werden kann. Wenn dieser Übergang nicht horizontal verläuft, ist das ein Zeichen dafür, daß man die dargestellten Strukturen schräg angelotet hat. Mit der kombinierten ein- und zweidimensionalen Echokardiographie ist die Darstellung eines eindimensionalen Sweeps wesentlich einfacher geworden, da schon im zweidimensionalen Bild zu sehen ist, wie die entsprechende Struktur angeschallt wird. So kann im zweidimensionalen Bild kontrolliert werden, ob man die darzustellende Struktur senkrecht anlotet. Bei einer Schräganlotung wird man zu große Meßwerte für die entsprechenden Dimensionen erhalten.

Die Abb. 2.6, 2.7 und 2.8 zeigen, wie im Bereich der Basis sowie im Bereich der Mitralklappe und unterhalb der Mitralklappe die eindimensionale Auswertung durchgeführt werden kann. Basisnah (Abb. 2.6) wird der linke Vorhofdurchmesser zum Zeitpunkt der größten anterioren Bewegung der hinteren Aortenwurzelwand in der Systole ausgewertet. Die hintere Aortenwurzelwand wird mitgemessen, und zwar mißt man bis zum Anfang der linksatrialen Hinterwand.

Am Ende der Diastole, vor der Öffnung der Aortenklappensegel, wird der Durchmesser der Aortenwurzel ausgewertet. Hierfür wird die vordere Aortenwurzelwand mitgemessen, die hintere nicht. Im Bereich der Aortenwurzel sind das rechtskoronare und das nichtkoronare Aortenklappensegel darstellbar. Die Separation beider Segel wird im ersten Drittel der Systole bestimmt. Vor der Aortenwurzel liegt der rechtsventrikuläre Ausflußtrakt. Im allgemeinen kann man sagen, daß diese drei Strukturen, rechtsventrikulärer Ausflußtrakt, Aortenwurzel und linker Vorhof, ungefähr die gleiche Größe haben. Häufig ist jedoch der linke

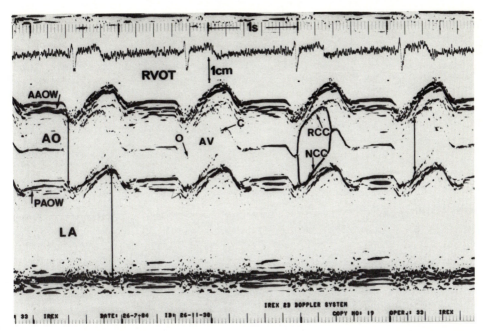

Abb. 2.6. Darstellung der eindimensionalen Auswertung im Bereich der Aortenwurzel und des linken Vorhofs.

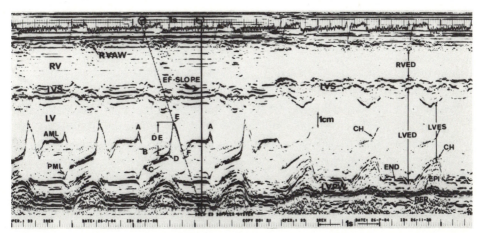

Abb. 2.7. Eindimensionale Darstellung im Bereich der Mitralklappe und des linken Ventrikels. *Links:* Vorderes und hinteres Mitralklappensegel. Das Bewegungsmuster der Mitralklappe ist mit den Bezeichnungen A, B, C, D, E und F gekennzeichnet. Anhand einer Tangente zur frühdiastolischen Schlußbewegung der Mitralklappe (E-F-Strecke) kann der EF-Slope berechnet werden. An der Fortsetzung dieser Tangente *(oben)* erkennt man, wie eine einer Sekunde entsprechende Strecke von dieser Tangente aus nach rechts abgesetzt ist. Von diesem Punkt aus wird eine Vertikale nach unten gezogen. Die Distanz nach unten bis zum Schnittpunkt der Tangente ergibt dann den EF-Slope (mm/s). *Rechts:* Hier ist skizziert, wie unterhalb der Mitralklappe mit nur noch Teilen des Mitralklappenaufhängeapparates (z. B. Chordae tendineae = CH) die rechts- und linksventrikulären Dimensionen ausgemessen werden. (Siehe auch Text.)

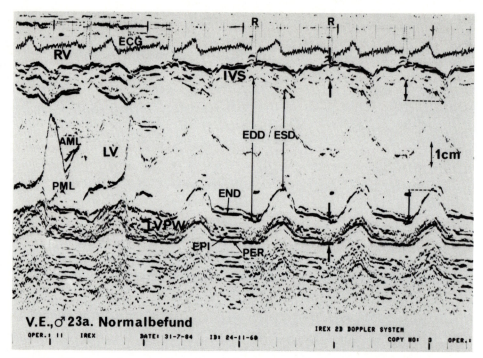

Abb. 2.8. Die Registrierung zeigt, wie man die linksventrikulären Dimensionen, die Dicke der Kammerscheidewand und der linksventrikulären Hinterwand und deren Bewegungsamplitude in der eindimensionalen Darstellung bestimmt.

Vorhof etwas größer als die Aortenwurzel. Das Verhältnis linker Vorhofdurchmesser zum Aortenwurzeldurchmesser darf aber 1,3 nicht übersteigen.

Im Bereich der Mitralklappe (Abb. 2.7 und 2.8) kann man die M-förmige Bewegung des vorderen Mitralklappensegels und die W-förmige Bewegung des hinteren Mitralklappensegels darstellen. Entscheidend ist, daß das hintere Mitralklappensegel sich entgegengesetzt zum vorderen bewegt. Man kann hier die Öffnungsamplitude des vorderen Mitralklappensegels (DE-Strecke) auswerten sowie die frühdiastolische Schließungsgeschwindigkeit des vorderen Mitralklappensegels (EF-Slope) bestimmen (s. Abb. 2.7). Die spätdiastolische Öffnung der Mitralklappe zum Zeitpunkt der Vorhofkontraktion wird Punkt A genannt; enddiastolisch schließt dann die Mitralklappe zum Punkt C. Auf dieser Strecke findet sich manchmal eine Schulter, die als Punkt B bezeichnet wird und besonders bei schlechter linksventrikulärer Funktion mit erhöhtem enddiastolischem Druck auftritt. Zum Zeitpunkt der Systole, CD-Strecke, bewegen sich beide Mitralklappensegel parallel leicht nach anterior.

Unterhalb der Mitralklappe oberhalb der Papillarmuskeln werden die linksventrikulären Dimensionen ausgewertet. Hier wird dann der rechtsventrikuläre und der linksventrikuläre enddiastolische Durchmesser zum Zeitpunkt der Q- oder R-Zacke im EKG ausgemessen, von Endokard zu Endokard. Der linksventriku-

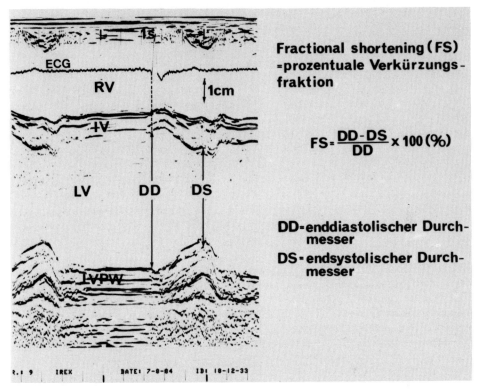

Fractional shortening (FS)
=prozentuale Verkürzungs-
fraktion

$$FS = \frac{DD - DS}{DD} \times 100 \,(\%)$$

DD = enddiastolischer Durchmesser
DS = endsystolischer Durchmesser

Abb. 2.9. Berechnung der prozentualen Verkürzungsfraktion des linken Ventrikels anhand von endsystolischem und enddiastolischem Durchmesser.

läre endsystolische Durchmesser wird zum Zeitpunkt der größten anterioren Bewegung der linksventrikulären Hinterwand, von Endokard zu Endokard, ausgemessen. In diesem Bereich können manchmal noch Teile des Mitralklappen-aufhängeapparates, wie z. B. die Chordae tendineae, dargestellt werden (s. Abb. 2.7). Auf der gleichen Höhe werden auch die Dicke der Kammerscheide-wand und der linksventrikulären Hinterwand sowie deren Bewegungsamplitude ausgewertet (s. Abb. 2.8).

In Abb. 2.9 ist zu sehen, wie die prozentuale Verkürzungsfraktion (FS) des linken Ventrikels anhand des linksventrikulären endiastolischen und endsystoli-schen Durchmessers berechnet werden kann.

Die Normalwerte für die eindimensionalen Auswertungen sind der Tab. 2.1 zu entnehmen.

2.1.2. Zweidimensionale Echokardiographie (B-Mode)

Die Standardebenen für die zweidimensionale Darstellung des Herzens beste-hen aus drei orthogonal zueinander stehenden Schnittebenen. Die Ebenen der

Tab. 2.1. Normalwerte der parasternalen eindimensionalen Echokardiographie (M-Mode). (Nach Feigenbaum, H.: Echocardiography. 4. Ed. Lea & Febiger, Philadelphia 1986.)

AO	20–37 mm
Separation der Aortensegel	15–26 mm
LA	19–40 mm
LA/AO	≤1,3
RVEDD	9–26 mm
LVEDD	35–57 mm
LVESD	ca. 24–36 mm
FS	25–45%
IVS_{ED}	6–11 mm
$LVPW_{ED}$	6–11 mm
IVS-Ampl.	5–12 mm
LVPW-Ampl.	9–14 mm
EF-Slope	>70 mm/s
DE-Ampl.	17–25 mm
EPSS	<5 mm

AO = Aortenwurzel, LA = linker Vorhof, RVEDD = rechtsventrikulärer enddiastolischer Durchmesser, LVEDD = linksventrikulärer enddiastolischer Durchmesser, LVESD = linksventrikulärer endsystolischer Durchmesser, FS = Fractional Shortening, IVS_{ED} = Septumdurchmesser enddiastolisch, $LVPW_{ED}$ = Hinterwanddurchmesser enddiastolisch, IVS-Ampl. = Bewegungsamplitude des Septums, LVPW-Ampl. = Bewegungsamplitude der linksventrikulären Hinterwand, EF-Slope = frühdiastolische Schließungsgeschwindigkeit des vorderen Mitralklappensegels, DE-Ampl. = Öffnungsamplitude des vorderen Mitralklappensegels, EPSS = E-Punkt der Mitralklappe-Septum-Separation.

parasternalen Längsachsen sowie der parasternalen kurzen Achsen werden im 3. und 5. ICR linksparasternal dargestellt (s. Abb. 2.10a–e).

Für die Ebene der parasternalen Längsachse, die von der rechten Schulter zur linken Niere verläuft, wird der Schallkopf so angesetzt, daß die Kerbe des Schallkopfes zur rechten Schulter zeigt. Nach internationaler Vereinbarung werden dann die basisnahen Herzabschnitte bei dieser Positionierung rechts im parasternalen Bild dargestellt, die apikalen Abschnitte links im Bild.

Aus dieser Ebene kann man dann die Ebenen der kurzen Achse durch eine Rotation des Schallkopfes im Uhrzeigersinn darstellen, so daß die Kerbe des Schallkopfes zur linken Seite des Patienten zeigt. Die lateralen Herzabschnitte werden rechts im zweidimensionalen Bild sichtbar, die medialen Herzabschnitte links im Bild. Ein häufiger Fehler bei der Darstellung der parasternalen Längsachse ist, daß der Schallkopf zu weit kaudal und häufig auch zu weit medial angesetzt wird. Wenn der Schallkopf zu tief angesetzt wird, wird das Herz von unten nach oben angeschallt, so daß es im zweidimensionalen Bild schräg dargestellt wird. Dabei verläuft der Übergang von der Kammerscheidewand in die vordere Aortenwurzelwand von oben links nach unten rechts. In diesem Fall sollte man den Schallkopf noch höher ansetzen, den Patienten eventuell noch weiter in

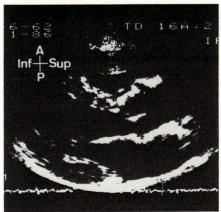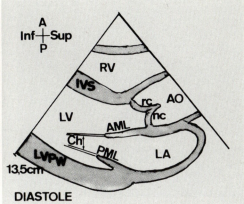

Abb. 2.10a.

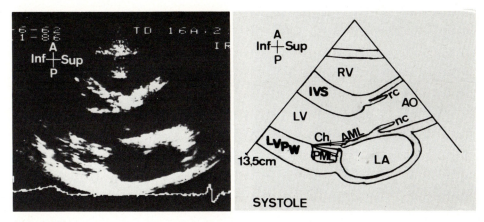

Abb. 2.10b.
Abb. 2.10a und b: Parasternale Längsachse zum Zeitpunkt der Diastole und Systole.

Linksseitenlage drehen und im Endexspirium die Untersuchung durchführen, um so das Schallfenster zu verbessern.

Zur Darstellung der kurzen Achse von der Längsachse aus zentriert man die zu untersuchende Struktur in der Längsachse und dreht dann in die kurze Achse. Ein Problem ist, daß man bei der Rotation häufig den Schallkopf kippt und so eine andere Schnittebene erhält. Es lohnt sich deswegen, am Anfang mit der zweiten Hand den Schallkopf »festzuhalten«.

Je nachdem, in welcher Höhe der parasternalen Längsebene die Drehung durchgeführt wird, erhält man die kurze Ebene im Bereich der basisnahen Teile des Herzens, im Bereich der Mitralklappe oder im Bereich der apikalen Teile des Herzens. Es ist auch möglich, von einer kurzen Ebene in die andere durch ein »fächerartiges« Kippen des Schallkopfes auf die Längsachse zu kommen.

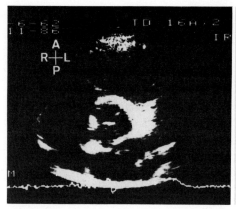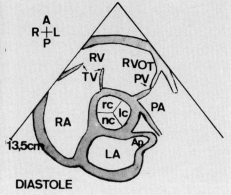

Abb. 2.10c.

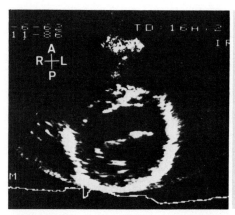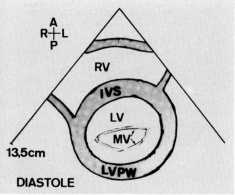

Abb. 2.10d.

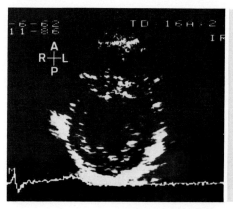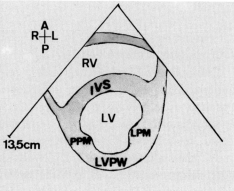

Abb. 2.10e.

Abb. 2.10c, d und e: Die drei parasternalen kurzen Achsen.

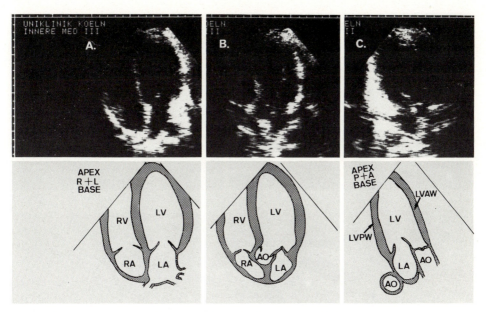

Abb. 2.11. Apikaler Vier- (A), Fünf- (B) und Zweikammerblick (C).

Die in Kapitel 2.1.1 besprochene eindimensionale echokardiographische Darstellung kann sowohl in der parasternalen Längsachse als auch in der entsprechenden kurzen Achse durchgeführt werden.

Der apikale Vier- und Fünfkammerblick (Abb. 2.11) wird von einer Schallposition im Bereich des Herzspitzenstoßes durchgeführt. Die Kerbe des Schallkopfes zeigt zur linken Seite des Patienten, so daß die linken Herzabschnitte rechts im zweidimensionalen Bild zu sehen sind. Man kann so die linken und die rechten Herzabschnitte im Vergleich zueinander beurteilen. Die rechten Herzabschnitte sind gekennzeichnet durch ein kleineres ventrikuläres Cavum mit vermehrtem Trabekelwerk, des weiteren dadurch, daß die Trikuspidalklappe im Vergleich zur Mitralklappe zarter wirkt und das septale Segel der Trikuspidalklappe im Vergleich zum anterioren Mitralklappensegel etwas mehr apexnah an der Ventrikelscheidewand sitzt.

Den apikalen Fünfkammerblick erhält man aus dem apikalen Vierkammerblick durch ein Kippen des Schallstrahls nach anterior. Man gelangt so in den Bereich des linksventrikulären Ausflußtraktes und kann in die Aorta (»fünfte Kammer«) hineinsehen (s. Abb. 2.11).

Den apikalen Zweikammerblick (RAO-Äquivalent) erhält man durch Drehen des Schallkopfes gegen den Uhrzeigersinn um etwa 90 Grad, vom apikalen Vier- oder Fünfkammerblick ausgehend. Die Kerbe des Schallkopfes zeigt so nach anterior. Man stellt hier die Hinterwand und die Vorderwand des linken Ventrikels mit linkem Vorhof und Aortenwurzel dar (s. Abb. 2.11). Es ist darauf zu achten, daß der rechte Ventrikel nicht im Bild erscheint, da man sonst statt der

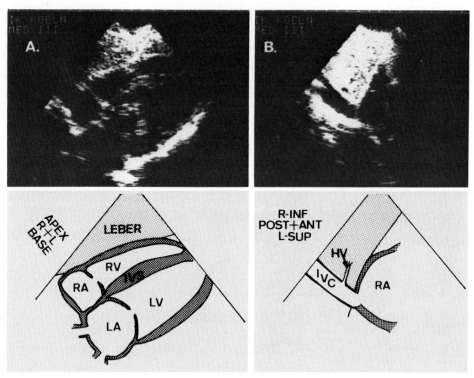

Abb. 2.12. Subkostaler Vierkammerblick (A) und subkostale Schnittebene durch die Vena cava inferior in Höhe der Mündung in den rechten Vorhof (B).

Vorderwand des linken Ventrikels die Kammerscheidewand anschneidet. Wie bei der Drehung aus der Längsachse in die kurze Achse von linksparasternal ist es auch bei apikaler Schallposition günstig, mit der zweiten Hand den Schallkopf bei dieser häufig schwierigen Drehung »zu fixieren«.

Ein häufiger Fehler bei der Untersuchung von apikaler Schallposition ist, daß der Schallkopf zu weit kranial angesetzt wird. Dadurch wird die Spitze des Herzens schräg angeschallt bzw. erscheint die Spitze des linken Ventrikels nicht mehr im Bild. Ein weiterer Fehler ist es, den Schallkopf zu weit medial anzusetzen und damit das Herz von der rechtsventrikulären freien Wand aus anzuschallen. Eine dritte Fehlerquelle besteht darin, daß man fast immer den Schallkopf viel zu steil zur Brustwand hält. Die Schallrichtung ist meistens ganz flach, tangential durch die Rippen.

Aus subkostaler Schallposition wird wieder ein Vierkammerblick dargestellt, wobei das Herz von der rechtsventrikulären freien Wand transhepatisch ange-schallt wird. Die Kerbe des Schallkopfes zeigt zur linken Seite des Patienten. In dieser Schallposition kann man besonders gut die Vorhofscheidewand und die Ventrikelscheidewand beurteilen, da diese Strukturen relativ senkrecht zum Schallstrahl verlaufen. Durch Drehen des Schallkopfes so, daß die Kerbe nach

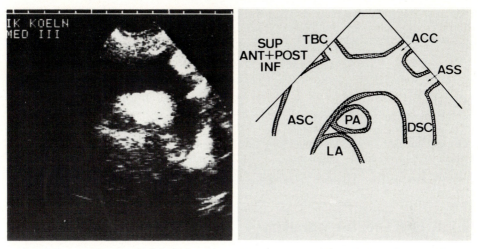

Abb. 2.13. Verlauf des Aortenbogens mit Abgang der großen Gefäße, dargestellt von suprasternaler Schallposition aus.

anterior zeigt, und etwas mehr mediale Schallrichtung kann man die Mündung der Vena cava in den rechten Vorhof und die Lebervenen gut darstellen (s. Abb. 2.12).

Von der suprasternalen Schallposition aus lassen sich im Verlauf des Aortenbogens die abgehenden Gefäße darstellen; die Kerbe zeigt nach hinten links (s. Abb. 2.13).

2.2. Normale Doppler-echokardiographische Untersuchung

Da es bei der Flußgeschwindigkeitsbestimmung auf eine möglichst parallele Anlotung des Doppler-Strahls zur Flußrichtung des Blutes ankommt, ergeben sich hier nach der Flußrichtung des Blutes über den verschiedenen Klappenebenen bzw. in den großen herznahen Gefäßen bestimmte bevorzugte Schallpositionen.

Gelegentlich müssen jedoch auch atypische Schallpositionen verwendet werden. Dies ist besonders bei morphologisch veränderten und stenosierten Klappen notwendig, bei denen hohe Flußgeschwindigkeiten in atypischer Richtung vorliegen können. Auch wenn es um den Nachweis eines Refluxes (Turbulenzen) geht, können zum Teil ganz atypische Schallpositionen relativ schräg zur Flußrichtung des Blutes benutzt werden.

Normalerweise wird die zu untersuchende Region im zweidimensionalen Bild dargestellt, um das Doppler-Meßvolumen bzw. den Doppler-Strahl gezielt plazieren zu können. Die Feineinstellung erfolgt danach mit Hilfe von Audiosignal und Spektralkurvenaufzeichnung. Häufig läßt sich auch bei schlechtem zweidimensionalem Bild ein gutes Doppler-Signal mit entsprechender Registrierung erreichen.

Die Normalwerte für die Flußgeschwindigkeiten über den verschiedenen Klappenebenen sind der Tab. 2.2 zu entnehmen.

Tab. 2.2. Normale maximale Flußgeschwindigkeiten. (Nach Hatle, L., B. Angelsen: Doppler Ultrasound in Cardiology. 2. Ed. Lea & Febiger, Philadelphia 1985.)

	Kinder		Erwachsene	
	Mittelwert	Schwankungs-bereich	Mittelwert	Schwankungs-bereich
Mitralklappe	1,00 m/s	0,8–1,3 m/s	0,90 m/s	0,6–1,3 m/s
Trikuspidalklappe	0,60 m/s	0,5–0,8 m/s	0,50 m/s	0,3–0,7 m/s
Arteria pulmonalis	0,90 m/s	0,7–1,1 m/s	0,75 m/s	0,6–0,9 m/s
Linker Ventrikel	1,00 m/s	0,7–1,2 m/s	0,90 m/s	0,7–1,1 m/s
Aorta	1,50 m/s	1,2–1,8 m/s	1,35 m/s	1,0–1,7 m/s

Die Druckabfallhalbwertszeit ($t_{1/2}$) der Mitralklappe beträgt normalerweise <60 ms.

2.2.1. Fluß über der Mitralklappe

Eine möglichst parallele Anordnung des Schallstrahls zur Flußrichtung des Blutes über der Mitralklappe ist normalerweise nur aus apikaler Schallposition möglich; hier wird im apikalen Vier- bzw. Zweikammerblick untersucht. Wird der

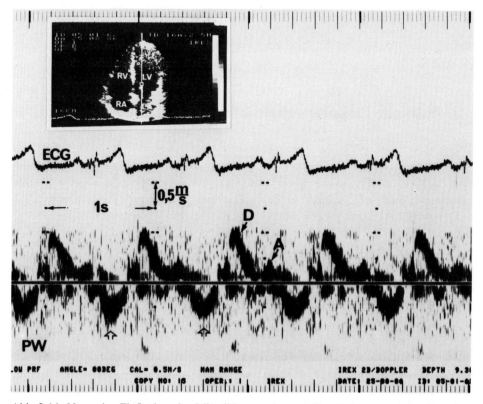

Abb. 2.14. Normaler Fluß über der Mitralklappe, dargestellt mit dem gepulsten Doppler-Verfahren im apikalen Vierkammerblick.

Fluß mit dem gepulsten Doppler-Verfahren registriert, wird das Meßvolumen im Bereich der Spitze der geöffneten Mitralklappe positioniert.

In Abb. 2.14 ist ein normales Flußprofil dargestellt. Das Flußprofil ähnelt dem Bewegungsmuster der Mitralklappe bei der eindimensionalen Darstellung. Man findet eine frühdiastolische Füllungsphase mit Flußgeschwindigkeiten bis zu 1 m/s (D). Die Flußgeschwindigkeit steigt frühdiastolisch schnell an und fällt nach Erreichen des Maximums relativ schnell wieder ab. Der Fluß entspricht der passiven Füllung des linken Ventrikels. Mittdiastolisch bestehen nur niedrige Flußgeschwindigkeiten, und erst nach der Vorhofkontraktion ist ein zweites positives Flußprofil (A) zu erkennen.

Die in der Abb. 2.14 dargestellten negativen Flußgeschwindigkeiten zum Zeitpunkt der Systole beruhen nicht auf einer Mitralklappeninsuffizienz, sondern sind durch den Fluß im linken Ventrikel zum Zeitpunkt der Systole zu erklären.

In Abb. 2.15 ist links der zweigipflige positive diastolische Fluß im linksventrikulären Einflußtrakt über der Mitralklappe zu sehen. Außerdem wird ein negatives Strömungsprofil als Hinweis auf einen Fluß im linken Ventrikel in Richtung des linksventrikulären Ausflußtraktes und der Aorta registriert. Rechts im Bild ist dann der Schallstrahl etwas nach anterior gekippt und das Meßvolumen im Bereich des linksventrikulären Ausflußtraktes positioniert. Bei dieser Position kommt es zu einer Erhöhung der negativen Flußgeschwindigkeiten als Hinweis auf einen hier

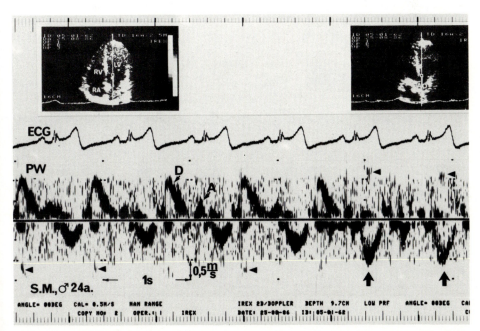

Abb. 2.15. Flußprofil im linksventrikulären Einflußtrakt über der Mitralklappe und im linksventrikulären Ausflußtrakt über der Aortenklappe. In beiden Bildteilen ist ein Aliasing-Phänomen im anderen Kanal zu sehen (schwarzes Dreieck).

höheren Fluß im linksventrikulären Ausflußtrakt als im linken Teil der Abbildung. Der diastolische Fluß ist in diesem Bereich kaum mehr nachweisbar.

Die Feineinstellung des Doppler-Meßvolumens (-Meßstrahls) erfolgt, wie oben erwähnt, mit Hilfe von Audiosignal und Spektralkurvenaufzeichnung. Man sollte immer daran denken, daß ein gutes zweidimensionales Bild nicht unbedingt eine gute Doppler-Registrierung garantiert.

Bei fraglichen Klappeninsuffizienzen können auch atypische Schallpositionen verwandt werden, z. B. aus anderer apikaler Schallposition, aus subkostaler Schallposition oder auch von linksparasternal.

2.2.2. Fluß im linksventrikulären Ausflußtrakt, über der Aortenklappe, in der Aorta ascendens und der Aorta descendens

Im apikalen Fünfkammerblick ist der Fluß im linksventrikulären Ausflußtrakt gut darzustellen (s. Abb. 2.15). Von dieser Schallposition aus kann auch das Meßvolumen im Bereich der Aortenklappe sowie in der Aorta ascendens positioniert werden. Hierfür kann auch der apikale Zweikammerblick benutzt werden.

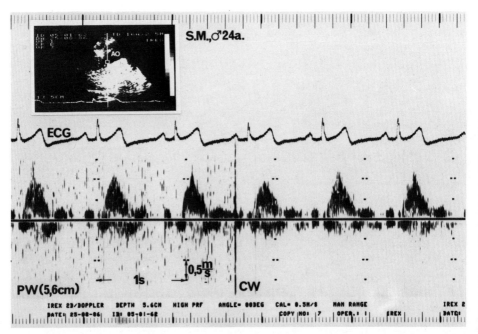

Abb. 2.16a. Normales Flußprofil in der Aorta ascendens von suprasternaler Schallposition, dargestellt mit dem gepulsten und dem kontinuierlichen Doppler. Eine wesentliche Änderung des Flußprofils beim Umschalten vom gepulsten auf das kontinuierliche Doppler-Verfahren ist nicht zu sehen.

Zur Bestimmung der Flußgeschwindigkeiten über der Aortenklappe und der Aorta ascendens sollte grundsätzlich von drei Positionen angeschallt werden. Neben der apikalen Schallposition sollte man auch von suprasternal untersuchen, wobei der Schallstrahl nach unten leicht anteriolateral verläuft. Der Patient liegt bei dieser Schallposition in Rückenlage mit rekliniertem Kopf. Eine zusätzliche wichtige Schallposition ist die von rechtsparasternal, wobei man unterschiedliche Interkostalräume ausprobieren muß. Der Patient liegt hier in Rechtsseitenlage, muß häufig auch fast auf den Bauch gedreht werden, der Schallstrahl läuft von oben lateral nach unten medial.

Von suprasternaler und rechtsparasternaler Schallposition aus ist es häufig günstig, eine getrennte Doppler-Sonde zu benutzen, da deren Auflagefläche meistens geringer und der Doppler-Strahl besser zu plazieren ist. Das Flußprofil in der Aorta descendens wird von suprasternaler Schallposition aus mit Schallrichtung nach links hinten dargestellt.

Die maximale Flußgeschwindigkeit wird im Bereich der Aorta ascendens und descendens frühsystolisch erreicht. Das Spektrum ist normalerweise bis zum Erreichen der maximalen Flußgeschwindigkeit relativ eng und wird dann beim

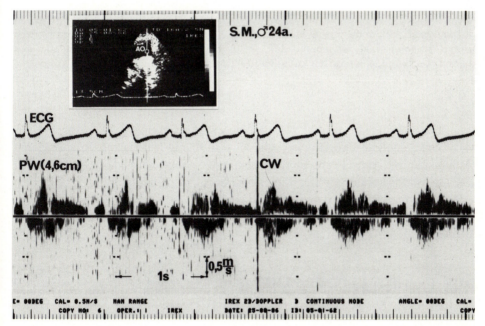

Abb. 2.16 b. Strömungsprofil im mittleren Teil des Aortenbogens von suprasternaler Schallposition aus. Mit dem gepulsten wie mit dem kontinuierlichen Doppler liegt der Schallstrahl annähernd senkrecht zur Blutflußrichtung. Dies erklärt die Flußphänomene in beide Richtungen, die evtl. auch auf vermehrte Turbulenzen zurückzuführen sind. Durch die senkrechte Anlotung erklärt sich auch die niedrigere Flußgeschwindigkeit im Vergleich zu den Abb. 2.16 a, c und d, in denen der Schallstrahl mehr parallel zur Blutflußrichtung verläuft.

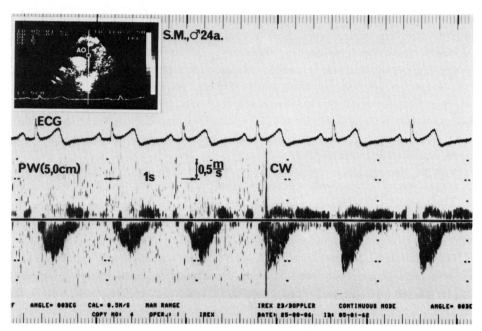

Abb. 2.16c. Strömungsprofil im lateralen Bereich des Aortenbogens am Übergang zur Aorta descendens. Bei der Registrierung der drei ersten Herzaktionen mit dem gepulsten Doppler liegt das Meßvolumen nicht so parallel zur Blutflußrichtung wie der weitere Verlauf des Meßstrahls im oberen Teil der Aorta ascendens, daher werden mit dem kontinuierlichen Doppler-Verfahren höhere Flußgeschwindigkeiten registriert.

darauffolgenden relativ raschen Abfall der Flußgeschwindigkeit etwas breiter. Nach dem Schluß der Aortenklappe findet man häufig frühdiastolisch eine kleine Flußumkehr als Hinweis auf Fluß zurück in die Sinus Valsalvae. Die normalen Flußgeschwindigkeiten sind der Tab. 2.2 (s. S. 36) zu entnehmen.

In den Abb. 2.16a–d werden mit dem gepulsten und kontinuierlichen Doppler-Verfahren Flußprofile im Bereich der Aorta ascendens, des Aortenbogens und der Aorta descendens gezeigt.

2.2.3. Fluß über der Trikuspidalklappe

Wie über der Mitralklappe wird auch der Fluß über der Trikuspidalklappe am besten aus apikaler Schallposition dargestellt. Der Schallkopf wird etwas medial des Herzspitzenstoßes angesetzt, damit man die Flußrichtung möglichst parallel anloten kann. Das Doppler-Meßvolumen des gepulsten Verfahrens wird so im rechtsventrikulären Einflußtrakt im Bereich der Spitze der Trikuspidalklappe positioniert. Die Feineinstellung erfolgt mit Hilfe des Audiosignals bzw. der Aufzeichnung der Spektralkurve.

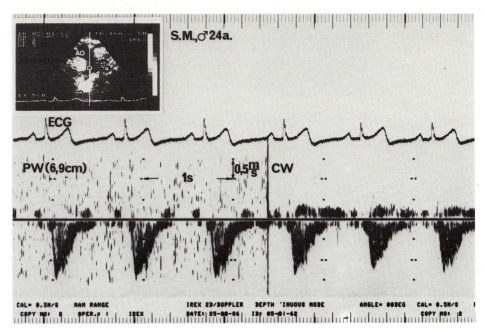

Abb. 2.16 d. Strömungsprofil im Aorta-descendens-Bereich von suprasternaler Schallposition aus. *Unten links:* Mit dem gepulsten Doppler wird während der Systole ein negativer Fluß mit einer Geschwindigkeit von maximal 1,3 m/s registriert. Nach Umschalten auf das kontinuierliche Doppler-Verfahren wird keine höhere Flußgeschwindigkeit registriert.

Wie über der Mitralklappe findet man auch hier ein zweigipfliges positives Strömungsprofil, wobei ebenfalls die Flußgeschwindigkeit zum Zeitpunkt der passiven frühdiastolischen Füllung des rechten Ventrikels die Flußgeschwindigkeit zum Zeitpunkt der Vorhofkontraktion überragt. Insgesamt sind die Flußgeschwindigkeiten im Vergleich zur Mitralklappe deutlich niedriger.

Bei mangelnder zweidimensionaler Kontrollmöglichkeit kann man das Doppler-Flußprofil der Trikuspidalklappe von dem der Mitralklappe durch folgende Kriterien unterscheiden:

1. durch eine andere Lage der Trikuspidalklappe, die mehr nach medial liegt,
2. durch deutlich niedrigere Flußgeschwindigkeiten über der Trikuspidalklappe,
3. der Fluß über der Trikuspidalklappe zeigt größere respiratorische Schwankungen (Zunahme der Flußgeschwindigkeit bei Inspiration und Abnahme bei Exspiration).

Wenn man mit einer getrennten Doppler-Sonde untersucht, kann es hilfreich sein, erst das Flußprofil über der Mitralklappe, dann nach anteriorer und medialer Abwinkelung des Schallkopfes das Flußprofil im linksventrikulären Ausflußtrakt bzw. über der Aortenklappe darzustellen und von da aus den Schallstrahl weiter nach medial zu bewegen, um so den Fluß über der Trikuspidalklappe zu erfassen.

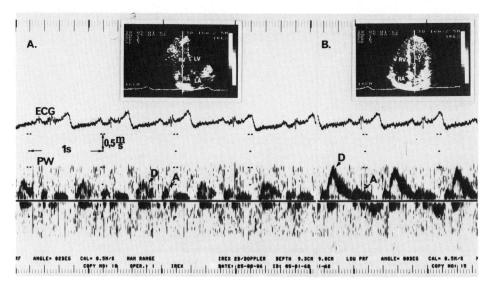

Abb. 2.17. Flußprofil über Trikuspidal- (A) und Mitralklappe (B), dargestellt mit dem gepulsten Doppler.

In Abb. 2.17 ist links (A) das Flußprofil über der Trikuspidalklappe und rechts (B) das entsprechende Flußprofil über der Mitralklappe mit dem gepulsten Doppler-Verfahren dargestellt.

Die normalen Flußgeschwindigkeiten über der Trikuspidalklappe sind der Tab. 2.2 (s. S. 36) zu entnehmen. Die Flußgeschwindigkeiten sind zum Ende der Exspiration zu bestimmen. Das Flußprofil über der Trikuspidalklappe läßt sich auch in der kurzen Ebene von linksparasternal durch die basisnahen Herzabschnitte sowie von subkostaler Schallposition aus darstellen.

2.2.4. Fluß im rechtsventrikulären Ausflußtrakt, über der Pulmonalklappe und in der Arteria pulmonalis

Diese Flußbereiche werden am besten in der parasternalen kurzen Ebene durch die basisnahen Herzabschnitte bei dem Patienten in Linksseitenlage registriert. Die genannten Flußprofile lassen sich auch von subkostaler Schallposition aus registrieren, wobei man in einer kurzen Ebene den rechtsventrikulären Ausflußtrakt mit Pulmonalarterie darstellen kann. Da von subkostaler Schallposition bei den meisten Erwachsenen diese Herzabschnitte relativ schallkopffern liegen, ist diese am besten bei Säuglingen und Kleinkindern einzusetzen.

Das Strömungsprofil in der Arteria pulmonalis läßt sich auch aus suprasternaler Schallposition darstellen, wobei man die Arteria pulmonalis medial und anterior der Aorta ascendens findet. Eine parallele Anlotung des Flusses ist von dieser Schallposition erschwert.

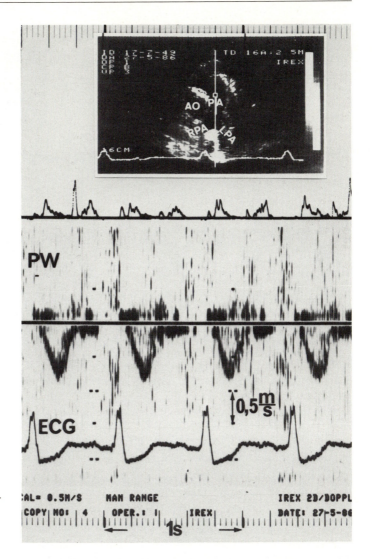

Abb. 2.18. Normales Flußprofil in der Arteria pulmonalis von parasternaler Schallposition aus.

Zusammenfassend kann festgestellt werden, daß die beste Schallposition die linksparasternale kurze Ebene ist. In dieser Schallposition erhält man zum Zeitpunkt der Systole einen Fluß vom Schallkopf weg, d.h., das Profil wird unterhalb der Nullinie im Spektrum dargestellt (s. Abb. 2.18).

Im Vergleich zum linksventrikulären Ausflußtrakt werden die maximalen Flußgeschwindigkeiten im rechtsventrikulären Ausflußtrakt und in der Arteria pulmonalis erst mittsystolisch erreicht. Die Flußgeschwindigkeiten sind nicht so hoch wie in den entsprechenden linken Herzabschnitten (s. Tab. 2.2, S. 36). Das Spektrum ist meistens am Anfang der Systole bis zum Erreichen der maximalen Flußgeschwindigkeit relativ eng, um dann im weiteren Verlauf etwas breiter zu werden. Es kommt zu einer Erhöhung der Flußgeschwindigkeiten im Verlauf vom

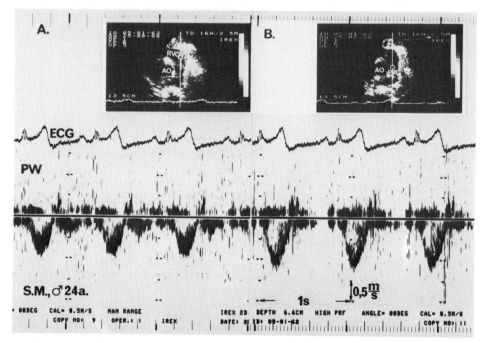

Abb. 2.19. Normale Strömungsprofile im rechtsventrikulären Ausflußtrakt (A) und in der Arteria pulmonalis (B) von linksparasternaler Schallposition aus.

rechten Ausflußtrakt zur Arteria pulmonalis (s. Abb. 2.19). In der Arteria pulmonalis findet man dann häufig nach Schluß der Pulmonalklappe frühdiastolisch eine kleine Flußumkehr in die Sinus Valsalvae.

In Abb. 2.18 ist der normale Fluß in der Arteria pulmonalis in der parasternalen kurzen Ebene mit dem gepulsten Doppler-Verfahren dargestellt.

In Abb. 2.19 ist links (A) das Flußprofil im rechtsventrikulären Ausflußtrakt zu sehen, in der rechten Bildhälfte (B) ist das Doppler-Meßvolumen im Bereich der Arteria pulmonalis plaziert. Man sieht hier einen normalen Anstieg der Flußgeschwindigkeit, wobei insgesamt relativ hohe Flußgeschwindigkeiten vorliegen.

Anhand des Flußprofils im rechtsventrikulären Ausflußtrakt und in der Arteria pulmonalis kann man die entsprechenden rechtsventrikulären systolischen Zeitintervalle bestimmen; dies wird in Abb. 2.20 gezeigt.

2.2.5. Fluß in der Vena cava inferior, der Vena hepatica und der Vena cava superior

Vena cava inferior und Vena hepatica werden am besten von subkostaler Schallposition aus dargestellt. Da es sehr schwer ist, das Doppler-Meßvolumen parallel zur Flußrichtung in der Vena cava inferior zu positionieren, wird meistens

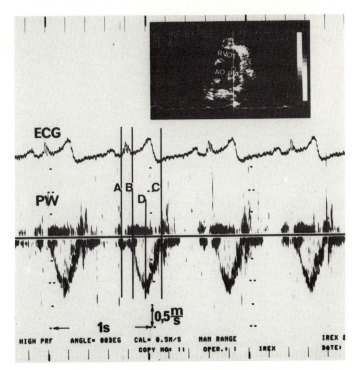

Abb. 2.20. Rechtsventrikuläre systolische Zeitintervalle, dargestellt anhand eines normalen Strömungsprofils in der Arteria pulmonalis. Die vertikal eingezeichneten Linien markieren: A: den Zeitpunkt der Q-Zacke im EKG, B: den Anfang der Systole, C: das Ende der Systole und D: den Zeitpunkt der maximalen Flußgeschwindigkeit. Die Zeit von A bis B entspricht der Präejektionsperiode, die Zeit von B bis C der rechtsventrikulären Austreibungszeit und die Zeit von B bis D der rechtsventrikulären Akzelerationszeit.

eine senkrecht zur Vena cava inferior verlaufende Vena hepatica für die Doppler-Untersuchung verwendet.

Das normale Flußprofil in der Vena hepatica (s. Abb. 2.21) ist gekennzeichnet durch zwei negative Strömungsprofile. Während der Systole kommt es durch Bewegung der AV-Klappenebene apikalwärts bei einer gleichzeitigen Entspannung des rechten Vorhofes zu einer vermehrten rechtsatrialen Füllung. Das bewirkt einen Fluß in der Vena hepatica vom Schallkopf weg zum Zeitpunkt der Systole (S). Nach Öffnung der Trikuspidalklappe kommt es zum Zeitpunkt der schnellen passiven Füllung des rechten Ventrikels gleichzeitig auch zu einem vermehrten Fluß in der Vena hepatica und in der Vena cava inferior zum rechten Vorhof hin; dies ist als eine negative D-Welle zu sehen. Zwischen den beiden sieht man häufig eine Flußumkehr, welche als positives kleines Flußprofil registrierbar ist. Dieses Flußmuster ist auch von der normalen Venenpulskurve bekannt. Die negativen S- und D-Wellen des Dopplers entsprechen X- und Y-Tal der Venenpulskurve. Sowohl im Doppler als auch in der Venenpulskurve kann man eine positive A-Welle zum Zeitpunkt der Vorhofkontraktion finden.

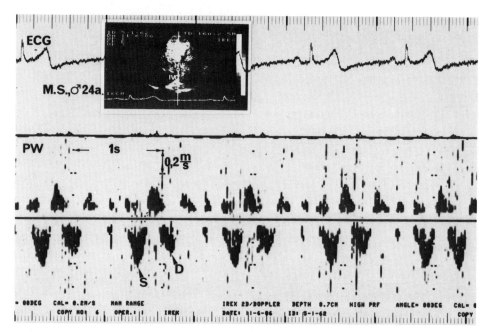

Abb. 2.21. Normales Strömungsprofil in einer Lebervene, registriert mit dem gepulsten Doppler-Verfahren.

Besonders bei Normalpersonen kann es häufig schwierig sein, das Flußprofil in der Vena hepatica richtig darzustellen. Bei Patienten mit pulmonaler Hypertonie und entsprechender Dilatation der Vena hepatica läßt sich das Flußpofil meistens gut registrieren.

Das Flußprofil in der Vena cava superior läßt sich am besten von suprasternaler Position bzw. von der rechten Supraklavikulargrube aus darstellen. Die Vena cava superior läßt sich rechts der Aorta ascendens darstellen. Das Flußprofil gleicht dem in der Vena hepatica (s. Abb. 2.22). Auch hier findet man einen negativen Fluß zum Zeitpunkt der Systole (S) und zum Zeitpunkt der frühdiastolischen passiven Füllung des rechten Ventrikels (D). Zwischen beiden und während der Vorhofkontraktion läßt sich häufig eine Flußumkehr, ein positives Flußprofil, nachweisen.

Bei Tachykardie kommt es zu einer Zunahme der S-Welle, und die D-Welle wird durch die Verminderung der frühdiastolischen Füllung kleiner. Bei hochgradiger Tachykardie kann es zu einer Verschmelzung beider Wellen, bei Bradykardie zu einer Zunahme der Amplitude der D-Welle kommen, welche sich bei ausgeprägter Bradykardie in Form zweier negativer diastolischer Wellen registrieren läßt.

Wie das Flußprofil über der Trikuspidalklappe, so unterliegen auch diese Flußprofile großen respiratorischen Schwankungen mit Zunahme der Amplituden während Inspiration und Abnahme der Amplituden während Exspiration.

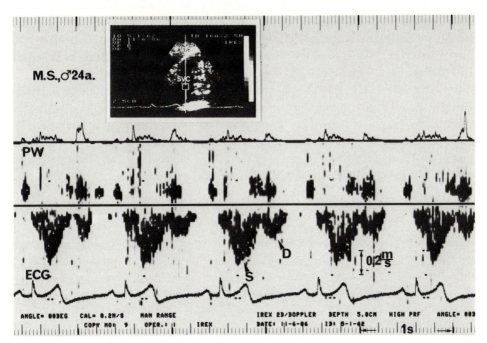

Abb. 2.22. Normales Strömungsprofil in der Vena cava superior von suprasternaler Schallposition aus. *Oben:* Zweidimensionales Bild des Meßvolumens (kleines Quadrat) in der Vena cava superior.

Da man in diesen Gefäßen ein systolisch-diastolisches Flußprofil mit insgesamt relativ niedrigen Flußgeschwindigkeiten darstellen kann, ist im Audiosignal während Diastole und Systole ein entsprechend niedrigfrequentes »dumpfes« Signal zu hören.

Bei Doppler-Messungen in den Arterien mißt man wesentlich höhere Flußgeschwindigkeiten. Das Flußprofil ist nur in der Systole nachweisbar und sieht wie ein V bzw. wie ein umgekehrtes V aus (von der Richtung des Flusses im Vergleich zum Doppler-Strahl abhängig). Es folgt in den Arterien eine rasche Flußgeschwindigkeitszunahme bis zum Maximum und danach eine relativ rasche Flußgeschwindigkeitsabnahme. Das Audiosignal einer Arterie ist somit viel hochfrequenter und nur in der Systole wahrnehmbar.

2.2.6. Einige normale Flußphänomene, dargestellt mit der Farb-Doppler-Echokardiographie

Wie mit der konventionellen Doppler-Echokardiographie wird auch das Flußprofil im linksventrikulären Einflußtrakt und im linksventrikulären Ausflußtrakt am besten von apikaler Schallposition aus dargestellt. In Abb. 1.11c (s. S. 284) ist links zum Zeitpunkt der Diastole der Fluß vom linken Vorhof durch die

Mitralklappe in den linken Ventrikel hinein als rötliche Farbwolke dargestellt. Rechts im Bild sieht man zum Zeitpunkt der Systole eine bläuliche Farbwolke vom linken Ventrikel in Richtung linksventrikulärer Ausflußtrakt als Hinweis auf einen systolischen Fluß vom Schallkopf weg.

In Abb. 2.23 (s. S. 284) ist die kombinierte zwei- und eindimensionale Farb-Doppler-Echokardiographie zusammen mit dem gepulsten Doppler-Verfahren eingesetzt worden, um den Fluß im linksventrikulären Einflußtrakt darzustellen. In der eindimensionalen Darstellung ist zum Zeitpunkt der Systole zusätzlich eine blaue Wolke als Hinweis auf einen Fluß vom Schallkopf weg in Richtung linksventrikulärer Ausflußtrakt zu sehen. Im zweidimensionalen Bild ist das Meßvolumen für das gepulste Doppler-Verfahren als gelbes Kreuz im linksventrikulären Einflußtrakt sichtbar. Entsprechend erscheinen bei der eindimensionalen Darstellung die zwei parallelen Linien oberhalb der Mitralklappe.

In Abb. 2.24 (s. S. 285) ist die entsprechende Darstellung zum Zeitpunkt der Systole bei Lage des Doppler-Meßvolumens im linksventrikulären Ausflußtrakt zu sehen. Abb. 2.25 (s. S. 285) zeigt in der parasternalen Längsachse den Fluß durch die Mitralklappe bzw. im linksventrikulären Ausflußtrakt in Richtung Aorta. Den Fluß in der Arteria pulmonalis in der parasternalen kurzen Achse zeigt Abb. 2.26 (s. S. 286), und in Abb. 2.27 (s. S. 286) sind die Flußprofile in der Vena cava superior von suprasternaler Schallposition aus zu sehen.

In allen Abbildungen ist mit der kombinierten Anwendung von gepulstem Doppler-Verfahren und eindimensionaler Farb-Doppler-Echokardiographie die zeitliche Übereinstimmung der Flußphänomene gut zu erkennen.

3. Mitralklappenvitien

Schon in der Anfangszeit der Echokardiographie erkannte man die Mitralklappe als eine derjenigen Strukturen, die sich am einfachsten darstellen ließen und auch durch ihr charakteristisches Bewegungsmuster eindrucksvoll zu beurteilen waren (Edler, 1961; Joyner et al., 1963).

Wir kennen alle das normale Bewegungsmuster der Mitralklappe, bei dem das vordere Mitralklappensegel bei Sinusrhythmus eine charakteristische, M-förmige Bewegung während der Diastole aufweist und das hintere Mitralklappensegel ein umgekehrtes Bewegungsmuster, eine W-förmige Bewegung, zeigt. Dieses Bewegungsmuster kommt durch die passive Füllung des linken Ventrikels am Anfang der Diastole zustande. Danach folgt eine Schließbewegung beider Mitralklappensegel, und erst nach der Vorhofkontraktion bei der aktiven spätdiastolischen Füllung des linken Ventrikels geht die Mitralklappe noch einmal auf.

Entsprechend dem M-Bewegungsmuster des vorderen Mitralklappensegels finden wir bei der Doppler-echokardiographischen Untersuchung des Mitralklappenflusses von apikaler Schallposition aus ein zweigipfliges positives Strömungsprofil, d. h. einen Fluß zum Schallkopf hin. Dabei liegen hohe Flußgeschwindigkeiten am Anfang der Diastole zum Zeitpunkt der passiven Füllung des linken Ventrikels vor, diese nehmen dann schnell wieder ab, und erst nach der Vorhofkontraktion kommt es zu einem zweiten Flußgeschwindigkeitsanstieg. Das normale Flußprofil über der Mitralklappe bei Sinusrhythmus ähnelt so dem Bewegungsmuster des vorderen Mitralklappensegels.

Die frühdiastolische Flußgeschwindigkeit ist im Normalfall höher als die spätdiastolische. Im Normalkollektiv beträgt die maximale frühdiastolische Flußgeschwindigkeit zwischen 0,6 m/s und 1,3 m/s (s. auch Tab. 2.2, S. 36). Das Flußprofil kann sowohl im apikalen Vierkammerblick als auch im apikalen Zweikammerblick registriert werden. In jedem Fall ist es wichtig, auf eine korrekte Plazierung des Doppler-Meßvolumens zu achten, nämlich in den linksventrikulären Einflußtrakt im Bereich der Spitze des geöffneten Mitralklappensegels (Gardin et al., 1986). Die Feineinstellung des Doppler-Meßvolumens erfolgt dann mit Hilfe des Audiosignals und der Aufzeichnung der Spektralkurve. Somit läßt sich mit dem gepulsten Doppler gut die Füllungscharakteristik des linken Ventrikels beurteilen. Diese Doppler-echokardiographischen Daten stimmen gut überein mit Vergleichsdaten der Kineangiographie (Rokey, 1985).

Mittlerweile liegen unzählige Publikationen vor, die die Vorteile der Doppler-echokardiographischen Beurteilung von Klappenvitien sowohl mit dem gepulsten als auch mit dem kontinuierlichen Doppler gegenüber der ein- und zweidimensionalen Echokardiographie hervorheben. Nicht nur bei Klappenstenosen, bei denen man schon mit der ein- und zweidimensionalen Echokardiographie direkte

Hinweise für die Dysfunktion finden kann, sondern auch bei Klappeninsuffizienzen, bei denen das Klappenvitium nur anhand von indirekten echokardiographischen Parametern vermutet werden kann, spielt die Doppler-Echokardiographie eine wichtige Rolle in der Stellung der Diagnose und der weiteren Beurteilung des Schweregrades. Dabei ist bei Klappenstenosen eine quantitative Aussage möglich, während bei Klappeninsuffizienzen die Doppler-Echokardiographie nur eine semiquantitative Beurteilung zuläßt.

In diesem Kapitel sollen die Möglichkeiten der Doppler-echokardiographischen Beurteilung von Mitralklappenstenose, Mitralklappeninsuffizienz und Mitralklappenprolaps dargestellt werden, außerdem wird kurz auf die charakteristischen ein- und zweidimensionalen Befunde der einzelnen Krankheitsbilder eingegangen.

3.1. Mitralklappenstenose

Bei der Mitralklappenstenose liegt eine Verminderung der Mitralklappenöffnungsfläche vor (normal 4–6 cm^2). Die Ursache der verminderten Klappenfläche ist in den meisten Fällen eine abgelaufene rheumatische Endokarditis mit Fibrosierung bis Verkalkung der Mitralklappensegel und Verklebung der Mitralklappenkommissuren. Selten liegen auch angeborene Formen vor (z. B. die isolierte kongenitale Mitralstenose oder die sog. »Parachute«-Schlußdeformität der Mitralklappe, bei der beide Segel über die Chordae tendineae an einem Papillarmuskel aufgehängt sind).

Die erste (eindimensionale) echokardiographische Beurteilung der Mitralklappenstenose wurde 1956 von Edler publiziert. Die ersten Untersuchungen mit der zweidimensionalen Echokardiographie wurden erst Mitte bis Ende der siebziger Jahre veröffentlicht (Henry et al., 1975; Nichol et al., 1977).

Bei der eindimensionalen Echokardiographie findet man als direktes Zeichen der Mitralklappenstenose multiple parallele Echos im Bereich der Klappe als Hinweis auf eine Fibrosierung bzw. Verkalkung der Klappensegel. Des weiteren findet man eine verminderte Beweglichkeit des vorderen Mitralklappensegels (DE-Amplitude) und eine verminderte Schließungsgeschwindigkeit des vorderen Mitralklappensegels am Anfang der Diastole (abgeflachter EF-Slope). Durch die Verklebung der Klappenkommissuren kommt es zu einer Veränderung des Bewegungsmusters des hinteren Mitralklappensegels, das in den meisten Fällen eine anteriore diastolische Bewegung parallel zum vorderen Mitralklappensegel aufweist. Durch die verminderte Beweglichkeit der Klappensegel ist auch die spätdiastolische Öffnungsamplitude der Mitralklappe vermindert, diese verschwindet bei einer absoluten Arrhythmie. Ein indirekter Hinweis auf eine Mitralklappenstenose ist die Vergrößerung des linken Vorhofes, die linksventrikulären Dimensionen liegen bei einer reinen Mitralklappenstenose meistens im Normbereich.

In Abb. 3.1 ist die eindimensionale Darstellung einer hochgradigen Mitralklappenstenose und in Abb. 3.2 die entsprechende Doppler-Registrierung im apikalen Vierkammerblick zu sehen.

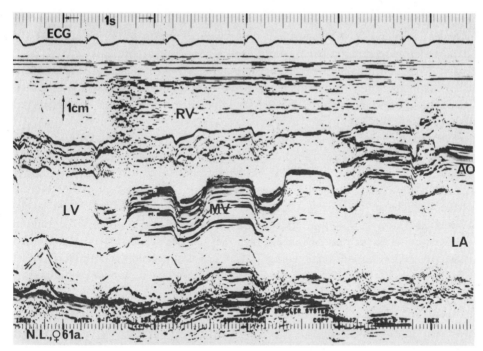

Abb. 3.1. 61jährige Patientin mit hochgradiger Mitralklappenstenose und leichtgradiger Aortenklappenstenose.

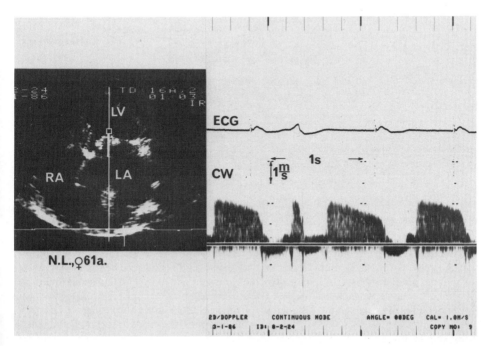

Abb. 3.2. Gleiche Patientin wie in Abb. 3.1. Apikaler Vierkammerblick mit Registrierung des Flußprofils über der Mitralklappe.

Die Abb. 3.3 und 3.4 zeigen die eindimensionale Darstellung und die entsprechende Doppler-Registrierung einer 63jährigen Patientin mit leichtgradiger Restenose der Mitralklappe bei Zustand nach Kommissurotomie.

Die eindimensionale Echokardiographie hat sich als eine sensitive Methode in der Diagnostik von Mitralklappenstenosen erwiesen, die Methode ist jedoch nicht ausreichend, um eine quantitative Aussage über den Schweregrad des Klappenvitiums zu treffen (Cope et al., 1975).

Erst mit der Möglichkeit der zweidimensionalen Darstellung der Öffnungsfläche der Mitralklappe in der parasternalen kurzen Achse hat man eine sichere und gute Methode in der Beurteilung des Schweregrades einer Mitralklappenstenose gefunden. Bei bis zu 90% aller Patienten mit Mitralklappenstenose läßt sich die Öffnungsfläche in der kurzen Achse parasternal darstellen. Ein Problem in der Planimetrierung der Klappe stellen häufig die durch Fibrosierung und Verkalkung der Klappe verursachten Störechos dar, die sich jedoch durch eine sorgfältige Einstellung der Verstärkerregelung (gain) des Echogerätes vermindern lassen (Henry et al., 1975; Martin et al., 1979). Des weiteren sollte bei der zweidimensio-

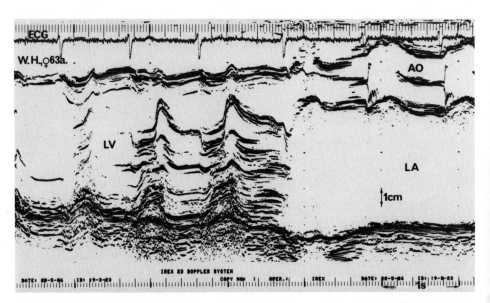

Abb. 3.3. 63jährige Patientin mit Zustand nach Kommissurotomie der Mitralklappe. Linker Vorhof mit 60 mm Durchmesser weiterhin erheblich vergrößert bei normalem Durchmesser der Aortenwurzel von 31 mm. Der linksventrikuläre enddiastolische Durchmesser ist mit 61 mm bei guter Kinetik der Kammerscheidewand und der linksventrikulären Hinterwand vergrößert. Die Beweglichkeit des vorderen Mitralklappensegels ist gut, das frühdiastolische Schlußprofil relativ steil. Es liegt eine frühdiastolische Gegenbewegung des posterioren Mitralklappensegels vor. Systolische Oszillation im Bereich der Aortenklappe. Insgesamt kein Hinweis auf eine bedeutsame Mitralklappenstenose bei Zustand nach Kommissurotomie. Außerdem Hinweise auf vermehrte Volumenbelastung des linken Ventrikels. Bezüglich Doppler der Mitralklappe siehe Abb. 3.4.

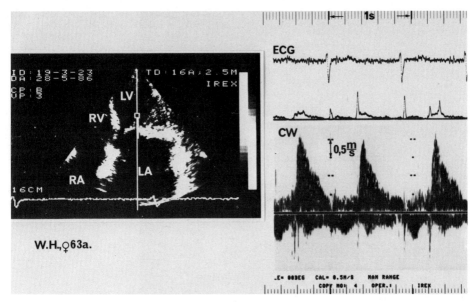

Abb. 3.4. Gleiche Patientin wie in Abb. 3.3. *Links:* Apikaler Vierkammerblick, der Doppler-Meßstrahl ist als weißer Strich zu sehen. *Rechts:* Das mit dem kontinuierlichen Doppler registrierte Flußprofil.

nalen Beurteilung häufig zwischen der parasternalen Längsachse und der parasternalen kurzen Achse gewechselt werden, um sicher zu gehen, daß man auch die kleinste Öffnung der Mitralklappe dargestellt hat (Spitze des Kegels!) (Sethuraman et al., 1985).

In Abb. 3.5 ist die parasternale Längsachse sowie die parasternale kurze Achse durch die Mitralklappe bei einer Patientin mit höhergradiger Mitralklappenstenose zu sehen.

Je nach Autor findet man Korrelationskoeffizienten zwischen r = 0,83 und r = 0,92 zwischen echokardiographisch planimetrierten Mitralklappenöffnungsflächen und den beim Herzkatheter nach Gorlin und Gorlin (1951) berechneten Öffnungsflächen.

Die Doppler-echokardiographische Beurteilung der Mitralklappenstenose erfolgt im apikalen Vierkammerblick, wobei das Doppler-Meßvolumen im linksventrikulären Einflußtrakt kurz oberhalb der Mitralklappe positioniert wird (Abb. 3.6).

In Abb. 3.7 ist mit dem gepulsten Doppler im apikalen Vierkammerblick das Flußprofil im linken Vorhof, und zwar eine Strecke oberhalb der Mitralklappe (A), kurz oberhalb der Mitralklappe (B) und unterhalb der Mitralklappe im linksventrikulären Einflußtrakt (C) dargestellt. Bei dieser Patientin mit einer höhergradigen Mitralklappenstenose findet man im linken Vorhof erst kurz unterhalb der Mitralklappe Zeichen eines diastolischen Flusses. Erst nach Plazie-

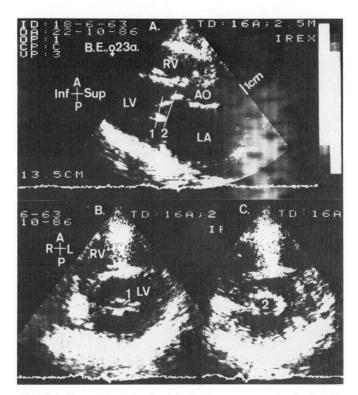

Abb. 3.5. Das Bild zeigt, wie man aus der parasternalen Längsachse durch eine Rotation des Schallkopfes im Uhrzeigersinn die Mitralklappenöffnungsfläche in der kurzen Achse darstellen kann. A *(oben):* Darstellung der parasternalen Längsachse. Die Mitralklappe ist deutlich verdickt und wölbt sich domförmig in den linken Ventrikel hinein. Der linke Vorhof ist im Vergleich zur Aortenwurzel deutlich vergrößert. In der Längsachse sind zwei Schnittebenen für die kurze Achse (1 und 2) dargestellt. B und C *(unten):* Die entsprechenden kurzen Achsen. Aus den Abbildungen geht hervor, daß nur die kurze Achse im Bereich der Spitze der geöffneten Mitralklappe zur Planimetrie der Mitralklappen-öffnungsfläche zu verwenden ist. Bei Verwendung einer basisnäheren kurzen Achse (2) erhält man eine zu große Mitralklappenöffnungsfläche, und der Schweregrad der Mitral-klappenstenose wird entsprechend unterschätzt.

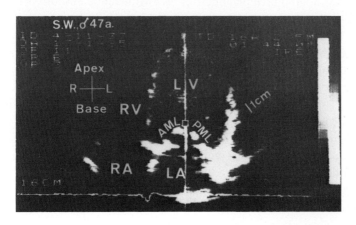

Abb. 3.6. Positionierung des Doppler-Meßstrahls bzw. des Meßvolumens bei Mitralklappenstenose im apikalen Vierkammerblick.

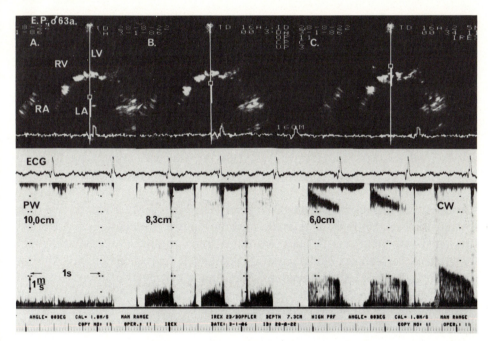

Abb. 3.7. Patient mit Mitralklappenstenose. Dargestellt ist die Änderung des Strömungs-profils bei Positionsverschiebung des gepulsten Doppler-Meßvolumens vom linken Vorhof in den linksventrikulären Einflußtrakt.

ren des Doppler-Meßvolumens unterhalb der Mitralklappe im linksventrikulären Einflußtrakt können die maximalen Flußgeschwindigkeiten erfaßt werden, wobei mit dem gepulsten Doppler das Aliasing-Phänomen auftritt. Die letzte Herzaktion ist mit dem kontinuierlichen Doppler registriert. Die maximale frühdiastolische Flußgeschwindigkeit beträgt 2,7 m/s. Es erfolgt ein verlangsamter Geschwindig-keitsabfall während der Diastole, und da eine absolute Arrhythmie bei Vorhofflim-mern vorliegt, läßt sich am Ende der Diastole kein zweiter Gipfel darstellen. So finden wir bei Patienten mit Mitralklappenstenose die maximale Flußgeschwindig-keit erst unterhalb der Mitralklappe im linksventrikulären Einflußtrakt. Oberhalb der Mitralklappe im linken Vorhof ist bei genügend weiter Distanz zur Klappe kein Flußphänomen zu sehen, weder in der Systole noch in der Diastole. Erst wenn man sich der Klappe nähert, findet man kurz oberhalb der Klappe eine Zunahme der Flußgeschwindigkeiten. Bei Mitralklappenstenose findet man so im größeren Teil des linken Vorhofes nur niedrige Flußgeschwindigkeiten bis zur Blutstase. Hieraus wird die große Neigung zur Thrombenbildung bei Patienten mit Mitralklappenste-nose verständlich. Eine weitere Stütze dieses Befundes ergibt sich aus anderen echokardiographischen Untersuchungen bei Patienten mit Mitralklappenstenose, bei denen vermehrte intraatriale Echos als Zeichen einer Blutstase beschrieben worden sind (Iliceto et al., 1985; Garcia-Fernandez et al., 1985).

Auch anhand des Audiosignals läßt sich der Fluß an einer stenosierten Mitralklappe von dem an einer normalen Mitralklappe unterscheiden. Durch die Zunahme der Frequenzänderung der ausgeschickten Doppler-Impulse wird das Audiosignal hochfrequenter. Das Audiosignal ist neben der Aufzeichnung der Spektralkurve bei der Erfassung der maximalen Flußgeschwindigkeiten eine unumgängliche Hilfe für die richtige Plazierung des Doppler-Meßstrahls bzw. des Doppler-Meßvolumens.

Mit Hilfe der von Holen modifizierten Bernoulli-Gleichung (Holen et al., 1976) läßt sich anhand der Flußgeschwindigkeit der zu jedem Zeitpunkt der Diastole bestehende Druckgradient berechnen (modifizierte Bernoulli-Gleichung, s. Kapitel 1.2.9, S. 21).

In Abb. 3.8 ist links das Flußprofil einer stenosierten Mitralklappe mit dem kontinuierlichen Doppler dargestellt. Die maximale frühdiastolische Flußgeschwindigkeit beträgt etwa 2,3 m/s, nach dem frühdiastolischen Gipfel erfolgt ein verlangsamter Abfall der Flußgeschwindigkeitskurve. Im rechten Teil der Abb. ist schematisch die Spektralkurve und die Berechnung der maximalen und mittleren Druckgradienten dargestellt. Der maximale Druckgradient (ΔP_{max}) errechnet sich aus der maximalen Flußgeschwindigkeit (V_{max}):

$$\Delta P_{max} = V_{max}^2 \times 4. \tag{1}$$

Der mittlere Druckgradient (ΔP_{mean}) kann durch Berechnung des Druckgradienten während mehrerer Punkte in der Diastole ermittelt werden:

$$\Delta P_{mean} = \sum_{i=1}^{N} \frac{4V_i^2}{N}. \tag{2}$$

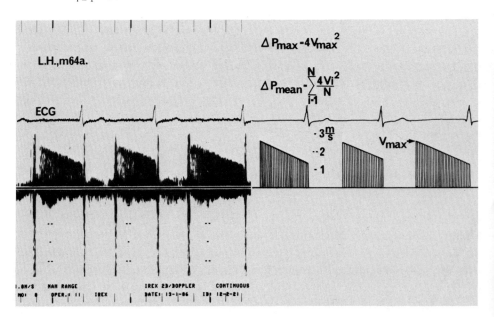

Abb. 3.8. Darstellung der Berechnung des maximalen und mittleren Druckgradienten bei einer Mitralklappenstenose anhand der modifizierten Bernoulli-Gleichung.

In unserem Beispiel beträgt der maximale Druckgradient 21 mmHg und der mittlere Druckgradient 12 mmHg.

Aus der maximalen frühdiastolischen Flußgeschwindigkeit berechnet man den maximalen Druckgradienten, dieser ist jedoch für die Beurteilung des Schweregrades einer Mitralklappenstenose nicht so spezifisch, da die Flußgeschwindigkeiten frühdiastolisch auch bei anderen Krankheitsbildern deutlich erhöht sein können, so z. B. bei einer Mitralklappeninsuffizienz, bei verschiedenen Shuntvitien mit Volumenbelastung der linken Herzabschnitte, bei Zustand mit erhöhtem Herzminutenvolumen im Rahmen einer Hyperthyreose oder einer Anämie. Für die Beurteilung der Mitralklappenstenose ist der mittlere Druckgradient entscheidend. Auch der enddiastolische Druckgradient läßt sich anhand der enddiastolischen Flußgeschwindigkeit berechnen. In vielen Publikationen ist die gute Übereinstimmung zwischen Doppler-echokardiographisch bestimmten Druckgradienten und den bei der Herzkatheteruntersuchung gefundenen Druckgradienten beschrieben (Hatle, 1978; Stamm und Martin, 1983; Robson, 1984; Zhang, 1985; Gabrielsen, 1985). Die Korrelationskoeffizienten liegen zwischen r = 0,85 und r = 0,92. Bei simultan durchgeführten Untersuchungen sind Korrelationskoeffizienten zwischen r = 0,94 und r = 0,97 beschrieben worden.

Hier soll noch einmal erwähnt werden, daß man die Flußgeschwindigkeit des Blutes unterschätzen kann, wenn der Doppler-Meßstrahl nicht parallel zur Flußrichtung des Blutes verläuft. Wie bereits in Kapitel 1.2.2 erklärt, kommt es zu einer zunehmenden Unterschätzung der Flußgeschwindigkeit, wenn der Winkel zwischen Doppler-Strahl und Blutflußrichtung zunimmt. Bei einem Winkel von 20 Grad wird die Flußgeschwindigkeit um 6%, bei einem Winkel von 30 Grad um 13% unterschätzt. Da nach der modifizierten Bernoulli-Gleichung der Druckgradient durch die Flußgeschwindigkeit hoch 2 × 4 berechnet wird, kommt es bei großen Winkeln zwischen Doppler-Strahl und Flußrichtung zu einer erheblichen Unterschätzung des Druckgradienten. Bei einem Winkel von 20 Grad wird der Druckgradient mit 12%, bei einem Winkel von 30 Grad mit 25% unterschätzt. Durch eine sorgfältige Untersuchungstechnik mit Hilfe von Audiosignal und Spektralkurve läßt sich bei den meisten Patienten mit Mitralklappenstenose die Registrierung mit einem Winkel kleiner als 20% durchführen. Die Unterschätzung des Druckgradienten für klinische Zwecke kann dabei vernachlässigt werden.

Außer einer Zunahme der Flußgeschwindigkeit bei Mitralklappenstenose kommt es auch zu einem verlangsamten Abfall der Flußgeschwindigkeit während der Diastole. Hatle und Angelsen (SINTEF Report, S. 100, 1981) konnten zeigen, daß mit Hilfe der Druckabfallhalbwertszeit (in ms) durch eine einfache empirische Formel die Mitralklappenöffnungsfläche in cm^2 berechnet werden konnte.

Die Formel lautet: Mitralklappenöffnungsfläche = 220 : Druckabfallhalbwertszeit. Diese Formel basiert auf der Entdeckung, daß eine Druckabfallhalbwertszeit von 220 ms einer Mitralklappenöffnungsfläche von 1 cm^2 entspricht. Die Druckabfallhalbwertszeit ist die Zeit in ms des Abfalls des maximalen frühdiastolischen Druckgradienten auf die Hälfte. Da nach der modifizierten Bernoulli-Gleichung der Druckgradient berechnet werden kann durch Flußgeschwindigkeit hoch 2 × 4,

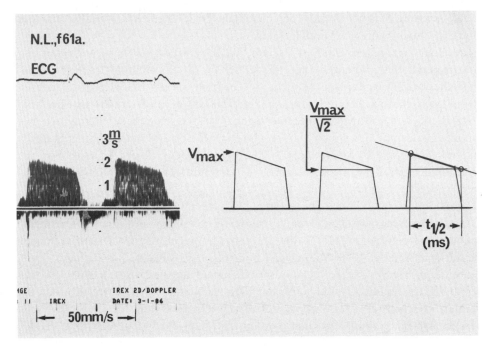

Abb. 3.9. Berechnung der Druckabfallhalbwertszeit bei Mitralklappenstenose.

erhält man die Druckabfallhalbwertszeit ($t_{1/2}$) durch Division der maximalen Flußgeschwindigkeit (V_{max}) durch Wurzel 2:

$$t_{1/2} = \frac{V_{max}}{\sqrt{2}} \, . \tag{3}$$

In Abb. 3.9 ist schematisch die Berechnung der Druckabfallhalbwertszeit dargestellt, rechts die schematische Spektralkurve. Man teilt die maximale Flußgeschwindigkeit durch Wurzel 2 und bekommt somit die Flußgeschwindigkeit zur Berechnung der Druckabfallhalbwertszeit (pressure half time). Auf der Höhe dieser Flußgeschwindigkeit wird eine Parallele zur Grundlinie gezogen. Dann zieht man eine Tangente zur oberen Begrenzung des Kurvenverlaufs (wie bei der Bestimmung des EF-Slopes im eindimensionalen Echo). Auf die Grundlinie werden zwei senkrechte Linien gezogen, die erste zum Zeitpunkt der maximalen frühdiastolischen Flußgeschwindigkeit, die zweite an der Stelle, wo die Tangente und die Linie auf Höhe $t_{1/2} = \dfrac{V_{max}}{\sqrt{2}}$ sich schneiden. Der Abstand zwischen diesen beiden senkrechten Linien entspricht der Druckabfallhalbwertszeit in ms. Bei Kenntnis der Papiervorschubgeschwindigkeit kann man unten an der Grundlinie der Registrierung die Druckabfallhalbwertszeit mit Hilfe eines Zirkels absetzen und somit direkt ablesen. In unserem Beispiel beträgt die Druckabfallhalbwertszeit etwa 440 ms. Die Mitralklappenöffnungsfläche errechnet sich dann aus 220 : Druckabfallhalbwertszeit = 0,5 cm^2.

Vergleiche zwischen Doppler-echokardiographisch bestimmter Mitralklappen-öffnungsfläche und invasiv bestimmten Öffnungsflächen haben sehr gute Korrelationen zwischen beiden Methoden ergeben. Die Korrelationskoeffizienten liegen zwischen r = 0,82 und r = 0,93 (Libanoff und Rodbard, 1968; Hatle et al., 1979; Hatle und Angelsen, 1985; Stamm und Martin, 1983; Robson et al., 1985; Gabrielsen et al., 1985; Smith et al., 1986). In einer Untersuchung wurde mit Hilfe der Formel Mitralklappenöffnungsfläche = 215 : Druckabfallhalbwertszeit eine noch bessere Korrelation zwischen den beiden Methoden gefunden. Bei 35 Patienten mit Mitralklappenstenose fand man einen Korrelationskoeffizienten von r = 0,97 (SEE = 0,13 cm^2) (Dennig, 1984).

In einer Untersuchung, bei der die Mitralklappenöffnungsfläche mit Hilfe von Doppler-Echokardiographie und zweidimensionaler Echokardiographie bei Patienten mit Mitralklappenstenose mit und ohne vorausgegangene Kommissurotomie geprüft und mit den invasiv gewonnenen Daten verglichen wurde, erwies sich die Doppler-Echokardiographie bei den Patienten mit Zustand nach Kommissurotomie als die bessere Methode, um die Mitralklappenöffnungsfläche exakter zu berechnen. Die Korrelation der Öffnungsfläche nach der Druckabfallhalbwertszeit mit den invasiv erhobenen Befunden betrug r = 0,90 (SEE = 0,14 cm^2), bei diesen Patienten war die Korrelation zwischen 2D-echokardiographisch bestimmter Öffnungsfläche und invasiv bestimmter Öffnungsfläche nur r = 0,58 (SEE = 0,28 cm^2). Bei den Patienten mit Mitralklappenstenose ohne vorangegangene Kommissurotomie war die Korrelation für die zweidimensionale Echokardiographie r = 0,83 (SEE = 0,26 cm^2) und für die Doppler-Echokardiographie r = 0,85 (SEE = 0,22 cm^2) (Smith et al., 1986).

Die Druckabfallhalbwertszeit ist die beste Methode, um den Schweregrad einer Mitralklappenstenose zu beurteilen, da sie nicht vom Herzminutenvolumen abhängig ist. Der Druckgradient dagegen ist vom Herzminutenvolumen abhängig, welches z. B. bei Patienten mit absoluter Arrhythmie erheblichen Schwankungen unterliegt. Auch eine gleichzeitig vorliegende Mitralklappeninsuffizienz würde durch das Pendelblutvolumen zu einer Zunahme der Flußgeschwindigkeit und damit zu einer Überbewertung der Druckgradienten führen.

Ein häufiges Problem bei der Bestimmung der Druckabfallhalbwertszeit ist die Anlegung der Tangente zur oberen Begrenzung des Kurvenverlaufs. Besonders bei sehr tachykarden Patienten kann es schwierig sein, diese Tangente korrekt anzulegen.

Abb. 3.10 zeigt eine Doppler-echokardiographische Registrierung bei einem Patienten mit kombiniertem Mitralklappenvitium mit jedoch überwiegender Stenose. Im EKG sieht man einen Wechsel zwischen anfangs Vorhoftachykardie und später Vorhofbradykardie. Während der ersten Diastole ist ein zweigipfliges positives Strömungsprofil im Spektrum noch zu erkennen, die darauffolgenden zwei Diastolen sind so kurz, daß der Vorhofgipfel mit der frühdiastolischen Füllung verschmilzt. In den letzten drei Diastolen ist bei Bradykardie eine

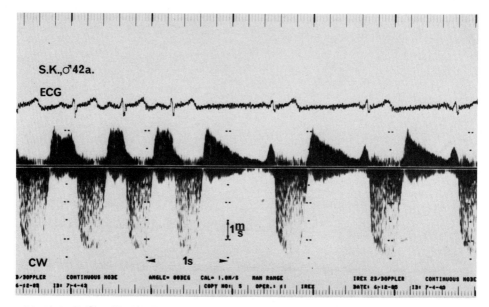

Abb. 3.10. Flußprofil über der Mitralklappe, registriert von apikaler Schallposition mit dem kontinuierlichen Doppler bei einem Patienten mit kombiniertem Mitralklappenvitium. Im EKG (ECG) Wechsel zwischen Vorhoftachykardie und Vorhofbradykardie. Die Abbildung demonstriert, daß es bei einer Tachykardie schwer (erste Herzaktion) oder sogar unmöglich sein kann (zweite und dritte Herzaktion), die Druckabfallhalbwertszeit zu bestimmen.

deutliche Separation von frühdiastolischer und spätdiastolischer Füllung zu beobachten. Bei den drei letzten Herzaktionen wäre es einfach, eine Tangente zur oberen Begrenzung des frühdiastolischen Kurvenverlaufs zu ziehen, um so die Druckabfallhalbwertszeit zu berechnen. Bei der ersten Diastole wäre es schwer, bei der zweiten und dritten unmöglich, eine Tangente zum frühdiastolischen Kurvenverlauf anzulegen. Bei einer sehr tachykarden Herzfrequenz kann man eventuell durch einen Karotisdruckversuch während der Untersuchung versuchen, die Frequenz zu bremsen, um so eine auswertbare Kurve zu bekommen.

Nachfolgend sollen exemplarisch Vorteile und »Fallgruben« bei der Bestimmung von Druckgradienten und Öffnungsflächen bei Patienten mit Mitralklappenstenosen durch Echo- und Doppler-Echokardiographie beschrieben werden.

In Abb. 3.1 (s. S. 51) ist ein eindimensionaler Sweep in der Längsachse des Herzens von parasternaler Schallposition aus bei einer Patientin mit hochgradiger Miktralklappenstenose und leichtgradiger Aortenstenose dargestellt. Man sieht massiv vermehrte Echos im Bereich der Mitralklappe, eine hochgradig abgeflachte Schließungsbewegung des vorderen Mitralklappensegels und eine anteriore diastolische Bewegung des hinteren Mitralklappensegels parallel zum vorderen Mitralklappensegel als Hinweis auf eine Mitralklappenstenose. Der linke Vorhof ist mit über 60 mm Durchmesser (die linksatriale Hinterwand ist in diesem Bild nicht vollständig mitregistriert) erheblich vergrößert bei normaler Größe des linken Ventrikels.

In Abb. 3.2 (s. S. 51) ist bei der gleichen Patientin im apikalen Vierkammerblick der Fluß mit dem kontinuierlichen Doppler über der Mitralklappe dargestellt. Der linke Vorhof ist erheblich vergrößert, und innerhalb des Vorhofes sieht man vermehrte Echos als Hinweis auf einen linksatrialen Thrombus. Beide Mitralklappensegel sind deutlich verdickt und wölben sich in der Diastole in den linken Ventrikel hinein; der Doppler-Meßstrahl läuft zwischen beiden Mitralklappensegeln. Im rechten Teil des Bildes ist das Flußprofil aufgezeichnet. Die maximale frühdiastolische Flußgeschwindigkeit ist mit 2,1 m/s deutlich erhöht, und es erfolgt ein deutlich verlangsamter Abfall der Flußgeschwindigkeit während der Diastole. Die zweite Diastole ist durch eine vorzeitig einfallende ventrikuläre Extrasystole erheblich verkürzt. Bei dieser Patientin läßt sich anhand der frühdiastolischen Flußgeschwindigkeit von 2,1 m/s ein maximaler Druckgradient von 17,6 mmHg berechnen. Der mittlere Druckgradient betrug für die drei Diastolen 12 mmHg. Nach der oben beschriebenen Methode zur Berechnung der Druckabfallhalbwertszeit ließen sich für die Diastolen 1, 3 und 4 folgende Werte für die Druckabfallhalbwertszeit berechnen: 520, 400 und 560 ms. Daraus errechnen sich Mitralklappenöffnungsflächen zwischen 0,39 und 0,55 cm^2.

Abb. 3.3 (s. S. 52) zeigt einen eindimensionalen Sweep in der Längsachse des Herzens bei Zustand nach Komissurotomie der Mitralklappe. Man sieht eine frühdiastolische Gegenbewegung des posterioren Mitralklappensegels, im weiteren Verlauf der Diastole bewegen sich beide Mitralklappensegel parallel zueinander. Insgesamt gute Beweglichkeit des vorderen Mitralklappensegels mit schneller Rückbewegung am Anfang der Diastole. Somit kein Hinweis auf eine bedeutsame Restenose der Mitralklappe.

In Abb. 3.4 (s. S. 53, gleiche Patientin wie in Abb. 3.3) ist im apikalen Vierkammerblick das Flußprofil über der Mitralklappe dargestellt. Bei einer absoluten Arrhythmie bei Vorhofflimmern findet man maximale frühdiastolische Flußgeschwindigkeiten um 1,8–2,0 m/s. Nach der insgesamt erhöhten frühdiastolischen Flußgeschwindigkeit kommt es zu einem relativ schnellen Abfall der Flußgeschwindigkeitskurve. Der maximale frühdiastolische Druckgradient beträgt somit 13–16 mmHg. Wenn man den mittleren Druckgradienten berechnet, bekommt man Werte zwischen 4 und 6 mmHg. Die hier bestimmten Druckabfallhalbwertszeiten betragen für die drei Diastolen 125, 135 und 120 ms, die entsprechenden Mitralklappenöffnungsflächen würden sich dann zu 1,76, 1,63 und 1,83 cm^2 berechnen.

Dieses Beispiel macht deutlich, wie wichtig es ist, nicht den Schweregrad einer Mitralklappenstenose anhand der frühdiastolischen Flußgeschwindigkeit zu beurteilen (in diesem Falle würde man eine hochgradige Mitralklappenstenose diagnostizieren). Wenn man den mittleren Druckgradienten und die Mitralklappenöffnungsfläche heranzieht, liegt hier nur eine leicht- bis mittelgradige Mitralklappenstenose vor. Das entspricht auch dem Eindruck der eindimensionalen Darstellung.

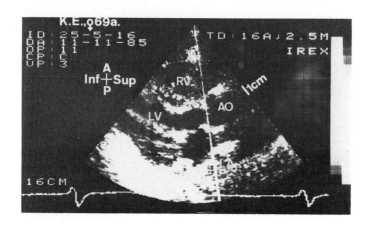

Abb. 3.11a. Echokardiogramm einer 69jährigen Patientin mit Mitralklappenstenose und großem linksatrialem Thrombus in der parasternalen Längsachse.

In Abb. 3.11a ist die zweidimensionale Längsachse bei einer Patientin mit höhergradiger Mitralklappenstenose und großem linksatrialem Thrombus zu sehen. Man sieht einen vergrößerten linken Vorhof, wobei der Vorhof zum großen Teil durch echodichte Strukturen angefüllt ist. Auch im Bereich beider Mitralklappensegel sind vermehrte echodichte Strukturen erkennbar.

Abb. 3.11b zeigt die eindimensionale Darstellung bei der gleichen Patientin. Man findet vermehrte Echos im Bereich der Mitralklappe, eine abgeflachte Schließungsbewegung des vorderen Mitralklappensegels und eine Parallelbewe-

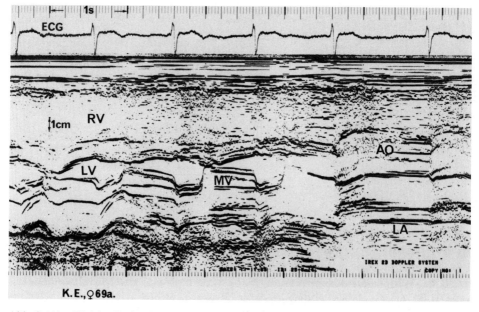

Abb. 3.11b. Gleiche Patientin, eindimensionale Darstellung.

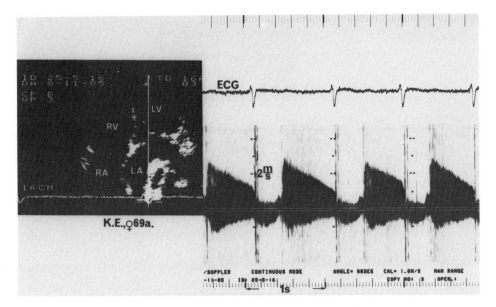

Abb. 3.11 c. Gleiche Patientin. *Links:* Apikaler Vierkammerblick. Im EKG (ECG) absolute Arrhythmie bei Vorhofflimmern. *Rechts:* Im Spektrum sieht man das mit dem kontinuierlichen Doppler registrierte Strömungsprofil über der Mitralklappe.

Britta Lübke
Schwarzer Weg 29
4970 BAD OEYNHAUSEN 1

gung des hinteren Mitralklappensegels zum vorderen Mitralklappensegel während der Diastole. Im linken Vorhof erkennt man vermehrt Fremdechos, die auf den schon dargestellten linksatrialen Thrombus (s. Abb. 3.11 a) zurückzuführen sind.

Im apikalen Vierkammerblick (Abb. 3.11 c) ist im vergrößerten linken Vorhof ein großer, basisnah sitzender Thrombus zu sehen. In der rechten Bildhälfte ist das Flußprofil mit dem kontinuierlichen Doppler dargestellt. Durch die abrupte Öffnung und Schließung der Mitralklappe sieht man zu diesem Zeitpunkt im Spektrum senkrecht durchgehende Linien. Die frühdiastolische maximale Flußgeschwindigkeit liegt zwischen 2,5 und 2,8 m/s, der entsprechende maximale Druckgradient beträgt zwischen 25,0 und 31,4 mmHg. Der gemittelte Druckgradient ergibt für die vier Aktionen Werte zwischen 12 mmHg und 15 mmHg. Die Berechnung der Druckabfallhalbwertszeit (und Mitralklappenöffnungsflächen) beträgt für die Herzaktionen zwischen 360 ms (0,61 cm^2) und 280 ms (0,79 cm^2). Im Spektrum kann man auf diese Weise die maximale Flußgeschwindigkeit des Blutes zu jedem Zeitpunkt während der Diastole ablesen. Mit Hilfe der Amplitudendarstellung kann zusätzlich der Zeitpunkt von Öffnung und Schluß der Mitralklappe dargestellt werden. In der Amplitudendarstellung wird die Amplitude der zurückgesendeten Signale gezeigt, und durch die abrupte Öffnungs- und Schließungsbewegung der Mitralklappe erhält man zu diesem Zeitpunkt hochamplitudige Signale (Spikes).

Abb. 3.12 zeigt unten im apikalen Vierkammerblick das Flußprofil einer Mitralklappenstenose. Die Öffnungs- und Schließungsbewegung der stenosierten

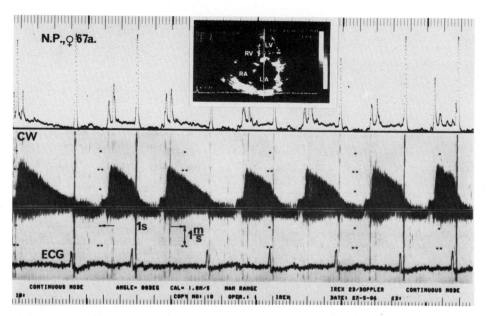

Abb. 3.12. Registrierung des Flußprofils im apikalen Vierkammerblick mit dem kontinuierlichen Doppler-Verfahren über einer Mitralklappenstenose (obere Bildhälfte). In der Amplitudenaufzeichnung sieht man hier hohe Spikes bei Öffnung und Schluß der Klappe, während sonst in der Diastole nur eine geringe Signalintensität vorhanden ist.

Mitralklappe sind in der Amplitudenregistrierung im oberen Teil der Abb. dargestellt. Während der Systole sind kaum Signale vorhanden und während der Diastole nur Signale geringer Intensität darstellbar. Im Spektrum kann man so die maximale Flußgeschwindigkeit am Anfang der Diastole, die hier über 2 m/s beträgt, ablesen. Am Ende der Diastole liegen bei absoluter Arrhythmie bei Vorhofflimmern unterschiedliche Flußgeschwindigkeiten vor. Je nach Diastolendauer beträgt die enddiastolische Flußgeschwindigkeit zwischen 0,6 m/s (erste Herzaktion) und 1,8 m/s (letzte Herzaktion). Auch die rechten Herzabschnitte wirken im apikalen Vierkammerblick relativ vergrößert, die Darstellung des Flußprofils über der Trikuspidalklappe bei dieser Patientin ist in Abb. 5.3 (s. S. 154) zu sehen.

Wie bei einer Mitralklappenstenose findet man auch bei einer Aortenklappeninsuffizienz bei Registrierung von apikaler Schallposition während der Diastole hohe Flußgeschwindigkeiten zum Schallkopf hin. Somit wird auch das Flußprofil einer Aortenklappeninsuffizienz oberhalb der Grundlinien dargestellt, und es besteht die Möglichkeit, bei gleichzeitigem Vorliegen von Aorteninsuffizienz und Mitralklappenstenose beide Krankheitsbilder zu verwechseln. Folgende Unterschiede sind wesentlich:

1. Das Flußprofil einer Mitralklappenstenose fängt später an als das Flußprofil einer Aortenklappeninsuffizienz, das sofort nach Schluß der Aortenklappen

beginnt. Durch eine gleichzeitige Registrierung der Amplitudensignale kann man die zeitliche Öffnung und Schließung der einzelnen Klappen bestimmen. Auch mit Hilfe eines gleichzeitig registrierten Phonokardiogramms ist es möglich, den Schluß der Aortenklappen und die Öffnung der Mitralklappe voneinander zu trennen.

2. Die Flußgeschwindigkeiten bei einer Mitralklappenstenose sind normalerweise wesentlich niedriger als die bei einer Aortenklappeninsuffizienz. Dies kommt daher, daß der Druckunterschied zwischen Aorta und linkem Ventrikel in der Diastole wesentlich höher ist als der Druck zwischen linkem Vorhof und linkem Ventrikel.

3. Durch die unterschiedliche Lage der zwei Klappen ist die Zugehörigkeit des registrierten Flußprofils zu differenzieren. Die Aortenklappe liegt mehr anterior und medial der Mitralklappe. Mit dem gepulsten Doppler kann man gezielt im Bereich unterhalb der Aortenklappe im linksventrikulären Einflußtrakt und unterhalb der Mitralklappe im linksventrikulären Ausflußtrakt das registrierte Flußprofil örtlich einordnen.

4. Das Flußspektrum einer Mitralklappenstenose ist meistens wesentlich dichter als das einer Aortenklappeninsuffizienz, da sich bei der Mitralklappenstenose mehr Erythrozyten mit gleicher Geschwindigkeit pro Zeiteinheit durch die Klappe bewegen als bei einer Aortenklappeninsuffizienz. Eine geringgradige Aortenklappeninsuffizienz läßt sich häufig nur mit dem gepulsten Doppler-Verfahren registrieren, da dieses Verfahren eine höhere Sensitivität bietet (Gross et al., 1981; Saal et al., 1985).

In Abb. 3.13 ist unten das Strömungsprofil einer Patientin mit kombiniertem Aortenklappenvitium und hochgradiger Mitralklappenstenose zu sehen. Oben sind in der Amplitudendarstellung Öffnung und Schluß der einzelnen Klappen als hochamplitudige Spikes dargestellt. Als Zeichen der Aortenklappenstenose findet man während der Systole hohe negative Flußgeschwindigkeiten. Im linken Teil des Bildes sind im Spektrum Zeichen einer Aortenklappeninsuffizienz zu sehen, welche gleich nach dem Schluß der Aortenklappe erkennbar sind. Etwas später fällt ein anderes dichteres Spektrum ein, dessen Flußgeschwindigkeit nicht so hoch ist wie am Anfang nach dem Schluß der Aortenklappe. Dieses Spektrum entspricht der Flußgeschwindigkeit über der stenosierten Mitralklappe. In der Amplitudendarstellung kann man nach Schluß der Aortenklappe auch die Mitral-klappenöffnung als Spike dargestellt sehen. Im mittleren und rechten Teil des Bildes wird dann der Schallkopf mehr nach lateral bewegt, und das Spektrum der Aortenklappeninsuffizienz verschwindet allmählich, bei den letzten zwei Diastolen ist nur der Fluß über der Mitralklappe dargestellt. Während der gesamten Registrierung ist auch am rechten Bildrand trotz relativ guter Darstellung der Mitralklappenstenose weiterhin der negative Fluß in der Systole als Ausdruck der Aortenklappenstenose nachweisbar. Eine Verwechslung der zwei positiven Fluß-profile unterschiedlicher Ätiologie dürfte bei Kenntnis der oben genannten Unterschiede nicht vorkommen.

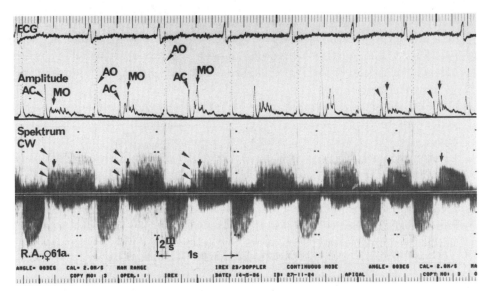

Abb. 3.13. 61jährige Patientin mit kombiniertem Aortenklappenvitium und hochgradiger Mitralklappenstenose. (Siehe auch Text.)

Farb-Doppler-Echokardiographie bei Mitralklappenstenose

Untersuchungen haben gezeigt, daß die Kombination der Farb-Doppler-Echokardiographie mit dem kontinuierlichen Doppler-Verfahren der alleinigen kontinuierlichen Doppler-Echokardiographie überlegen ist. Durch die Kombination läßt sich der Doppler-Strahl gezielt im Bereich des Jets positionieren. So fand man eine Korrelation zwischen Herzkatheterergebnis und kontinuierlicher Doppler-Echokardiographie von r = 0,89; bei der kombinierten Anwendung der beiden Verfahren konnte die Korrelation auf r = 0,95 gesteigert werden (Becher et al., 1986).

Es muß aber auch hier betont werden, daß trotz der Möglichkeit einer relativ gezielten Anlegung des Doppler-Strahls durch Kenntnis der Flußrichtung die Beurteilung von Audiosignal und Spektralkurve von außerordentlicher Bedeutung für die Feineinstellung des Doppler-Strahls ist.

In Abb. 3.14a (s. S. 287) ist der apikale Vierkammerblick bei einer 40jährigen Patientin mit kombiniertem Mitralklappenvitium zu sehen. Man erkennt einen vergrößerten linken Vorhof (LA) und eine Verdickung beider Mitralklappensegel (AML und PML), die sich während der Diastole domartig in den linken Ventrikel vorwölben. In Abb. 3.14b (gleiche Patientin, s. S. 287) ist die entsprechende Farb-Doppler-echokardiographische Untersuchung rechts im Bild zu sehen. Hierbei ist der Doppler-Strahl für das kontinuierliche Doppler-Verfahren in der Mitte der diastolischen Flußwolke plaziert. Bei der Patientin ließ sich eine Flußgeschwindigkeit von 2,4 m/s registrieren, der entsprechende maximale Druckgradient, hier in der frühen Diastole gemessen, beträgt somit 25 mmHg. Bei der gleichen Patientin lag auch eine geringgradige Mitralklappeninsuffizienz vor (Abb. 3.14c, s. S. 288). Im apikalen Vierkammerblick sieht man zum Zeitpunkt der Systole (rechts) eine exzentrische Regurgitationswolke zur lateralen Wand des linken Vorhofes (LA) hinziehen. Der Fluß im linken Ventrikel in Richtung des linksventrikulären Ausflußtraktes (LVOT) und der Aortenwurzel ist im oberen Teil des Bildes als bläuliche Farbwolke zu sehen. Die linke Bildhälfte zeigt die entsprechenden Befunde mit der eindimensionalen Farb-Doppler-Echokardiographie und der konventionellen gepulsten Doppler-Echokardiographie.

In Abb. 3.15 (s. S. 288) sind die entsprechenden Farb-Doppler-echokardiographischen Befunde im apikalen Vierkammerblick zum Zeitpunkt der Systole (links) und Diastole (rechts) bei einer älteren Patientin mit kombiniertem Mitralklappenvitium zu sehen. Durch die Erhöhung der Flußgeschwindigkeit über dem stenosierten Mitralostium sieht man einen Farbumschlag in der Mitte des Jets als Hinweis auf das hier vorhandene Aliasing-Phänomen. Die bläulich-grüne Regurgitationswolke im linken Teil der Abbildung ist bei dieser Patientin zur medialen Wand des linken Vorhofes gerichtet. Auf der anderen Seite der Vorhofscheidewand sieht man eine Regurgitationswolke, die einer Trikuspidalklappeninsuffizienz zuzuordnen ist.

3.2. Mitralklappeninsuffizienz

Der Mitralklappenapparat besteht aus vier Hauptteilen: Mitralklappenring, Mitralklappensegel, Chordae tendineae und Papillarmuskel. Eine Störung eines oder mehrerer dieser Teile kann zu einer Mitralklappeninsuffizienz führen. In Frage kommen u. a. folgende Krankheitsbilder: rheumatische Herzklappenfehler, Mitralklappenprolaps, Abriß eines Sehnenfadens (flail mitral leaflet), Papillarmuskeldysfunktion, Mitralklappenendokarditis, Kalzifikation des Mitralklappenrings, hypertrophische Kardiomyopathie, angeborene Spaltung des vorderen Mitralklappensegels (cleft anterior mitral leaflet) und linksatriales Myxom.

Bislang galt die linksventrikuläre Angiographie mit Nachweis von Kontrastmittelübertritt in den linken Vorhof als Standardmethode zur Diagnose einer Mitralklappeninsuffizienz. Anhand der Menge des Kontrastmittelübertritts kann man eine semiquantitative Beurteilung vornehmen. Ein weiteres Zeichen ist eine deutliche Zunahme der V-Welle in der linksatrialen Druckkurve bzw. in der PC-Druckkurve. Bei Patienten mit Kontrastmittelüberempfindlichkeit besteht die Möglichkeit der zweidimensionalen Kontrastechokardiographie mit Injektion von physiologischen Kontrastlösungen durch den Herzkatheter und Nachweis des Refluxes mit Hilfe verschiedener zweidimensionaler Schnittbilder. Diese Methode stellt ein sensitives (84%) und ein spezifisches (89%) Verfahren in der Diagnostik der Mitralklappeninsuffizienz dar (Reid et al., 1983).

Die Echokardiographie hat sich als nichtinvasive Methode in der Diagnostik und Beurteilung der Mitralklappeninsuffizienz nicht bewährt. Es gibt bei der ein-

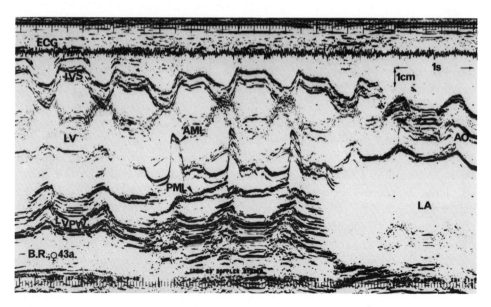

Abb. 3.16. Eindimensionale Darstellung bei einer Patientin mit höhergradiger Mitralklappeninsuffizienz.

und zweidimensionalen Echokardiographie keine sicheren Hinweise für eine Mitralklappeninsuffizienz, man findet nur indirekte Zeichen, die durch eine Volumenbelastung des linken Vorhofes und des linken Ventrikels bedingt sind, nämlich eine Vergrößerung sowohl des linken Vorhofes als auch des linken Ventrikels. Bei gutem myokardialem Zustand des linken Ventrikels kommt es durch die vermehrte Vordehnung zu einer verstärkten Kontraktilität der Wandabschnitte, des weiteren kommt es durch das Pendelblutvolumen zu einer größeren Öffnungsamplitude der Mitralklappe (s. Abb. 3.16). Im weiteren Verlauf einer myokardialen Insuffizienz können diese Zeichen wieder verschwinden (s. Abb. 3.17a). Somit ist ein sicherer Nachweis einer Mitralklappeninsuffizienz mit ein- und zweidimensionaler Echokardiographie nicht möglich. Mit dieser Methode ist jedoch durch die Darstellung des Klappenapparates die mögliche Ätiologie einer Mitralklappeninsuffizienz zu überprüfen (Mintz et al., 1979; Kotler et al., 1980; Quiniones, 1984).

Die Doppler-Echokardiographie erlaubt die Quantifizierung von Strömungsphänomenen innerhalb des Herzens, und zwar die Messung der Flußgeschwindigkeit und Flußrichtung des Blutes in den einzelnen Herzhöhlen und auch über den einzelnen Klappenebenen. Besonders in der Kombination mit der zweidimensionalen Echokardiographie hat man die Möglichkeit, mit dem gepulsten Doppler eine örtliche Einordnung von Flußphänomenen durchzuführen. Die Methode hat sich sowohl in der Diagnostik als auch in der semiquantitativen Beurteilung des Schweregrades einer Mitralklappeninsuffizienz im Vergleich zu invasiv erhobenen

Befunden als sehr zuverlässig erwiesen (Abbasi et al., 1980; Blanchard et al., 1981; Miyatake et al., 1980; Miyatake et al., 1986; Nichol et al., 1976; Quinones et al., 1980; Quinones, 1984; Wautrecht et al., 1984). Ihre Sensitivität bei mittel- bis hochgradigen Mitralklappeninsuffizienzen beträgt bis zu 100%. Die Sensitivität für gering- bis mittelgradige Mitralklappeninsuffizienzen liegt jedoch niedriger.

In einer Studie bei Patienten mit leicht- bis mittelgradiger Mitralklappeninsuffizienz ließ sich die Sensitivität von 58% bei transthorakalem gepulstem Doppler auf 100% mit einer transösophagealen gepulsten Technik steigern (Schlüter et al., 1982).

Auch wenn es um die Differentialdiagnose einer Mitralklappeninsuffizienz zu anderen Herzklappenfehlern geht, wie z. B. einem Ventrikelseptumdefekt, läßt sich mit Hilfe der Kombination der Echokardiographie mit dem gepulsten Doppler eine bessere Differenzierung vornehmen als es mit der ein- und zweidimensionalen Echokardiographie allein möglich wäre (Stevenson et al., 1977).

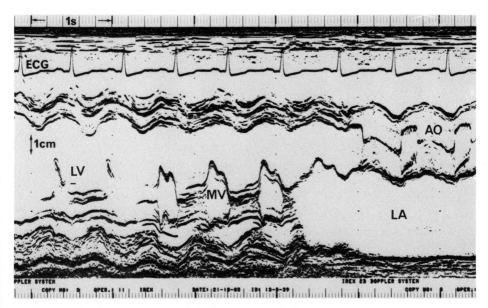

Abb. 3.17a. 46jährige Patientin mit Mitralklappeninsuffizienz und verminderter linksventrikulärer Kinetik. In der eindimensionalen Darstellung ist eine Vergrößerung des linken Vorhofes auf 46 mm bei normaler Weite der Aortenwurzel (33 mm) zu sehen. Die Mitralklappe wirkt morphologisch unauffällig und weist ein normales Bewegungsmuster auf, jedoch ist der Abstand von der frühdiastolisch geöffneten Mitralklappe zur Kammerscheidewand mit 18 mm deutlich vergrößert. Der linksventrikuläre enddiastolische Durchmesser ist mit 67 mm vergrößert, die globale Kontraktilität ist ausweislich der Verkürzungsfraktion von 24% vermindert. Leicht verdickte Aortenklappensegel mit angedeuteten systolischen Oszillationen. Die Vergrößerung der linken Herzabschnitte sowie die systolische Oszillation im Bereich der Aortenklappe läßt auf eine Mitralklappeninsuffizienz schließen.

In Abb. 3.17a ist ein eindimensionaler Sweep in der Längsachse des Herzens bei einer Patientin mit Mitralklappeninsuffizienz und eingeschränkter linksventrikulärer Funktion dargestellt. Ohne klinische Angaben wäre anhand dieser Registrierung die Diagnose einer Mitralklappeninsuffizienz nicht zu stellen. Man sieht nur eine Vergrößerung des linken Vorhofes und des linken Ventrikels sowie ein feines systolisches Flattern der Aortenklappensegel als indirekte Hinweise auf eine Mitralklappeninsuffizienz. Diese Veränderungen könnten auch durch andere Krankheitsbilder, die eine verminderte linksventrikuläre Funktion mit erhöhten Füllungsdrücken des linken Ventrikels aufweisen, erklärt werden. Ein weiterer Hinweis auf die verminderte linksventrikuläre Funktion bei dieser Patientin ist der vergrößerte Abstand des E-Punktes der Mitralklappe zur Kammerscheidewand.

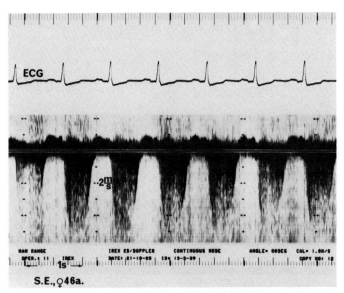

S.E., ♀46a.

Abb. 3.17b. Gleiche Patientin. Strömungsprofil über der Mitralklappe von apikaler Schallposition aus, registriert mit dem kontinuierlichen Dopplerverfahren. Im EKG Sinusrhythmus. Während der Diastole ist ein zweigipfeliges positives Strömungsprofil mit einer maximalen Flußgeschwindigkeit von etwa 1 m/s zu sehen. Während der Systole läßt sich ein negatives Strömungsprofil mit einer Flußgeschwindigkeit von 5 m/s als Hinweis auf eine Mitralklappeninsuffizienz darstellen. Anhand der Registrierung können jedoch keine genaueren Aussagen über den Schweregrad der Insuffizienz getroffen werden.

In Abb. 3.17b ist von apikaler Schallposition aus mit dem kontinuierlichen Doppler das Strömungsprofil über der Mitralklappe dargestellt. Man sieht während der Systole ein negatives Flußprofil mit Flußgeschwindigkeiten um 5 m/s als Hinweis auf eine Mitralklappeninsuffizienz. Anhand dieser Registrierung kann man keine genauere Aussage über den Schweregrad der Klappeninsuffizienz treffen. Mit dem kontinuierlichen Doppler wird die Strömungsrichtung des Blutes entlang des Doppler-Strahls gemessen, ohne beurteilen zu können, wie weit der Reflux in den linken Vorhof reicht. Anhand der Flußgeschwindigkeit kann man nur eine Aussage über den Druckunterschied zwischen linkem Ventrikel und linkem Vorhof in der Systole machen, der nach der modifizierten Bernoulli-Gleichung zu berechnen ist (ΔP = maximale Flußgeschwindigkeit zum Quadrat $\times$ 4) und in diesem Fall etwa 100 mmHg beträgt.

Der sichere Nachweis einer Mitralklappeninsuffizienz läßt sich erst mit dem gepulsten Doppler durchführen, wenn das Meßvolumen im linken Vorhof oberhalb der Mitralklappe liegt und hier ein deutlicher systolischer Reflux vorhanden ist. Die Abb. 3.18a und b zeigen die Strömungsprofile bei einem Patienten mit kombiniertem Mitralklappenvitium im apikalen Vierkammerblick. In Abb. 3.18a mit dem kontinuierlichen Doppler (CW) bestehen zuerst erhöhte Flußgeschwindigkeiten während der Diastole (frühdiastolische Flußgeschwindigkeit um 2 m/s) mit verlangsamtem Abfall der Flußgeschwindigkeit während der Diastole, in der Systole ist ein deutlicher negativer Fluß mit Flußgeschwindigkeiten bis maximal 4,5 m/s zu sehen; rechts ist das Flußprofil mit dem gepulsten Doppler (PW) dargestellt. Das Meßvolumen liegt unterhalb der Mitralklappe im linksventrikulären Einflußtrakt und ist während der Diastole zwischen beiden Mitralklappensegeln zu sehen. Hier läßt sich, wie im linken Teil, das gleiche diastolische Flußprofil registrieren, wobei mit dem gepulsten Doppler wegen der überhöhten Flußgeschwindigkeiten ein Aliasing-Phänomen zu beobachten ist. Während der Systole ist jetzt kein systolischer Fluß mehr zu sehen. In Abb. 3.18b liegt das Doppler-Meßvolumen oberhalb der Mitralklappe im linken Vorhof, und die ersten zwei Herzaktionen sind mit dem gepulsten Doppler dargestellt. Jetzt läßt sich während der Systole ein deutlich negatives systolisches Strömungsprofil mit ausgeprägtem Aliasing-Phänomen als Hinweis auf eine Mitralklappeninsuffizienz registrieren. Die diastolische Flußgeschwindigkeit ist hier oberhalb der Mitralklappe im linken Vorhof (im Vergleich zu Abb. 3.18a im linksventrikulären Einflußtrakt) deutlich niedriger. Im rechten Teil der Abbildung wird wieder der kontinuierliche Doppler eingeschaltet, so daß das ganze Strömungsprofil mit diastolischem und systolischem Fluß wieder nachweisbar ist. Der Nachweis des negativen Flusses im linken Vorhof mit dem gepulsten Doppler gilt als Beweis einer Mitralklappeninsuffizienz.

Die Methode des linksatrialen Mapping – d. h., in mehreren Schnittebenen wird mit dem gepulsten Doppler der linke Vorhof systematisch durchsucht, um die Ausdehnung eines Refluxes zu bestimmen – ist die bis jetzt beste Methode, um den Schweregrad einer Mitralklappeninsuffizienz nichtinvasiv zu beurteilen (Abbasi et al., 1980; Miyatake et al., 1980; Quinones et al., 1980).

In Abb. 3.19a und b ist dargestellt, wie man mit dem gepulsten Doppler den Schweregrad einer Mitralklappeninsuffizienz in der parasternalen Längsachse (Abb. 3.19a) und im apikalen Vierkammerblick (Abb. 3.19b) durch ein linksatriales Mapping festlegen kann. Je nachdem, wie weit der Reflux sich in den linken Vorhof verfolgen läßt, teilt man ihn in Schweregrade von 1+ bis 4+ ein. 1+ entspricht einem Reflux kurz unterhalb der Mitralklappe, 2+ im apikalen Drittel des linken Vorhofes, 3+ in der apikalen Hälfte des linken Vorhofes, und Schweregrad 4+ einem Reflux in die basisnahe Hälfte des linken Vorhofes.

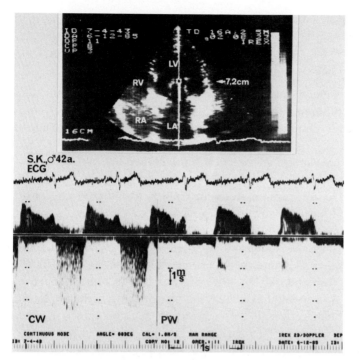

Abb. 3.18a.

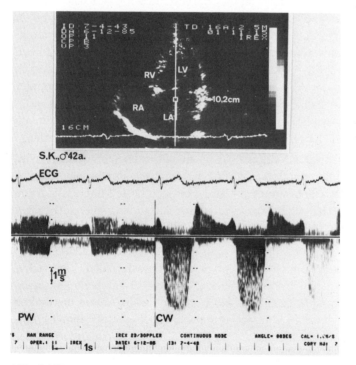

Abb. 3.18b.

Abb. 3.18a und b. Apikaler Vierkammerblick bei einem Patienten mit kombiniertem Mitralklappenvitium. Mit dem kontinuierlichen Doppler wird sowohl der diastolische Fluß durch die Mitralklappe als auch der systolische Reflux erfaßt. In beiden Abbildungen ist auch eine Registrierung mit dem gepulsten Doppler-Verfahren zu sehen. In Abb. 3.18a liegt das Meßvolumen in einer Meßtiefe von 7,2 cm zwischen beiden Mitralklappensegeln und unterhalb der Mitralklappenebene; hier läßt sich nur ein diastolischer Fluß erfassen. In Abb. 3.18b liegt das Meßvolumen oberhalb der Mitralklappenebene im linken Vorhof bei einer Meßtiefe von 10,2 cm; hier wird dann nur der systolische Reflux erfaßt.

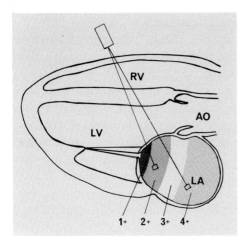

Abb. 3.19 a.

Abb. 3.19 a und b. Schematische Darstellung, wie von parasternaler Schallposition aus in der Längsachse (3.19 a) und im apikalen Vierkammerblick (3.19 b) eine Mitralklappeninsuffizienz mit linksatrialem Mapping beurteilt werden kann.

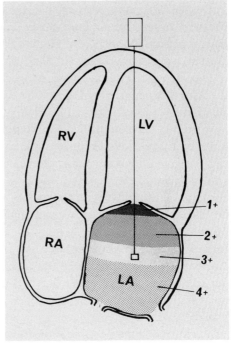

Abb. 3.19 b.

Die semiquantitative Beurteilung der Mitralklappeninsuffizienz mit dem gepulsten Doppler steht in guter Übereinstimmung mit Ergebnissen der linksventrikulären Angiographie (Korrelationskoeffizient $r = 0,88$; $p < 0,01$) (Abbasi et al., 1980).

Die Schweregradbeurteilung mit Hilfe des gepulsten Dopplers setzt eine sorgfältige Untersuchung des linken Vorhofes in mehreren Ebenen voraus, wobei darauf zu achten ist, daß der Reflux in ganz unterschiedliche Richtungen gehen kann. Des weiteren ist wichtig, daß man die Ausdehnung des Refluxes auch im Vergleich zur Größe des linken Vorhofes beurteilt. Bei einem erheblich vergrößerten linken Vorhof kann man, ebenso wie bei vermindertem Herzminutenvolumen, den Schweregrad unterschätzen. Durch das Pendelblutvolumen besteht am Anfang der Diastole im linken Vorhof ein erhöhter Druck. Diese Erhöhung des frühdiastolischen Druckes im linken Vorhof führt dazu, daß die maximale frühdiastolische Flußgeschwindigkeit auch bei Mitralklappeninsuffizienz zunimmt. Dadurch kommt es schnell zu einem Druckabfall mit entsprechend raschem Abfall der Flußgeschwindigkeiten am Anfang der Diastole. Im Gegensatz dazu kommt es bei einer Mitralklappenstenose zu einem verlangsamten Abfall der frühdiastolischen Flußgeschwindigkeiten. Somit findet man bei einer reinen Mitralklappeninsuffizienz auch eine Erhöhung der frühdiastolischen Flußgeschwindigkeiten, wobei jedoch die Druckabfallhalbwertszeit (und somit die Mitralklappenöffnungsfläche) im Normbereich liegt bzw. nur geringgradig verlängert ist.

Das gleichzeitige Vorliegen einer Mitralklappenstenose schließt nicht die Möglichkeit einer semiquantitativen Beurteilung der Mitralklappeninsuffizienz mit dem gepulsten Doppler aus (Patel, 1983). Auch das gleichzeitige Vorliegen eines Aortenklappenvitiums hat auf diese Methode keinen Einfluß.

Daneben gibt es eine andere Möglichkeit, mit Hilfe der Kontinuitätsgleichung die Mitralklappenregurgitation zu berechnen und damit den Schweregrad der Mitralklappeninsuffizienz zu beurteilen. Das Prinzip der Kontinuitätsgleichung ist in Abb. 3.20 dargestellt. Die Kontinuitätsgleichung besagt, daß in einem kontinuierlichen System das Produkt des Integrals der Flußgeschwindigkeiten mit dem zugehörigen Flußareal immer konstant bleibt. Man bestimmt also die Flußgeschwindigkeiten (V_1 bzw. V_2) über Aorten- und Mitralklappe sowie die entsprechenden Öffnungsflächen (A_1 bzw. A_2). Der Fluß in der Aorta (F_1) und der Fluß im Mitralklappenbereich (A_2) müßten im Normalfall einander gleich sein. Bei der Mitralklappeninsuffizienz kommt es zu einer Zunahme des Flusses über der Mitralklappe. Der Aortenfluß (AF) wird berechnet anhand des Produkts der Aortenklappenöffnungsfläche mit dem Integral der systolischen Flußkurve (V_1), der Mitralklappenfluß (MF) durch Bildung des Produkts der Mitralklappenöffnungsfläche mit dem Integral der diastolischen Flußkurve (V_2) über der Mitralklappe.

Die Mitralklappenregurgitationsfraktion (RF) kann wie folgt berechnet werden:

$$RF = 1 - AF: MF. \tag{4}$$

Der Vergleich der Doppler-echokardiographisch ermittelten Regurgitationsfraktion über der Mitralklappe mit dem Regurgitationsgrad, bestimmt bei der linksventrikulären Lävokardiographie, zeigt eine gute Korrelation (r = 0,82).

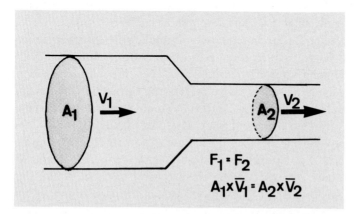

Abb. 3.20. Das Prinzip der Kontinuitätsgleichung. Das Schema zeigt ein kontinuierliches System mit Verkleinerung der Flußfläche von A_1 auf A_2. Da der Fluß pro Zeiteinheit gleich bleiben muß, kommt es durch die Verkleinerung der Flußfläche zu einer kompensatorischen Erhöhung der Flußgeschwindigkeit. Das Produkt aus Flußfläche und Integral der Flußgeschwindigkeit (= mittlere Flußgeschwindigkeit) bleibt konstant.

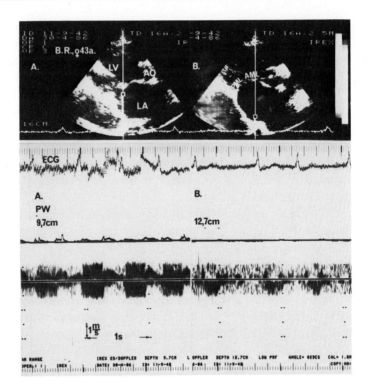

Abb. 3.21. Mapping
des linken Vorhofes
von parasternaler
Schallposition.

(Zhang et al., 1985). Die Untersuchung wurde bei Patienten mit reiner Mitralklappeninsuffizienz durchgeführt. Inwieweit diese Methode eine klinische Anwendung findet, ist noch abzuwarten.

In Abb. 3.16 (s. S. 68) ist ein eindimensionaler Sweep in der Längsachse des Herzens bei einer Patientin mit Mitralklappeninsuffizienz dargestellt. Als indirekte Zeichen der Mitralklappeninsuffizienz erkennt man eine Vergrößerung des linken Vorhofes und des linken Ventrikels. Bei gutem Zustand des linksventrikulären Myokards kommt es durch die vermehrte Vordehnung zu einer Hyperkinesie der Kammerscheidewand und der linksventrikulären Hinterwand. Die Mitralklappe selbst wirkt morphologisch unauffällig und weist ein normales Bewegungsmuster auf. Bei Kenntnis des Auskultationsbefundes würde man indirekt die Diagnose einer Mitralklappeninsuffizienz stellen können.

In Abb. 3.21 (gleiche Patientin wie in Abb. 3.16 und 3.22) wird in der parasternalen Längsachse mit dem gepulsten Doppler ein linksatriales Mapping durchgeführt. In Teil A, in dem das Doppler-Meßvolumen kurz oberhalb der Mitralklappe im linken Vorhof positioniert ist, sieht man während der Systole einen deutlich negativen Reflux mit ausgeprägtem Aliasing-Phänomen. Auch nach Plazierung des Doppler-Meßvolumens in den basalen Abschnitten des linken Vorhofes ist weiterhin ein negativer Fluß während der Systole als Zeichen einer Mitralklappeninsuffizienz zu sehen (B).

In Abb. 3.22 wird bei der gleichen Patientin jetzt im apikalen Vierkammerblick ein linksatriales Mapping vorgenommen. Die Positionierung des Doppler-Meßvolumens ist in der zweidimensionalen Bildserie (oberer Teil der Abb.) zu sehen. Im Flußspektrum (unterer Teil der Abb.) wird erst der diastolische und systolische Fluß mit dem kontinuierlichen Doppler (CW) registriert. Am Anfang der Diastole findet man eine erhöhte positive Flußgeschwindigkeit von etwa 1,9 m/s, darauf erfolgt ein schneller frühdiastolischer Abfall der Flußgeschwindigkeitskurve. Während der Diastole ist ein negativer Fluß mit Flußgeschwindigkeiten über 4 m/s als Hinweis auf eine Mitralklappeninsuffizienz zu sehen. Die erhöhte positive frühdiastolische Flußgeschwindigkeit wird durch das zusätzliche Pendelblutvolumen verursacht. Da jedoch die Flußgeschwindigkeit frühdiastolisch schnell wieder abfällt, kann man eine Mitralklappenstenose ausschließen. Mit dem gepulsten Doppler wird dann das Flußprofil bei unterschiedlicher Positionierung des Meßvolumens von kurz unterhalb der Mitralklappe (A) im linksventrikulären Einflußtrakt bis in die basisnahen Teile (D) des linken Vorhofes registriert. Ein negativer Fluß als Hinweis auf eine Mitralklappeninsuffizienz ist sofort nach Plazierung des Meßvolumens oberhalb der Mitralklappe im linken Vorhof nachweisbar und bis in den basisnahen Teil des linken Vorhofes zu verfolgen. Aus dem hier durchgeführten linksatrialen Mapping läßt sich eine hochgradige Mitral-

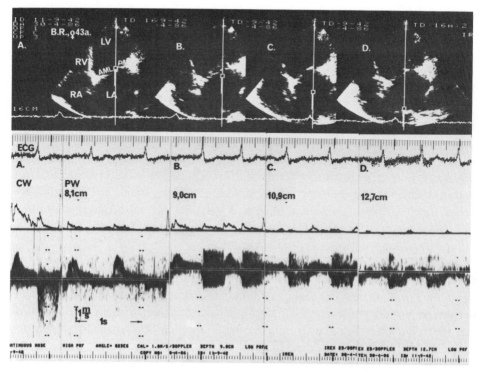

Abb. 3.22. Mapping des linken Vorhofes im apikalen Vierkammerblick.

klappeninsuffizienz diagnostizieren. Der Doppler-echokardiographische Befund konnte durch die lävokardiographisch durchgeführte Schweregradbeurteilung bestätigt werden.

Ein Beispiel einer hochgradigen Mitralklappeninsuffizienz als Folge eines Sehnenfadenabrisses bei Zustand nach abgelaufenem Hinterwandinfarkt ist in Abb. 3.23 a und b zu sehen. In der eindimensionalen Darstellung (Abb. 3.23 a) ist bei insgesamt schlechter Beschallbarkeit ein vergrößerter linker Ventrikel (LV) zu sehen, der linksventrikuläre enddiastolische Durchmesser beträgt über 70 mm. Man sieht eine gesteigerte Kontraktilität der Kammerscheidewand (IVS) bei Hypokinesie der linksventrikulären Hinterwand (LVPW). Im mittleren Teil der Abbildung sind Teile des Mitralklappenapparates zu sehen, wobei die Mitralklappe nicht ausreichend beurteilbar ist. Im rechten Teil sieht man unterhalb der Aortenwurzel (AO) den vergrößerten linken Vorhof (LA).

In Abb. 3.23 b ist von apikaler Schallposition aus erst mit dem kontinuierlichen Doppler (CW) und dann mit dem gepulsten Doppler (PW) das Strömungsprofil über der Mitralklappe dargestellt. Mit dem kontinuierlichen Doppler sieht man relativ hohe Flußgeschwindigkeiten am Anfang der Diastole mit darauffolgendem schnellem Abfall. In der Systole sind hohe negative Flußgeschwindigkeiten bis maximal 3 m/s sowie auch positive Flußgeschwindigkeiten von 1,5 bis 2 m/s nachweisbar. Dies ist ein Hinweis auf einen Reflux über der Mitralklappe. Die gleichzeitig vorhandenen positiven Flußgeschwindigkeiten sind ein Zeichen für

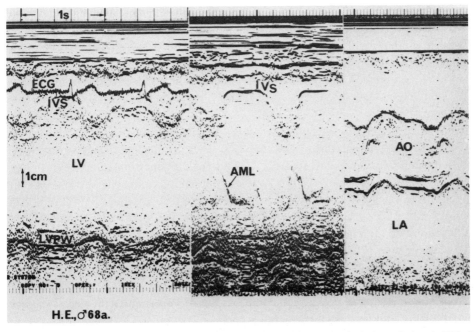

Abb. 3.23 a. 68jähriger Patient mit Mitralklappeninsuffizienz wegen Sehnenfadenabriß bei Zustand nach Hinterwandinfarkt, eindimensionale Darstellung.

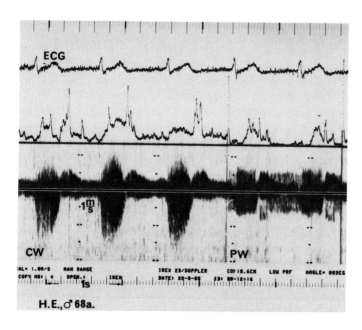

Abb. 3.23b. Gleicher Patient. Registrierung des Flußprofils über der Mitralklappe von apikaler Schallposition mit kontinuierlichem und gepulstem Doppler.

vermehrte Turbulenzen. Der positive Fluß kann auch durch einen relativ großen Winkel zwischen Schallstrahl und Flußrichtung bedingt sein. Mit dem gepulsten Doppler (rechts im Bild), bei dem das Meßvolumen oberhalb der Mitralklappe im linken Vorhof liegt, ist ein negativer Fluß mit ausgeprägtem Aliasing-Phänomen als Zeichen der Mitralklappeninsuffizienz nachweisbar.

Auch in der eindimensionalen Darstellung (Abb. 3.24) ist der Abriß eines Sehnenfadens des hinteren Mitralklappensegels bei Zustand nach Hinterwandinfarkt zu erkennen. Man sieht die morphologisch zarten Mitralklappen mit einem unregelmäßigen, gestörten Bewegungsmuster des hinteren Mitralklappensegels (schwarze Pfeile).

Abb. 3.25 zeigt, wie im apikalen Vierkammerblick mit dem kontinuierlichen (CW) und mit dem gepulsten Doppler (PW) der Reflux über der Mitralklappe nachgewiesen werden kann. In Abb. 3.26 ist ein eindimensionaler Sweep in der parasternalen Längsachse bei einer Patientin mit Endokarditis der Mitralklappe zu sehen. Im Bereich der Mitralklappe sieht man zottige Strukturen, die während der Systole in den linken Vorhof (LA) prolabieren (helle Pfeile). Der linksventrikuläre enddiastolische Durchmesser ist mit 58 mm vergrößert, und als weiterer indirekter Hinweis auf eine Mitralklappeninsuffizienz ist eine gesteigerte Kontraktilität der Kammerscheidewand (IVS) und der linksventrikulären Hinterwand (LVPW) zu erkennen.

Wie in den letzten zwei Beispielen mit Abriß von Sehnenfäden läßt sich auch bei Patienten mit endokarditischer Mitralklappeninsuffizienz sowie bei Mitralklappeninsuffizienz anderer Ätiologie im apikalen Vierkammerblick der Reflux über der Mitralklappe nachweisen.

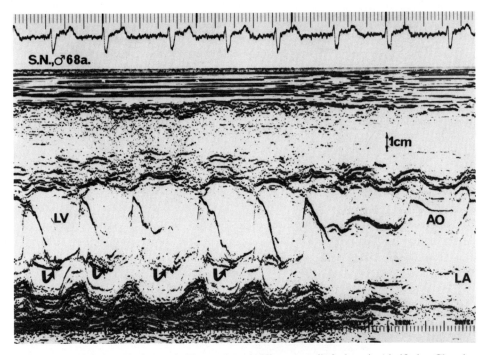

Abb. 3.24. 68jähriger Patient mit Zustand nach Hinterwandinfarkt mit Abriß der Chordae tendineae. Die eindimensionale Darstellung zeigt eine morphologisch unauffällige Mitralklappe mit gestörtem Bewegungsmuster (schwarze Pfeile). In den hier dargestellten basalen Abschnitten der Hinterwand ist die linksventrikuläre Kinetik normal.

Bei Patienten mit Abriß von Sehnenfäden bzw. Vegetationen der Mitralklappe treten häufig übermäßig viele Turbulenzen auf, sowohl während der Systole als auch während der Diastole. Diese Turbulenzen, die durch einen gestörten Fluß zustandekommen, verursachen höheramplitudige Signale nicht nur wie gewöhnlich bei Öffnung und Schluß der Klappe, sondern auch während der gesamten Systole und teilweise auch der Diastole (s. Abb. 3.23b und 3.25). Durch das grobe Flattern der Klappe selbst bzw. von Teilen des Klappenapparates kommt es auch zu einer unregelmäßigen Abgrenzung der Flußgeschwindigkeiten in der Spektralkurve. Somit lassen sich bei der Betrachtung von Amplitude und Spektralkurve auch Hinweise auf den Flußcharakter des Blutes finden, d. h. darauf, ob ein regelrechter Bewegungsablauf des Klappenapparates vorliegt oder nicht.

Die eindimensionale Echokardiographie hat sich seit Jahren in der Diagnostik der Klappenendokarditis bewährt, wobei Vegetationen mit einem größeren Durchmesser als 3 mm bei guter Beschallbarkeit erfaßt werden können (Dillon et al., 1973). Mit der Möglichkeit der zweidimensionalen Echokardiographie ist die Diagnostik von Klappenvegetationen besser geworden, da man mit dieser Methode Sitz, Größe und Beweglichkeit der Vegetation exakter beurteilen kann (Gilbert, 1977).

Die Sensitivität der zweidimensionalen Echokardiographie in der Diagnostik von Klappenvegetationen liegt um 81 bis 88% (Wann et al., 1979; Davis et al., 1980; Strom, 1982) und ist der eindimensionalen Echokardiographie überlegen (Wann, 1979). Besonders bei Patienten mit Mitralklappenprolaps kann die alleinige eindimensionale Darstellung den Befund einer Mitralklappenendokarditis vortäuschen. So wurden in einer Studie von 85 Patienten mit Mitralklappenprolaps bei 40% zottige Veränderungen, ähnlich denen einer Endokarditis der Mitralklappe, diagnostiziert (Chandraratna und Langevin, 1977).

Die Diagnose einer Endokarditis ist besonders bei morphologisch veränderten Klappen, d. h. bei fibrotisch veränderten bzw. verkalkten Klappen und auch bei Mitralklappenringverkalkungen, schwierig zu stellen (Mambo et al., 1979). Die Auswirkungen einer durch Endokarditis verursachten Klappeninsuffizienz können anhand von Größe und Funktion des linken Ventrikels sowie durch eine Größenzunahme des linken Vorhofes eingeschätzt werden. Man findet auch hier nur die indirekten Zeichen einer Klappeninsuffizienz.

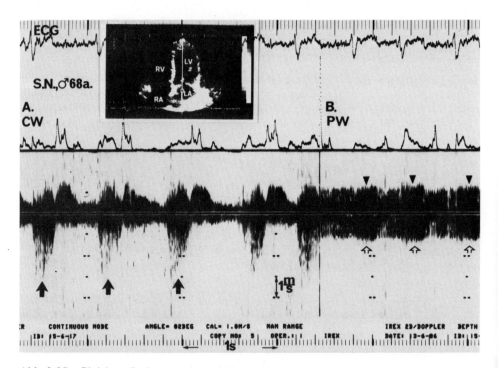

Abb. 3.25. Gleicher Patient wie in Abb. 3.24. Im apikalen Vierkammerblick ist das Strömungsprofil mit dem kontinuierlichen Doppler (A) und mit dem gepulsten Doppler (B) über der Mitralklappe dargestellt. Mit dem kontinuierlichen Doppler läßt sich ein maximaler systolischer Reflux von über 3 m/s registrieren (schwarze senkrechte Pfeile). Mit dem gepulsten Doppler und Lage des Meßvolumens (kleines Quadrat) oberhalb der Mitralklappe im linken Vorhof (B) ist ein deutlicher systolischer Reflux (offene senkrechte Pfeile) mit Aliasing (schwarze Dreiecke) als Beweis für eine Mitralklappeninsuffizienz dargestellt.

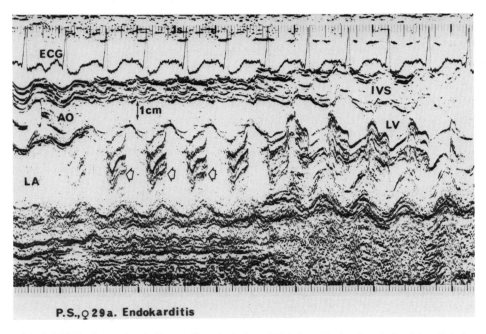

Abb. 3.26. Eindimensionale Darstellung bei einer 29jährigen Patientin mit Endokarditis der Mitralklappe.

Abb. 3.27 a zeigt einen eindimensionalen Sweep in der Längsachse des Herzens bei einem 74jährigen Patienten mit Endokarditis lenta der Mitralklappe. Auch die Aortenklappe ist morphologisch verändert, sichere größere Vegetationen konnten aber hier nicht registriert werden. Im Bereich der Mitralklappe sieht man besonders am Übergang der Klappe zum linken Vorhof unterhalb des linksventri-

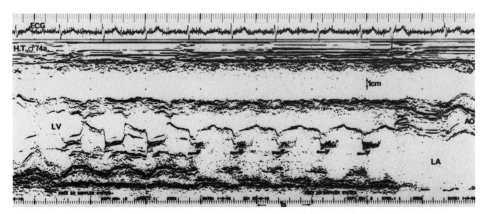

Abb. 3.27 a. 74jähriger Patient mit Mitralklappeninsuffizienz bei Mitralklappenendokarditis, eindimensionale Darstellung.

kulären Ausflußtraktes zottige echodichte Strukturen, die während der Systole in den linken Vorhof prolabieren (schwarze Pfeile). Sowohl der linksatriale Durchmesser (50 mm) als auch der linksventrikuläre enddiastolische Durchmesser (61 mm) ist vergrößert, und man sieht eine gesteigerte Kontraktilität der Kammerscheidewand und der linksventrikulären Hinterwand als Zeichen der vermehrten Volumenbelastung des noch gut kontraktilen linken Ventrikels. Bei entsprechendem Auskultationsbefund und klinischem Verlauf würde der Befund zu einer akuten Mitralklappenendokarditis mit sekundärer hämodynamisch bedeutsamer Mitralklappeninsuffizienz passen.

In Abb. 3.27b ist das Strömungsprofil im apikalen Vierkammerblick, zuerst mit dem kontinuierlichen Doppler (CW), danach mit dem gepulsten Doppler (PW) mit Lage des Doppler-Meßvolumens im linken Vorhof oberhalb der Mitralklappe, dargestellt. Im zweidimensionalen Bild sieht man von der Unterseite des posterioren Mitralklappensegels ausgehende Vegetationen (weißer Pfeil). Mit dem kontinuierlichen Doppler lassen sich relativ hohe frühdiastolische Flußgeschwindigkeiten registrieren, darauf folgt ein schneller Abfall der Flußkurve. Somit kann eine Mitralklappenstenose anhand der Doppler-Kurve ausgeschlossen werden. Während der Systole ist ein deutlicher negativer Fluß mit Flußgeschwindigkeiten bis 5 m/s registrierbar. Mit dem gepulsten Doppler kann innerhalb des oberen Drittels des linken Vorhofes ein negativer Fluß als Beweis einer Mitralklappeninsuffizienz gefunden werden.

Bei ausgeprägter Mitralklappenringverkalkung kann es in einzelnen Fällen schwierig sein, das Bewegungsmuster des hinteren Mitralklappensegels exakt darzustellen und zu beurteilen. Bei älteren Patienten findet sich häufig eine

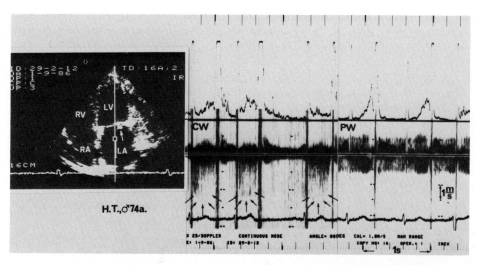

Abb. 3.27b. Gleicher Patient. *Links:* apikaler Vierkammerblick. *Rechts:* Darstellung des Flußprofils über der Mitralklappe, zunächst mit dem kontinuierlichen, danach mit dem gepulsten Doppler und Lage des Doppler-Meßvolumens (kleines Quadrat) im linken Vorhof.

Mitralklappenringverkalkung. In einer Studie an 80 Patienten mit Mitralklappenringverkalkung fand man in 85% der Fälle eine primäre Herzerkrankung, die zu einem erhöhten linksventrikulären systolischen Druck führte (z. B. arterielle Hypertonie, Aortenklappenstenose, hypertrophe Kardiomyopathie), oder ein gestörtes Mitralklappenbewegungsmuster (z. B. Mitralklappenprolaps) (Fulkerson et al., 1979).

Da auch eine Mitralklappenstenose häufig kombiniert mit einer Mitralklappenringverkalkung gefunden wird (Gabor et al., 1976), ist es entscheidend, das hintere Mitralklappensegel genau darzustellen, um eine gleichzeitig vorliegende Mitralstenose nicht zu übersehen. Hier kann sicherlich die Doppler-Echokardiographie in der hämodynamischen Beurteilung eines eventuell zusätzlich vorhandenen Mitralklappenvitiums hilfreich sein.

In Abb. 3.28a ist ein eindimensionaler Sweep in der parasternalen Längsachse bei einer Patientin mit Mitralklappenringverkalkung bei sonst unauffälliger Mitralklappe zu sehen. Man erkennt den charakteristischen Befund einer Mitralklappenringverkalkung, nämlich ein echodichtes Band (MRV) zwischen hinterem Mitralklappensegel und linksventrikulärer Hinterwand. Dieses Band hört abrupt am Übergang zum linken Vorhof auf (schwarzes Dreieck), das Bewegungsmuster läuft parallel zum Bewegungsmuster der linksventrikulären Hinterwand (LVPW).

Eine Mitralklappenringverkalkung kann mit einem Perikarderguß im Bereich der linksventrikulären Hinterwand verwechselt werden, da zwischen Verkalkung und Hinterwand ein echofreier Raum besteht. Beim Perikarderguß kommt es zu einer allmählichen Verschmälerung des echofreien Raums am Übergang zum linken Vorhof (Hirschfeld und Emilson, 1975). Besonders mit der zweidimensionalen Echokardiographie ist es möglich, die genauere Ausdehnung einer Mitralklappenringverkalkung zu bestimmen (Kronzon et al., 1980) (Abb. 3.28b).

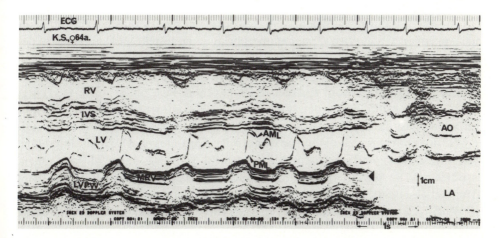

Abb. 3.28a. 64jährige Patientin mit Mitralklappenringverkalkung. Parasternaler Sweep in der Längsachse.

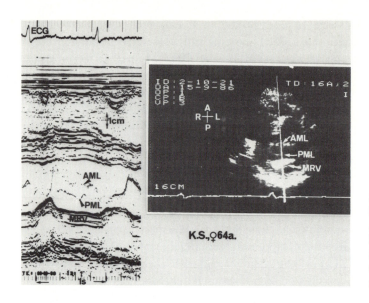

Abb. 3.28 b. *Rechts:* Die parasternale kurze Achse im Bereich der Mitralklappe. *Links:* Die entsprechende eindimensionale Darstellung.

In Abb. 3.28 c (gleiche Patientin wie in Abb. 3.28 a und 3.28 b) ist das Doppler-Profil über der Mitralklappe mit Mitralklappenringverkalkung zu sehen. Anhand des Strömungsprofils kann eine Mitralklappenstenose ausgeschlossen werden. Entsprechend der Flußkurve des kontinuierlichen Doppler-Verfahrens (CW, links unten) gibt es auch keinen Hinweis auf eine Mitralklappeninsuffizienz. Im Vierkammerblick (oben links) sieht man im Bereich des hinteren Mitralklappenringes gröbere Verkalkungen.

Farb-Doppler-Echokardiographie bei Mitralklappeninsuffizienz

Eine Mitralklappeninsuffizienz kann sowohl in der parasternalen Längsachse als auch im apikalen Vier- bzw. Zweikammerblick gut dargestellt werden. Auch in der kurzen Achse von parasternal im Bereich der basisnahen Herzabschnitte kann man die Ausdehnung der Regurgitation nachweisen. Sowohl in der parasternalen Längsachse als auch von apikaler Schallposition aus findet man bei einer Mitralklappeninsuffizienz einen Fluß vom Schallkopf weg. Wegen vermehrter Turbulenzen ist das Farbmuster mosaikartig in den Farben Gelb, Türkis und Grün.

Wie der konventionelle Doppler ist auch die Farb-Doppler-Echokardiographie eine hochsensitive und spezifische Methode für die Diagnostik der Mitralklappeninsuffizienz. Die Sensitivität liegt im Bereich von über 90% (Becher et al., 1986; Grube et al., 1986), und die Spezifität ist mit 98% außerordentlich gut (Grube et al., 1986). Geringe Mitralklappeninsuffizienzen können jedoch mit der Methode übersehen werden (Beifart et al., 1986).

Die semiquantitative Beurteilung der Klappeninsuffizienz erfolgt nach den gleichen Richtlinien wie mit dem gepulsten Doppler (s. Abb. 3.19, S. 73).

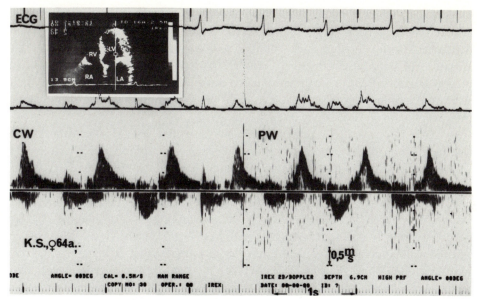

Abb. 3.28c. Im apikalen Vierkammerblick ist bei Verkalkung im Bereich des hinteren Mitralklappensegels das Strömungsprofil über der Mitralklappe mit dem kontinuierlichen und dem gepulsten Doppler-Verfahren dargestellt. Man erkennt eine leicht erhöhte frühdistolische Flußgeschwindigkeit um 1,1 bis 1,2 m/s mit einem raschen Abfall der Flußgeschwindigkeit am Anfang der Diastole. Die negative systolische Flußgeschwindigkeit entspricht dem Fluß im linken Ventrikel.

Besonders bei zentralen Regurgitationen in den linken Vorhof findet sich eine sehr gute Korrelation mit den angiographischen Befunden (r = 0,93). Dagegen ergaben sich bei den exzentrisch gelegenen Regurgitationen Unterschiede von bis zu drei Schweregraden (Becher et al., 1986). Ein großer Vorteil gegenüber der konventionellen Doppler-Echokardiographie ist die rasche Orientierbarkeit, da man sich innerhalb von wenigen Minuten einen Überblick über die Ausdehnung der Regurgitation verschaffen kann. Die Richtung der Regurgitation, die nicht nur von Patient zu Patient ganz unterschiedlich sein kann, sondern auch von Herzschlag zu Herzschlag, läßt sich mit der Farb-Doppler-Echokardiographie schnell erfassen.

In Abb. 3.29a (s. S. 289) ist im apikalen Vier- und Zweikammerblick der Farb-Doppler-echokardiographische Befund bei einem 64jährigen Patienten mit mittel- bis hochgradiger Mitralklappeninsuffizienz zu sehen. In beiden Ebenen ist ein deutlicher Reflux nachweisbar, der bis zu den basalen Teilen des linken Vorhofes reicht. Das oben beschriebene mosaikartige Farbmuster ist hier gut zu erkennen. Es liegt eine zentrale Regurgitation vor.

Abb. 3.29b (s. S. 289) zeigt im apikalen Vierkammerblick zusätzlich die Darstellung der eindimensionalen Farb-Doppler-Echokardiographie und der gepulsten

Doppler-Echokardiographie. Das Meßvolumen des gepulsten Dopplers konnte gezielt innerhalb der Regurgitationswolke plaziert werden. Man sieht einen deutlichen Reflux in der Spektralkurve und zusätzlich ein breites Muster als Hinweis auf ganz unterschiedliche Flußgeschwindigkeiten bzw. Turbulenzen in diesem Bereich. Bei der eindimensionalen Farb-Doppler-Echokardiographie läßt sich zum Zeitpunkt der Systole die mosaikartige Wolke unterhalb der Mitralklappe (MV) im linken Vorhof nachweisen.

In Abb. 3.30a (s. S. 290) ist bei einem Patienten mit Morbus Boeck mit Herzbeteiligung der apikale Vierkammerblick zum Zeitpunkt der Diastole und Systole dargestellt. In der Systole ist ein deutlicher, jedoch etwas exzentrisch zur Lateralwand des linken Vorhofes gelegener Reflux zu erkennen.

Abb. 3.30b (s. S. 290) zeigt, wie der Doppler-Strahl für das kontinuierliche Doppler-Verfahren gezielt im Bereich der Regurgitation des Flusses plaziert werden konnte. In der Spektralkurve (oben links) ist das charakteristische Muster einer Mitralklappeninsuffizienz mit maximalen Flußgeschwindigkeiten bis 3,8 m/s zu sehen. Bei dem gleichen Patienten kann man auch in der parasternalen Längsachse (Abb. 3.30c, s. S. 291) die Ausdehnung der Regurgitation gut mit der Farb-Doppler-Echokardiographie erfassen. Auch hier sieht man eine mosaikartige Regurgitationswolke, die bis in den mittleren Teil des linken Vorhofes hineinragt. Ebenso lassen sich hier sowohl mit dem gepulsten Doppler als auch mit der eindimensionalen Farb-Doppler-Echokardiographie die charakteristischen Befunde einer Mitralklappeninsuffizienz erheben.

Weitere Beispiele zeigen die Abb. 3.14c (s. S. 288), 3.15 (s. S. 288) und 4.25 (s. S. 293).

3.3. Mitralklappenprolapssyndrom

Durch die Verbesserung der nichtinvasiven Diagnostik wird das Mitralklappenprolapssyndrom mit der ein- und zweidimensionalen Echokardiographie wesentlich häufiger als früher diagnostiziert. Es erweist sich oft als Ursache uncharakteristischer kardialer Beschwerden. Beim Mitralklappenprolapssyndrom prolabieren ein oder beide Mitralklappensegel spät-, mitt- oder holosystolisch in den linken Vorhof hinein. Man unterscheidet ein primäres und ein sekundäres Mitralklappenprolapssyndrom.

Beim primären Mitralklappenprolapssyndrom liegt eine myxomatöse degenerative Veränderung der Mitralklappe bzw. des Mitralklappenapparates vor (Jeresaty, 1973; Rippe et al., 1980). Man rechnet mit einer Häufigkeit des primären Mitralklappenprolapssyndroms von etwa 6% bei der erwachsenen Bevölkerung (Roberts et al., 1972; Kern und Tucker, 1972); in einigen Studien werden auch 10–21% angegeben (Darsee et al., 1979; Hill et al., 1974). Die meisten dieser »Patienten« haben keine Beschwerden, viele können jedoch jahrelang vor Diagnosestellung uncharakteristische Beschwerden, wie z. B. Müdigkeit, Luftnot, unklare pektanginöse Beschwerden und Herzrhythmusstörungen, verspüren (Jeresaty, 1973; Fontana et al., 1970).

Das sekundäre Mitralklappenprolapssyndrom findet man bei Erkrankungen, die zu einer Veränderung der linksventrikulären Geometrie und Funktion führen, wie z. B. die hypertrophe obstruktive Kardiomyopathie, der Vorhofseptumdefekt und die koronare Herzerkrankung.

Der klassische Auskultationsbefund des Mitralklappenprolapssyndroms ist ein mittel- bis spätsystolischer Klick mit eventuell zusätzlichem spätsystolischem Geräusch. Die meisten Patienten mit Mitralklappenprolapssyndrom haben eine gute Prognose, im Einzelfall können Komplikationen wie Mitralklappeninsuffizienz, bakterielle Endokarditis, Abriß der Chordae tendineae, myokardiale Ischämie, zerebrale Embolien, höhergradige Arrhythmien und plötzlicher Herztod auftreten (Mills et al., 1977; Nishimura et al., 1985). Die ersten eindimensionalen echokardiographischen Untersuchungen wurden Anfang bis Mitte der siebziger Jahre durchgeführt (Kerber et al., 1971; Demaria et al., 1974; Boughner, 1975).

In Abb. 3.31 ist schematisch das Bewegungsmuster der Mitralklappe bei einem spätsystolischen Prolaps sowie bei einem holosystolischen Prolaps dargestellt. Zur Diagnose eines Mitralklappenprolapses sollte man mindestens eine Dorsalverlage-

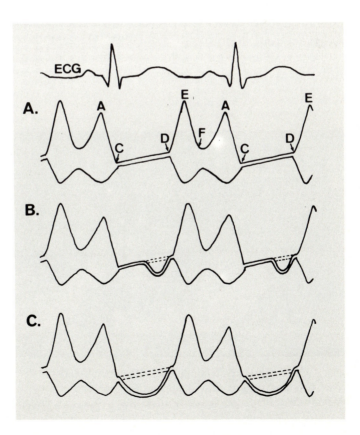

Abb. 3.31. Schematische Darstellung des Bewegungsmusters der Mitralklappe im Normalfall (A), bei spätsystolischem Prolaps (B) und bei holosystolischem Prolaps (C).

rung der Mitralklappe um 3 mm im Vergleich zu der normalen systolischen Bewegung (CD-Strecke) finden (Jeresaty, 1979).

Bei der eindimensionalen Echokardiographie kann fälschlicherweise auch ein Mitralklappenprolaps vorgetäuscht werden, wenn der Schallkopf in einem zu hohen ICR angesetzt wird, da sich bei superior-inferiorer Schallrichtung das Herz in der Systole vom Schallkopf weg bewegt (Markiewicz et al., 1976). Andererseits kann man, wenn der Schallkopf in einem zu niedrigen Interkostalraum angesetzt wird, einen Mitralklappenprolaps übersehen. Es ist auf eine anterior-posteriore Anlotung des Mitralklappenapparates zu achten. Der Prolaps wird am besten am Übergang vom linken Ventrikel zum linken Vorhof dargestellt (s. auch Abb. 3.32b, 3.33b und 3.36a).

Mit der zweidimensionalen Echokardiographie kann man die Lage beider Mitralklappensegel im Vergleich zum Mitralklappenring während der Systole beobachten. So läßt sich eine Vorwölbung eines oder beider Mitralklappensegel in den linken Vorhof während der Systole gut in der parasternalen Längsachse und manchmal noch besser im apikalen Vierkammerblick darstellen. Je nach Ausmaß der Verlagerung der Mitralklappe in den linken Vorhof kann man zwei Schweregrade unterscheiden: erstens eine leichtgradige Form des Mitralklappenprolapses, bei der sich nur Teile der Segel in den Vorhof hineinwölben, zweitens einen schweren Grad des Mitralklappenprolapses, bei dem sich zusätzlich der systolische Berührungspunkt beider Segel oberhalb des Mitralklappenrings in den linken Vorhof verlagert (Morganroth et al., 1980; Morganroth et al., 1981).

In den zwei folgenden Abbildungen sieht man in der parasternalen Längsachse (Abb. 3.32a) und in der eindimensionalen Registrierung (Abb. 3.32b) einen

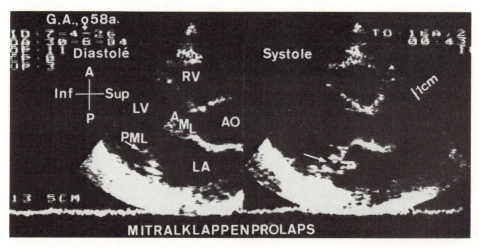

Abb. 3.32a. 58jährige Patientin mit Mitralklappenprolaps. In der parasternalen Längsachse wölbt sich das hintere Mitralklappensegel während der Systole in den linken Vorhof hinein (weißer Pfeil). Zusätzlich ist ein kleiner systolischer Prolaps des vorderen Mitralklappensegels zu erkennen.

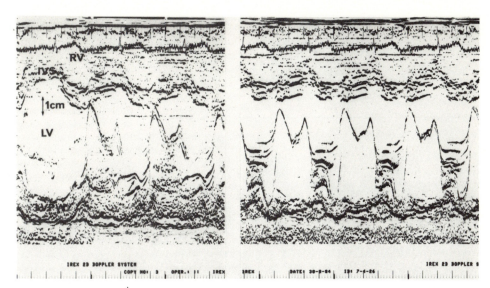

Abb. 3.32 b. Gleiche Patientin. Eindimensionales Echokardiogramm, der Prolaps ist sowohl in der linken als auch in der rechten Bildhälfte gut zu erkennen (schwarze Pfeile). Des weiteren sieht man indirekte Zeichen der Mitralklappeninsuffizienz.

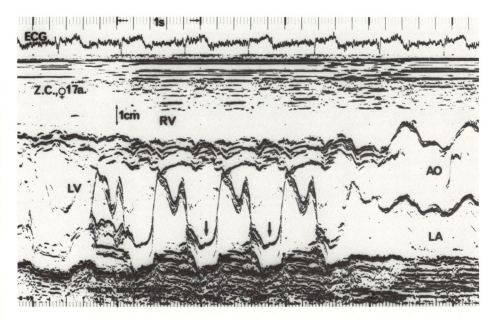

Abb. 3.33 a. 17jährige Patientin mit deutlicher Mitralklappeninsuffizienz bei Prolaps beider Mitralklappensegel. Zu erkennen ist die Dorsalverlagerung beider Mitralklappensegel ab etwa Mitte der Systole (senkrechte Pfeile).

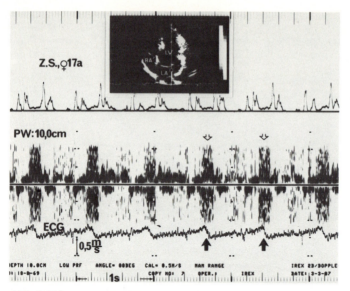

Abb. 3.33 b.

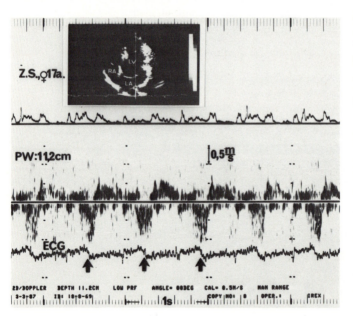

Abb. 3.33 c.

Abb. 3.33 b und c.
Gleiche Patientin.
Oben: Im apikalen
Vierkammerblick Pro-
laps beider Mitralklap-
pensegel. *Unten:* Mit
dem gepulsten Dopp-
ler und Lage des
Doppler-Meßvolumens
im linken Vorhof ist
jeweils ein deutlicher
spätsystolischer Reflux
(senkrechte schwarze
Pfeile) zu erkennen.
Bei Lage des Meßvo-
lumens näher zur Mi-
tralklappe hin
(Abb. 3.33 b) ist zu-
sätzlich ein Aliasing-
Phänomen (offene
weiße Pfeile) vor-
handen.

ausgeprägten Prolaps des hinteren sowie des vorderen Mitralklappensegels. Die
Abb. 3.33 a, b und c zeigen einen Prolaps beider Mitralklappensegel sowohl in der
eindimensionalen Registrierung (Abb. 3.33 a) als auch in den zweidimensionalen
Bildern (Abb. 3.33 b und c, oben). Bei Patienten mit nachgewiesenem Mitralklappenprolaps wurde in zweidimensionalen Studien bei 20% ein zusätzlicher Aorten-

klappenprolaps gefunden (s. Abb. 4.27, S. 134) (Mardelli et al. 1980) und bei 50% ein zusätzlicher Trikuspidalklappenprolaps (s. Abb. 5.9, S. 158) (Chen et al., 1980).

Liegt beim Mitralklappenprolaps ein spätsystolischer Reflux über der Klappe vor, kann man auch diesen mit Hilfe der Doppler-Echokardiographie diagnostizieren. In einer Studie an 125 konsekutiven Patienten mit der klinischen Diagnose eines Mitralklappenprolapses wurde die Sensitivität der ein- und zweidimensionalen Echokardiographie sowie der Doppler-Echokardiographie überprüft (Abbasi et al., 1983). Als goldener Standard galt der klinische Nachweis eines Prolapses, d. h. der Nachweis eines mitt- bis spätsystolischen Klicks mit eventuell zusätzlichem systolischem Geräusch. Bei der eindimensionalen Echokardiographie wird ein mitt- bis spätsystolischer Prolaps ab einer Dorsalverlagerung der CD-Strecke um 2 mm und mehr und ein holosystolischer Prolaps ab einer Dorsalverlagerung der CD-Strecke um 3 mm oder mehr diagnostiziert. Bei der zweidimensionalen Echokardiographie galt als positiver Nachweis eines Prolapses eine Verlagerung der Mitralklappe oberhalb des Mitralklappenrings, bei der Doppler-Echokardiographie ein mitt- bis spätsystolischer Fluß (Turbulenz) oberhalb der Mitralklappe als Hinweis auf einen Mitralklappenprolaps (s. Abb. 3.33b und c). Die Sensitivität der eindimensionalen Echokardiographie lag bei 50%, die der zweidimensionalen Echokardiographie bei 68% und die der Doppler-Echokardiographie bei 72%.

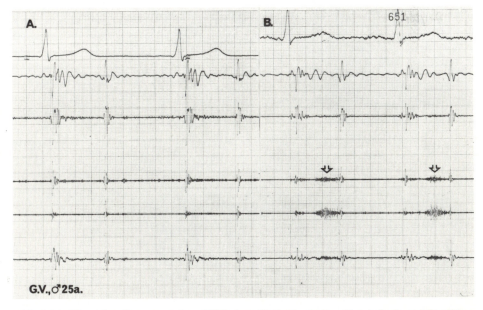

Abb. 3.34. Phonokardiogramm eines 25jährigen Patienten mit spätsystolischem Mitralklappenprolaps, der nur im Stehen auftrat. Die zwei vorliegenden Phonokardiogramme wurden beide über dem Apex abgeleitet. In linkslateraler Position des Patienten (A) ist kein sicheres Geräuschphänomen während des Systole nachweisbar. Kurz nach dem Aufstehen des Patienten (B) tritt ein spätsystolisches spindelförmiges Geräusch auf (offene Pfeile). (S. a. Abb. 3.35.)

Wurden alle drei Methoden kombiniert, konnten 116 der 125 Patienten korrekt diagnostiziert werden. Dies entspricht einer totalen Sensitivität von 93%. Bei dieser Untersuchung wurden bei der ein- und zweidimensionalen Echokardiographie zusätzliche Provokationstests, wie z. B. Valsalva-Manöver und Änderung der Körperposition, eingesetzt. Jede Maßnahme, die das linksventrikuläre Cavum verkleinert, führt zu einer Zunahme eines Mitralklappenprolapses, d. h., das Mißverhältnis Klappengröße zu Cavum ändert sich zugunsten der Klappe, und die Klappe kann dadurch noch mehr in den linken Vorhof prolabieren. Ein nützlicher Provokationstest ist das Aufrichten aus der liegenden in die stehende Position bzw. noch besser aus der knieenden in die stehende Position. Durch die Hypostase kommt es zu einem verminderten Blutfluß zum Herzen, und durch die überproportionale Größe des Mitralklappenapparates im Verhältnis zum linken Ventrikel kann ein Prolaps ausgelöst bzw. verstärkt werden.

In Abb. 3.34 ist das Phonokardiogramm über der Herzspitze im Liegen und im Stehen bei einem 25jährigen Patienten mit bekanntem Mitralklappenprolapssyndrom aufgezeichnet. Erst nach dem Aufstehen konnte ein spätsystolisches Geräusch registriert werden. Abb. 3.35 (gleicher Patient) zeigt im apikalen Vierkammerblick mit dem kontinuierlichen Doppler das Strömungsprofil über der

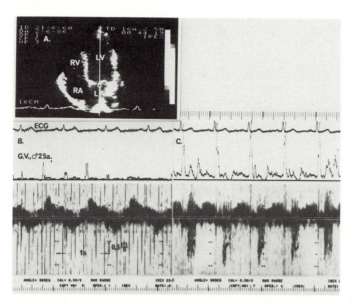

Abb. 3.35. A: Apikaler Vierkammerblick mit Verlauf des Doppler-Strahls durch die linken Herzabschnitte. B: Strömungsprofil über der Mitralklappe, registriert mit dem kontinuierlichen Doppler-Verfahren. Zeichen einer Mitralklappeninsuffizienz sind nicht vorhanden. Das vom Schallkopf weg gerichtete systolische Strömungsprofil mit einer Flußgeschwindigkeit von maximal 0,6 m/s ist einem Fluß im linken Ventrikel in Richtung linksventrikulärer Ausflußtrakt – Aorta zuzuordnen. C: Flußprofil über der Klappe, kurz nach Aufrichten des Patienten zum Stehen dargestellt; man sieht jetzt einen spätsystolischen Reflux.

Mitralklappe im Liegen (links) und im Stehen (rechts). Erst nach Lagewechsel von horizontal nach vertikal ließ sich ein spätsystolisches, überwiegend negatives Strömungsprofil als Hinweis auf eine spätsystolische Mitralklappeninsuffizienz registrieren.

In Abb. 3.36a ist die eindimensionale Darstellung, in Abb. 3.36b die Doppler-echokardiographische Untersuchung bei einer 60jährigen Patientin mit spätsystolischem Mitralklappenprolaps zu sehen.

Mit dem Doppler-Verfahren steht zusätzlich zur ein- und zweidimensionalen Echokardiographie eine sensitive Methode in der Diagnostik eines Mitralklappenprolapses zur Verfügung (Abbasi et al., 1983). Bei 97 Patienten mit Mitralklappenersatz wegen reiner Mitralklappeninsuffizienz lag als Ursache bei 60% ein Mitralklappenprolaps vor, bei 29% eine koronare Herzerkrankung, bei 6% eine Endokarditis und bei 2% eine rheumatische Genese (Waller et al., 1982).

Selbst wenn die meisten Patienten mit Mitralklappenprolaps eine gute Prognose haben, nimmt die kombinierte ein- und zweidimensionale Echokardiographie sowie die Doppler-Echokardiographie einen zentralen Platz in der Diagnosestellung und in den Verlaufskontrollen dieser Patienten ein. Z. B. hat sich ein linksventrikulärer enddiastolischer Durchmesser größer als 60 mm als bester echokardiographischer Parameter erwiesen, um die Patienten zu erfassen, die später einen Mitralklappenersatz benötigen (Nishimura et al., 1985).

Patienten mit Mitralklappenprolaps und Nachweis einer gleichzeitig vorhandenen Insuffizienz mit dem gepulsten Doppler-Verfahren haben im Vergleich zu

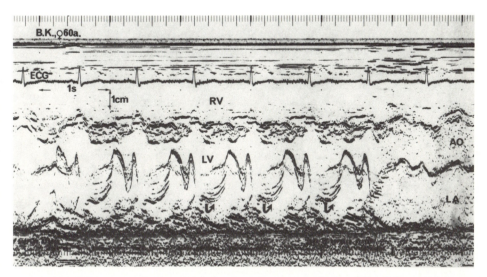

Abb. 3.36a. 60jährige Patientin mit Nachweis eines spätsystolischen Mitralklappenprolapses (schwarze Pfeile) in der eindimensionalen Darstellung bei ansonsten morphologisch unauffälliger Mitralklappe. Normale Werte für die Dimensionen der linken Herzabschnitte. Als einziger Hinweis auf eine Mitralklappeninsuffizienz kann die gesteigerte Kontraktilität der Kammerscheidewand und der linksventrikulären Hinterwand gelten.

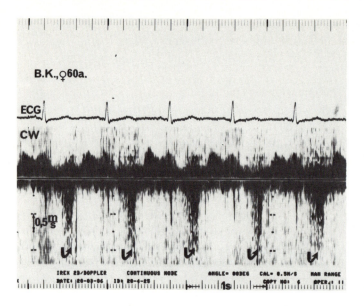

B.K., ♀60a.

ECG

CW

0,5 m/s

IREX 2D/DOPPLER   CONTINUOUS MODE   ANGLE= 00DEG   CAL= 0.5M/S   MAN RANGE
DATE: 80-03-06   ID: 20-4-23   COPY NO: 6   OPER: 11
1s

Abb. 3.36 b. Gleiche Patientin. Registrierung des Flußprofils über der Mitralklappe mit dem kontinuierlichen Doppler von apikaler Schallposition aus. Spätsystolisch ist ein negatives Strömungsprofil mit einer Flußgeschwindigkeit von über 2 m/s als Hinweis auf eine spätsystolische Regurgitation zu erkennen.

Patienten ohne Nachweis von Mitralklappeninsuffizienz häufiger ventrikuläre Arrhythmien (61% bzw. 22%, p <0,02) (Shah et al., 1982).

Die Doppler-Echokardiographie bietet eine zusätzliche sensitive Methode in der Diagnostik der Mitralklappeninsuffizienz bei Prolaps und hilft auch weiter in der semiquantitativen Beurteilung des Schweregrades des Refluxes (Abbasi et al., 1980).

Auch beim Mitralklappenprolapssyndrom läßt sich das Vorhandensein oder Fehlen einer Regurgitation gut mit der Farb-Doppler-Echokardiographie erfassen. In Abb. 3.37 (s. S. 291) sieht man bei der kombinierten zwei- und eindimensionalen Farb-Doppler-Echokardiographie eine kleine spätsystolische Regurgitationswolke als Hinweis auf eine geringgradige Mitralklappeninsuffizienz.

Literatur

(1) Abbasi, A. S., M. W. Allen, D. Decristofaro, I. Ungar: Detection and estimation of the degree of mitral regurgitation by range-gated pulsed Doppler echocardiography. Circulation 61: 143–147 (1980).

(2) Abbasi, A. S., D. Decristofaro, J. Anabtawi, L. Irwin: Mitral valva prolapse: Comparative value of M-mode, two-dimensional and Doppler echocardiography. J. Am. Coll. Cardiol. 2: 1219–1223 (1983).

(3) Becher, H., E. Grube, R. Kuhnen, B. Lüderitz: Bestimmung des Druckgradienten bei Mitralstenose mittels Farb-Doppler-Echokardiographie. Z. Kardiol. 75 (Suppl. 1): 56 (1986).

(4) Becher, H., E. Grube, B. Lüderitz: Darstellung der Form und Richtung des Regurgitationsstromes bei Mitral- und Trikuspidalinsuffizienz mittels Farb-Doppler-Echokardiographie. Klin. Wschr. 64 (Suppl. V): 167–168 (1986).

(5) Blanchard, D., B. Diebold, P. Peronneau, J. M. Foult, M. Nee, J. L. Guermonprez, P. Maurice: Non-invasive diagnosis of mitral regurgitation by Doppler echocardiography. Br. Heart J. *45:* 589–593 (1981).

(6) Boughner, E. D.: Correlation of echocardiographic and angiographic abnormalities in mitral valve prolapse. Ultrasound Med. *1:* 55–62 (1975).

(7) Chandraratna, P. A. N., E. Langevin: Limitations of the echocardiogram in diagnosing valvular vegetations in patients with mitral valve prolapse. Circulation *56:* 436–447 (1977).

(8) Chen, C. C., J. Morganroth, T. J. Mardelli, M. Naito: Tricuspid regurgitation in tricuspid valve prolapse demonstrated with contrast cross-sectional echocardiography. Am. J. Cardiol. *46:* 983–987 (1980).

(9) Cope, D. C., J. A. Kisslo, M. L. Johnson, V. S. Behar: A reassessment of the echocardiogram in mitral stenosis. Circulation *52:* 664 (1975).

(10) Darsee, J. R., J. R. Mikolich, N. B. Nicoloff, L. E. Lesser: Prevalence of mitral valve prolapse in presumably healthy young men. Circulation *59:* 619–622 (1979)

(11) Davis, R. S., J. A. Strom, W. Frishman, R. Becker, M. Matsumoto, T. H. Lejemtel, E. H. Sonnenblick, R. W. M. Frater: The demonstration of degetations by echocardiography in bacterial endocarditis. Am. J. Med. *69:* 57–63 (1980).

(12) Demaria, A. N., J. F. King, H. G. Bogren, J. E. Lies, D. T. Mason: The variable spectrum of echocardiographic manifestations of the mitral valve prolapse syndrome. Circulation *50:* 33–41 (1974).

(13) Dennig, K., W. Rudolph: Doppler-echokardiographische Bestimmung des Schweregrades der Mitralstenose. Herz *9:* 222–230 (1984).

(14) Dillon, J. C., H. Feigenbaum, L. L. Konecke, R. H. Davis, S. Chang: Echocardiographic manifestations of valvular vegetations. Am. Heart J. *86:* 698–704 (1973).

(15) Edler, I.: Ultrasound-cardiogram in mitral valvular disease. Acta Chir. Scand. *111:* 230–231 (1956).

(16) Edler, I.: Atrioventricular valve motility in the living human heart recorded by ultrasound. Acta Med. Scand., Suppl. *370:* 83–123 (1961).

(17) Fontana, M. E., H. L. Pence, R. F. Leighton, C. F. Wooley: The varying clinical spectrum of the systolic click-late systolic murmur syndrome. Circulation *41:* 807–816 (1970).

(18) Fulkerson, P. K., B. M. Beaver, J. C. Auseon, H. L. Graber: Calcification of the mitral annulus. Etiology, Clinical Associations, Complications and Therapy. Am. J. Med. *66:* 967–977 (1979).

(19) Gabor, G. E., B. D. Mohr, P. C. Goel, B. Cohen: Echocardiographic and clinical spectrum of mitral anular calcification. Am. J. Cardiol. *38:* 836–842 (1976).

(20) Gabrielsen, F. G., E. Schwarzenbart, B. Niehues, V. Hombach, H. H. Hilger: Doppler-echokardiographische Beurteilung von Mitralvitien bzw. Kontrolle nach Mitralklappenersatz. In: Erbel, R., J. Meyer, R. Brennecke (Hrsg.): Fortschritte der Echokardiographie. S. 285–296. Springer, Berlin – Heidelberg – New York – Tokio 1985.

(21) Garcia-Fernandez, M. A., M. Moreno, F. Banuelos: Two-dimensional echocardiographic identification of blood stasis in the left atrium. Am. Heart J. *109:* 600–601 (1985).

(22) Gardin, J. M., A. Dabestani, K. Takenaka, M. K. Rohan, M. Knoll, D. Russell, W. L. Henry: Effect of imaging view and sample volume location on evaluation of mitral flow velocity by pulsed Doppler echocardiography. Am. J. Cardiol. *57:* 1335–1339 (1986).

(23) Gilbert, B. W., R. S. Haney, F. Crawford, J. McClellan, H. A. Gallis, M. L. Johnson, J. A. Kisslo: Two-dimensional echocardiographic assessment of vegetative endocarditis. Circulation *55:* 346 (1977).

(24) Gorlin, R., S. G. Gorlin: Hydraulic formula for calculation of the area of the stenotic mitral valve. Am. Heart J. *41:* 1–29 (1951).

(25) Gross, B. W., D. W. Franklin, A. S. Pearlman: Improved non-invasive detection of aortic insufficiency in patients with mitral stenosis using pulsed doppler echocardiography. Circulation *64* (Suppl. IV): 256 (1981).

(26) Grube, E., H. Becher, R. Kuhnen, B. Lüderitz: Nicht-invasive Diagnostik angeborener und erworbener Herzklappenfehler mittels der zweidimensionalen farbkodierten Doppler-Echokardiographie. Klin. Wschr. *64* (Suppl. V): 167 (1986).

(27) Hatle, L., A. Brubakk, A. Tromsdal, B. Angelsen: Noninvasive assessment of pressure drop in mitral stenosis by Doppler ultrasound. Br. Heart J. *40:* 131–140 (1978).

(28) Hatle, L., B. Angelsen, A. Tromsdal: Noninvasive assessment of atrioventricular pressure half-time by Doppler ultrasound. Circulation *60:* 1096–1104 (1979).

(29) Hatle, L., B. Angelsen: Doppler ultrasound in cardiology-physical principles and clinical applications. SINTEF Report, p. 100. Trondheim, Norway 1981.

(30) Hatle, L., B. Angelsen: Doppler ultrasound in cardiology. Physical principles and clinical applications. 2. Ed. Lea & Febiger, Philadelphia 1985.

(31) Henry, W. L., J. M. Griffith, L. Michaelis, C. L. McIntosh, A. G. Morrow, S. E. Epstein. Circulation *51:* 827–831 (1975).

(32) Hill, D. G., M. J. Davies, M. C. Path, M. V. Braimbridge: The natural history and surgical management of the redundant cusp syndrome (floppy mitral valve). J. Thorac. Cardiovasc. Surg. *67:* 519–525 (1974).

(33) Hirschfeld, D. S., B. B. Emilson: Echocardiogram in calcified mitral anulus. Am. J. Cardiol. *36:* 354–356 (1975).

(34) Holen, J., R. Aaslid, K. Landmark, S. Simonsen: Determination of pressure gradient in mitral stenosis with a non-invasive ultrasound Doppler technique. Acta Med. Scand. *199:* 455–460 (1976).

(35) Iliceto, S., G. Antonelli, M. Sorino, G. Biasco, P. Rizzon: Dynamic intracavitary left atrial echoes in mitral stenosis. Am. J. Cardiol. *55:* 603–606 (1985).

(36) Jeresaty, R. M.: Mitral valve prolapse-click syndrome. Prog. Cardiovascular Diseases *15:* 623–652 (1973).

(37) Jeresaty, R. M.: Mitral valve prolapse. Raven Press, New York 1979.

(38) Joyner, C. R., J. M. Reid, J. P. Bond: Reflected ultrasound in the assessment of mitral valve disease. Circulation *27:* 503–511 (1963).

(39) Kerber, R. E., D. M. Isaeff, E. W. Hancock: Echocardiographic patterns in patients with the syndrome of systolic click and late systolic murmur. N. Engl. J. Med. *284:* 691–693 (1971).

(40) Kern, W. H., B. L. Tucker: Myxoid changes in cardiac valves: pathologic, clinical, and ultrastructural studies. Am. Heart J. *84:* 294–301 (1972).

(41) Kotler, M. N., G. S. Mintz, W. R. Parry, B. L. Segal: M-mode and two dimensional echokardiography in mitral and aortic regurgitation: Pre- and postoperative evaluation of volume overload of the left ventricle. Am. J. Cardiol. *46:* 1144 (1980).

(42) Kronzon, I., J. Mitchell, J. Shapiro, H. E. Winer, P. Newman: Two-dimensional echocardiography in mitral annules calcification. Am. J. Roentg. *134:* 355–358 (1980).

(43) Libanoff, A. J., S. Rodbard: Atrioventricular pressure half-time. Circulation *38:* 144–150 (1968).

(44) Mambo, N. C., M. D. Silver, D. F. V. Brunsdon: Bacterial endocarditis of the mitral valve associated with annular calcification. Can. Med. Assoc. J. *119:* 323–326 (1979).

(45) Mardelli, T. J., J. Morganroth, M. Naito, C. C. Chen: Cross-sectional echocardiographic detection of aortic valve prolapse. Am. Heart J. *100:* 295–300 (1980).

(46) Markiewicz, W., J. Stoner, E. London, S. A. Hunt, R. L. Popp: Mitral valve prolapse in one hundred presumably healthy young females. Circulation *53:* 464–473 (1976).

(47) Martin, R. P., H. Rakowski, J. H. Kleiman, W. Beaver, E. London, R. L. Popp: Reliability and reproducibility of two dimensional echocardiographic measurement of the stenotic mitral valve orifice area. Am. J. Cardiol. *43:* 560–568 (1979).

(48) Mills, P., J. Rose, J. Hollingsworth, I. Amara, E. Craige: Long-term prognosis of mitral-valve prolapse. N. Engl. J. Med. *297:* 13–18 (1977).

(49) Mintz, G. S., M. N. Kotler, B. L. Segal, R. Parry: Two dimensional echocardiographic evaluation of patients with mitral insufficiency. Am. J. Cardiol. *44:* 670–678 (1979).

(50) Miyatake, K., N. Kinoshita, S. Nagata, S. Beppu, Y.-D. Park, H. Sakakibara, Y. Nimura: Intracardiac flow pattern in mitral regurgitation studied with combined use of the ultrasonic pulsed Doppler technique and cross-sectional echocardiography. Am. J. Cardiol. *45:* 155–162 (1980).

(51) Miyatake, K., S. Izumi, M. Okamoto, N. Kinoshita, H. Asonuma, H. Nakagawa, K. Yamamoto, M. Takamiya, H. Sakakibara, Y. Nimura: Semiquantitative grading of severity of mitral regurgitation by real-time two-dimensional Doppler flow imaging technique. J. Am. Coll. Cardiol. *7:* 82–88 (1986).

(52) Morganroth, J., R. H. Jones, C. C. Chen, M. Naito: Two dimensional echocardiography in mitral, aortic and tricuspid valve prolapse. Am. J. Cardiol. *46:* 1164–1177 (1980).

(53) Morganroth, J., T. J. Mardelli, M. Naito, C. C. Chen: Apical cross-sectional echokardiography. Standard for the diagnosis of idiopathic mitral valve prolapse syndrome. Chest *79:* 23–28 (1981).

(54) Nichol, P. M., D. R. Boughner, J. A. Persaud: Noninvasive assessment of mitral insufficiency by transcutaneous Doppler ultrasound. Circulation *54:* 656–661 (1976).

(55) Nichol, P. M., B. W. Gilbert, A. Kisslo: Two-dimensional echocardiographic assessment of mitral stenosis. Circulation *5:* 120–128 (1977).

(56) Nishimura, R. A., M. D. McGoon, C. Shub, F. A. Miller, D. M. Ilstrup, A. J. Tajik: Echocardiographically documented mitral-valve prolapse. N. Engl. J. Med. *313:* 1305–1309 (1985).

(57) Patel, A. K., G. G. Rowe, J. H. Thomsen, S. P. Dhanani, P. Kosolcharoen, L. E. W. Lyle: Detection and estimation of rheumatic mitral regurgitation in the presence of mitral stenosis by pulsed Doppler echocardiography. Am. J. Cardiol. *51:* 986–991 (1983).

(58) Quinones, M. A., J. B. Young, A. D. Waggoner, M. C. Ostojic, L. G. T. Ribeiro, R. R. Miller: Assessment of pulsed Doppler echocardiography in detection and quantification of aortic and mitral regurgitation. Br. Heart J. *44:* 612–620 (1980).

(59) Quinones, M. A.: Assessment of valvular lesions with M-mode, two-dimensional and Doppler echocardiography. Herz *9:* 200–212 (1984).

(60) Reid, C. L., D. T. Kawanishi, C. R. McKay, U. Elkayam, S. H. Rahimtoola, P. A. N. Chandraratna: Accuracy of evaluation of the presence and severity of aortic and mitral regurgitation by contrast 2-dimensional echocardiography. Am. J. Cardiol. *52:* 519–524 (1983).

(61) Reifart, N., H. Klepzig, M. Kaltenbach: Beurteilung des Schweregrades von Mitral- und Aorteninsuffizienzen mittels Farbdoppler-Echokardiographie. Z. Kardiol. *77* (Suppl. 1): 17 (1986, Abstr.).

(62) Rippe, J., M. C. Fishbein, B. Carabello, G. Angoff, L. Sloss, J. J. Collons, J. S. Alpert: Primary myxomatous degeneration of cardiac valves. Clinical, pathological, haemodynamic, and echocardiographic profile. Br. Heart J. *44:* 621–629 (1980).

(63) Roberts, W. C., J. K. Perloff: A Clinicopathologic Survey of the Conditions Causing the Mitral Valve To Function Abnormally. Ann. Intern. Med. *77:* 939–975 (1972).

(64) Robson, D. J., J. C. Flaxman: Measurement of the end-diastolic pressure gradient and mitral valve area in mitral stenosis by Doppler ultrasound. Eur. Heart J. *5:* 660–667 (1984).

(65) Robson, D. J., M. Rodman, J. C. Flaxman, F. A. Mayhew: Measurement of mitral valve area in mitral stenosis by Doppler ultrasound. Eur. Heart J. *6:* 791–794 (1985).

(66) Rokey, R., L. C. Kuo, W. A. Zoghbi, M. C. Limacher, M. A. Quinones: Determination of parameters of left ventricular diastolic filling with pulsed Doppler echocardiography: comparison with cineangiography. Circulation 71: 543–550 (1985).

(67) Saal, A. K., B. W. Gross, D. W. Franklin, A. S. Pearlman: Noninvasive detection of aortic insufficiency in patients with mitral stenosis by pulsed Doppler echocardiography. J. Am. Coll. Cardiol. 5: 176–181 (1985).

(68) Schlüter, M., B. A. Langenstein, P. Hanrath, P. Kremer, W. Bleifeld: Assessment of Transesophageal pulsed Doppler echocardiography in the detection of mitral regurgitation. Circulation 66: 784–789 (1982).

(69) Sethuraman, K. R., S. Chandrasekar: Biplane measurement of mitral valve orifice size by two-dimensional echocardiography. Int. J. Cardiol. 7: 59–61 (1985).

(70) Shah, A. A., M. A. Quinones, A. D. Wagoner, R. Barndt, R. R. Miller: Pulsed Doppler Echocardiographic detection of mitral regurgitation in mitral valve prolapse: correlation with cardiac arrhythmias. Cath. Cardiovasc. Diagn. 8: 437–444 (1982).

(71) Smith, M. D., R. Handshoe, S. Handshoe, O. L. Kwan, A. N. Demaria: Comparative accuracy of two-dimensional echocardiography and Doppler pressure half-time methods in assessing severity of mitral stenosis in patients with and without prior commissurotomy. Circulation 73: 100–107 (1986).

(72) Stamm, B. R., R. P. Martin: Quantification of pressure gradients across stenotic valves by Doppler ultrasound. J. Am. Coll. Cardiol. 2/4: 707–718 (1983).

(73) Stevenson, J. G., I. Kawabori, W. G. Guntheroth: Differentiation of ventricular septal defects from mitral regurgitation by pulsed Doppler echocardiography. Circulation 56: 14–18 (1977).

(74) Strom, J. A.: Infective endocarditis: clinical usefulness of echocardiography. Prac. Cardiol. 53: 155 (1982).

(75) Waller, B. F., A. G. Morrow, B. J. Maron, A. A. del Negro, K. M. Kent, F. J. McGrath, R. B. Wallace, C. L. McIntosh, W. C. Roberts: Etiology of clinically isolated, severe, chronic, pure mitral regurgitation: Analysis of 97 patients over 30 years of age having mitral valve replacement. Am. Heart J. 104: 276–288 (1982).

(76) Wann, L. S., C. C. Hallam, J. C. Dillon, A. E. Weyman, H. Feigenbaum: Comparison of M-mode and cross-sectional echocardiography in infective endocarditis. Circulation 60: 728–733 (1979).

(77) Wautrecht, J. C., J. L. Vandenbossche, M. Englert: Sensitivity and specificity of pulsed Doppler echocardiography in detection of aortic and mitral regurgitation. Eur. Heart J. 5: 404–411 (1984).

(78) Zhang, Y., S. Nitter-Hauge, E. Myhre: Determination of the mean pressure gradient in mitral stenosis by Doppler echocardiography. Eur. Heart J. 6: 858–864 (1985).

(79) Zhang, Y., H. Ihlen, E. Myhre, K. Levorstad, S. Nitter-Hauge: Measurement of mitral regurgitation by Doppler echocardiography. Br. Heart J. 54: 384–391 (1985).

4. Aortenklappenvitien

Eine einigermaßen parallele Anordnung des Doppler-Strahls zur Flußrichtung des Blutes über der Aortenklappe läßt sich von apikaler, suprasternaler und rechtsparasternaler Schallposition aus erreichen.

Wenn von apikaler Schallposition aus untersucht wird, liegt der Patient mit leicht erhobenem Oberkörper (ca. 30 Grad) und mehr oder weniger gedreht in Linksseitenlage. Es wird im apikalen Fünfkammer- bzw. apikalen Zweikammerblick untersucht (RAO-Äquivalent). In apikaler Schallposition ist während der Systole der Blutfluß vom Schallkopf weg gerichtet. Das Strömungsprofil wird unterhalb der Nullinie im Spektrum dargestellt. Wird von suprasternaler Schallposition aus untersucht, liegt der Patient flach auf dem Rücken mit rekliniertem Kopf. Bei der rechtsparasternalen Schallposition liegt der Patient in Rechtsseitenlage, wobei es ab und zu notwendig sein kann, den Patienten zunehmend in Bauchlage zu drehen, um das Flußprofil gut darzustellen. Sowohl von suprasternaler als auch von rechtsparasternaler Schallposition aus findet man während der Systole ein Flußprofil zum Schallkopf hin, das im Spektrum oberhalb der Grundlinie dargestellt wird.

Die normale Flußgeschwindigkeit über der Aortenklappe bzw. in der Aorta ascendens beträgt zwischen 1,0 und 1,7 m/s, die maximale Flußgeschwindigkeit wird frühsystolisch erreicht. Die Normalwerte des Flußprofils über der Aortenklappe bzw. in der Aorta ascendens sind in Tab. 2.2 (s. S. 36) aufgeführt.

Bei Verdacht auf Aortenklappenvitien, besonders bei Aortenklappenstenosen, ist es wichtig, jeweils von mehreren Schallpositionen aus zu untersuchen, da nicht immer in jeder Position die maximale Flußgeschwindigkeit zu erfassen ist. Bei erhöhten Flußgeschwindigkeiten, die ja meistens nur mit dem kontinuierlichen Doppler zu erfassen sind, sollte man immer mit Hilfe des gepulsten Doppler-Verfahrens zusätzlich eine örtliche Zuordnung der erhöhten Flußgeschwindigkeit zu treffen versuchen. Dies ist zu bedenken, um differentialdiagnostisch Krankheitsbilder wie Aortenklappenstenosen, subvalvuläre Aortenklappenmembranen und hypertrophe obstruktive Kardiomyopathien voneinander zu unterscheiden.

Bei Aortenklappeninsuffizienzen, die normalerweise mit dem Doppler am besten von apikaler Schallposition aus erfaßt werden, kann man eventuell zusätzlich von linksparasternaler Schallposition aus mit dem gepulsten Doppler während der Diastole vermehrte Turbulenzen innerhalb des linken Ventrikels als Hinweis auf einen Reflux über der Aortenklappe nachweisen.

4.1. Aortenklappenstenosen

Normalerweise besteht die Aortenklappe aus drei Aortenklappensegeln. Die angeborene bikuspide Aortenklappe stellt eine häufige Ursache einer Aortenklappenstenose dar. In einer Studie an 182 Patienten im Alter von 16 bis 90 Jahren, die aufgrund einer Aortenklappenstenose gestorben waren, lag bei 67% eine kongenitale Störung der Klappenmorphologie im Sinne einer bikuspiden (54%) oder einer unikuspiden (13%) Aortenklappe vor. Bei jeweils 16,5% lag entweder eine rheumatische Genese bzw. eine degenerative Veränderung der Klappe vor (Roberts, 1973). In einer anderen Studie an Patienten unter 15 Jahren lag in über 80% eine unikuspide oder bikuspide Aortenklappe vor, ca. 15% hatten eine stenosierte trikuspide Klappe (Roberts, 1976). In der letzten Studie lag bei über 90% der Patienten im Alter über 65 Jahren eine stenosierte trikuspide Klappe vor (Roberts, 1976).

Bei der mit zunehmendem Alter durch degenerative Veränderungen der Aortenklappensegel auftretenden Aortenklappenstenose liegen ausgeprägte Fibrosierungen bis Verkalkungen der Aortenklappensegel vor. Die Beweglichkeit der Segel ist deutlich eingeschränkt, wobei meistens die Kommissuren nicht wesentlich verklebt sind, im Gegensatz zu den Aortenklappenstenosen, bei denen eine rheumatische Ätiologie vorliegt. Bei den Aortenklappenstenosen mit rheumatischer Genese liegt zusätzlich zu einer Verklebung der Aortenklappensegel

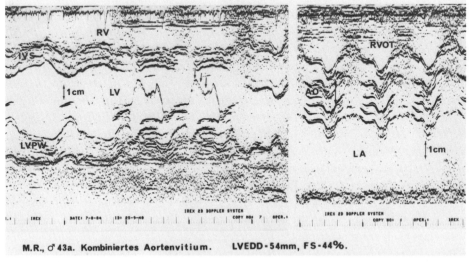

M.R., ♂ 43a. Kombiniertes Aortenvitium.   LVEDD-54mm, FS-44%.

Abb. 4.1. 43jähriger Patient mit kombiniertem Aortenklappenvitium. *Rechts:* Die basisnahen Herzabschnitte mit vermehrten Echos im Bereich der Aortenwurzel und verminderter Separation der Aortenklappensegel (schwarze Pfeile). *Links:* Hyperkinesie des normal großen konzentrisch hypertrophierten linken Ventrikels. Feines diastolisches Flattern des vorderen Mitralklappensegels (drei senkrechte Pfeile) als Hinweis auf eine zusätzliche Aortenklappeninsuffizienz.

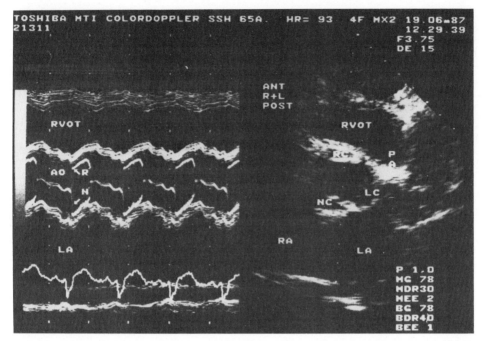

Abb. 4.2. Patient mit trikuspider Aortenklappe. Gute systolische Separation aller drei Aortenklappensegel, dargestellt in der parasternalen kurzen Achse. Auch in der eindimensionalen Darstellung *(links)* sieht man eine gute Separation des rechtskoronaren und des akoronaren Aortenklappensegels.

auch eine morphologische Veränderung der Klappe im Sinne einer Fibrosierung bis Verkalkung vor. Auch die bikuspiden Klappen entwickeln mit zunehmendem Krankheitsverlauf ausgeprägte Verkalkungen (Roberts, 1970). Bei degenerativ schwer veränderten Klappen kann manchmal die ätiologische Zuordnung schwer sein.

Mit der eindimensionalen Echokardiographie läßt sich das normale Bewegungsmuster der Aortenklappe von linksparasternaler Schallposition aus bei den meisten Patienten gut darstellen (s. Abb. 4.1; s. auch Abb. 2.6, S. 27). Bei der eindimensionalen Darstellung kann man nur das rechtskoronare vordere Aortenklappensegel sowie das nichtkoronare hintere Aortenklappensegel und deren Separation darstellen. Das linkskoronare Aortenklappensegel ist mit der eindimensionalen Echokardiographie nicht zu beurteilen (s. Abb. 4.2).

Bei einer bikuspiden Aortenklappe kommt es zu einer Verlagerung der diastolischen Echos der Segel zu einer der Aortenwurzelwände hin. Bei einem Exzentrizitätsindex von $\geq 1,3$ läßt sich eine bikuspide Aortenklappe vermuten (s. Abb. 4.3 und 4.4).

Beachtenswert ist, daß das Vorliegen einer bikuspiden Aortenklappe durch eine schräge Anlotung vorgetäuscht sein kann und daß ein normaler Exzentrizitätsindex von 1,0–1,25 nicht eine bikuspide Aortenklappe ausschließt (Nanda et al., 1974).

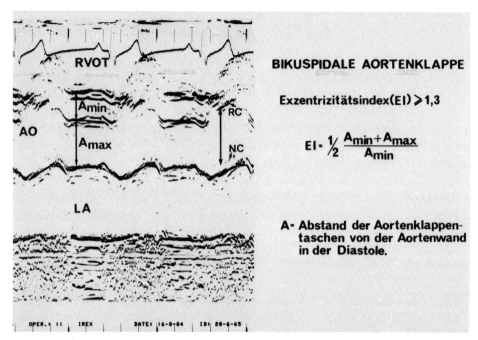

Abb. 4.3. Berechnung des Exzentrizitätsindexes bei Verdacht auf eine bikuspide Aortenklappe. (S. a. Abb. 4.4.)

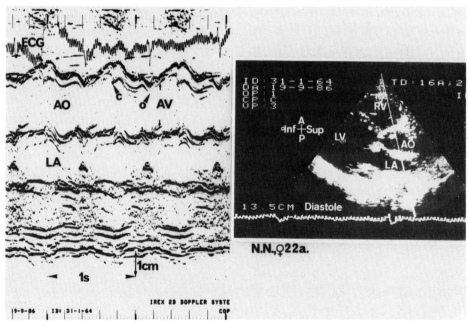

Abb. 4.4. 22jährige Patientin mit bikuspider Aortenklappe. Die diastolischen Echos der
Aortenklappensegel sind deutlich zur vorderen Aortenwurzelwand hin verlagert. (Zur
Berechnung des Exzentrizitätsindexes s. Abb. 4.3.)

Mit zunehmender Fibrosierung und Verkalkung der Aortenklappe kommt es zu einer Verdichtung der Aortenklappenechos. Normalerweise beträgt die Separation der Aortenklappensegel bei der eindimensionalen Darstellung mindestens 19 mm (Chong et al., 1973). Mit zunehmender Stenosierung der Klappe kommt es zu einer Verminderung der Separation der Taschen. Die eindimensionale Echokardiographie ermöglicht schon den direkten Nachweis einer Aortenklappenstenose durch die morphologisch veränderten, sich wenig separierenden Aortenklappensegel (s. Abb. 4.1). Eine einigermaßen sichere Beurteilung des Schweregrades einer Aortenklappenstenose ist jedoch mit der eindimensionalen Methode nicht möglich, unter anderem deshalb, weil das linkskoronare Aortenklappensegel nicht beurteilbar ist (Chang et al., 1977; Schwartz, 1978).

Mit der zweidimensionalen Echokardiographie kann man in der parasternalen kurzen Achse alle drei Aortenklappensegel bezüglich Morphologie und Beweglichkeit beurteilen (s. Abb. 4.2). Mit der zweidimensionalen Methode lassen sich besonders höhergradige Aortenklappenstenosen anhand der Separation der Aortenklappensegel von 8 mm oder weniger mit einer Sensitivität von 91% sichern (Demaria et al., 1980). Die Spezifität liegt im Bereich von 70–82% (Godley et al., 1981; Demaria et al., 1980). Bei einer Separation zwischen 8 und 12 mm läßt sich keine sichere Aussage über den Schweregrad einer Stenose treffen. Wenn die Separation mehr als 12 mm beträgt, läßt sich voraussagen, daß es sich hier in 96% der Fälle um eine milde Aortenklappenstenose handelt (Godley et al., 1981).

Im Gegensatz zu den Patienten mit Mitralklappenstenose, bei denen man meistens in der kurzen Achse die Mitralklappenöffnungsfläche planimetrieren kann, ist beim überwiegenden Teil der Patienten mit Aortenklappenstenose keine zuverlässige, klinisch nutzbare Beurteilung der Aortenklappenöffnungsfläche möglich.

Erst nach einer beträchtlichen Verminderung der normalen Öffnungsfläche von ca. 3 cm^2 kommt es zu einer zunehmenden Erhöhung des Druckgradienten über der Klappe. Bei Aufrechterhaltung des normalen Herzminutenvolumens kommt es bei einer Verminderung der Öffnungsfläche von 3 cm^2 auf 1,5 cm^2 zu einem meßbaren Druckgradienten über der Klappe von nur etwa 15–20 mmHg. Wird jedoch bei dieser Klappenöffnungsfläche das Herzminutenvolumen verdoppelt, steigt der Druckgradient auf etwa 55 mmHg. Wird die Öffnungsfläche der Klappe auf 0,5 cm^2 vermindert, was einer kritischen Einengung des Klappenostiums entspricht, kommt es zu einem Anstieg des transvalvulären Druckgradienten auf 75–100 mmHg. Kommt es bei dieser Öffnungsfläche nur zu einer diskreten Erhöhung des normalen Herzminutenvolumens um 20%, resultiert dies in einem Anstieg des Druckgradienten auf ca. 200 mmHg (Hermann et al., 1980). Somit kommt es bei geringfügiger Änderung der Öffnungsfläche im Bereich von 1,0 cm^2 auf 0,5 cm^2 zu erheblichen Veränderungen des Druckgradienten. Es ist daher verständlich, daß bei der kurzen Systole bei gleichzeitig erheblich morphologisch veränderten Aortenklappensegel eine entsprechende sichere Darstellung der Aortenklappenöffnungsfläche schwer möglich ist.

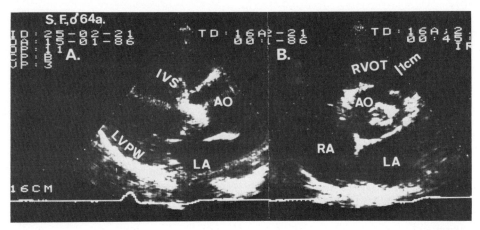

Abb. 4.5. Zweidimensionales Echokardiogramm in der parasternalen Längsachse (A) und parasternalen kurzen Achse durch die basisnahen Herzabschnitte (B) bei einem 64jährigen Patienten mit hochgradiger verkalkter Aortenklappenstenose. (Siehe auch Doppler-Darstellung in Abb. 4.6.)

Die zweidimensionale Echokardiographie eignet sich gut zur Darstellung von Verkalkungen im Bereich der Klappe. Häufig gelingt dies sogar besser als mit der Kineangiographie, jedoch ist im Vergleich zur Katheterdiagnostik die Möglichkeit einer Schweregradbeurteilung eingeschränkt (Nair et al., 1984). In Abb. 4.5 sieht man links im Bild (A) echokardiographisch die zweidimensionale Längsachse bei einem 64jährigen Patienten mit einer hochgradig verkalkten Aortenklappenstenose, im rechten Bildteil (B) ist die Öffnungsfläche der Aortenklappe in der kurzen Achse dargestellt.

Seit wenigen Jahren besteht die Möglichkeit, anhand der Doppler-Echokardiographie die Flußgeschwindigkeit über der Aortenklappe zu bestimmen und durch die modifizierte Bernoulli-Gleichung den Druckgradienten während der Systole zu berechnen.

In Abb. 4.6 ist das Strömungsprofil über der Aortenklappe bei dem gleichen Patienten wie in Abb. 4.5 zu sehen: links (A) ist das Strömungsprofil von apikaler Schallposition und rechts (B) von rechtsparasternaler Schallposition aus untersucht worden. Das beste Strömungsprofil ließ sich von rechtsparasternaler Schallposition aus gewinnen, wo eine maximale Flußgeschwindigkeit von über 6 m pro Sekunde zu registrieren war. Nach der modifizierten Bernoulli-Gleichung (Druckgradient = 4× Flußgeschwindigkeit zum Quadrat) läßt sich so ein maximaler Druckgradient von über 144 mmHg berechnen. Viele Untersuchungen haben schon die Übereinstimmung zwischen Doppler-echokardiographisch und invasiv gewonnenen transvalvulären Druckgradienten überprüft (Hatle et al., 1980; Callahan et al., 1985; Smith et al., 1985; Robinson et al., 1984; Currie et al., 1985; Curtius et al., 1985; Gabrielsen et al., 1986; Zhang et al., 1985; Zhang et al., 1986; Krajchek et al., 1985).

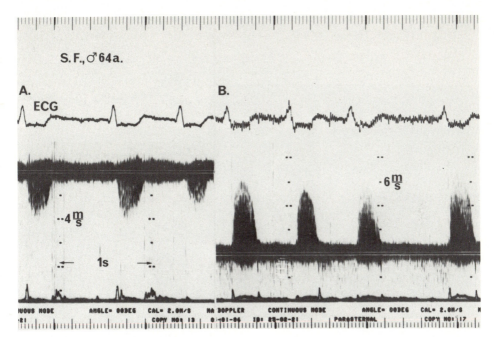

Abb. 4.6. Darstellung des Flußprofils über einer hochgradig stenosierten Aortenklappe mit dem kontinuierlichen Doppler von apikaler (A) und parasternaler (B) Schallposition aus. (S. a. Abb. 4.5.)

Abb. 4.7 zeigt im apikalen Fünfkammerblick mit dem kontinuierlichen Doppler das Flußprofil über einer stenosierten Aortenklappe. Der Schallkopf wird hier im Bereich des Herzspitzenstoßes angesetzt. Zuerst wird der apikale Vierkammerblick eingestellt, danach der Schallstrahl leicht nach ventral und etwas nach medial geschwenkt, um die Aortenwurzel darzustellen. Mit dem Doppler findet man dann während der Systole ein negatives, vom Schallkopf weggerichtetes Strömungsprofil.

Je höhergradiger die Stenose ist, um so höher sind die zu messenden Flußgeschwindigkeiten und um so hochfrequenter wird das registrierte Audiosignal. Da der Jet bei einer Aortenklappenstenose häufig sehr schmal ist und in verschiedene Richtungen gehen kann, ist es außerordentlich wichtig, diese Patienten von mehreren Schallpositionen aus zu untersuchen, um die maximale Flußgeschwindigkeit nicht erheblich zu unterschätzen. So ist es oft schwer, selbst bei optimaler Darstellung der Aortenklappe, den Jet richtig zu erfassen. Oft werden der Jet und die maximale Flußgeschwindigkeit erst adäquat erfaßt, wenn das zweidimensionale Bild schon nicht mehr optimal ist. In der Regel beginnt man damit, das Flußprofil über der Mitralklappe darzustellen, da dies wesentlich einfacher zu orten ist. Von dieser Schallposition aus wird dann der Doppler-Strahl systematisch nach antero-medial abgewinkelt, bis man das hochfrequente Strömungsgeräusch bzw. das entsprechende Flußprofil der Aortenklappe im Spektrum

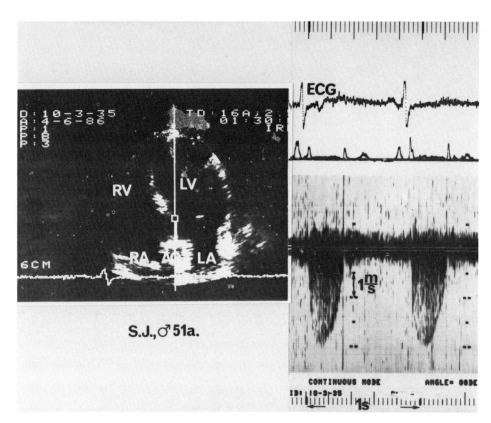

Abb. 4.7. 51jähriger Patient mit Aortenklappenstenose. *Links:* Apikaler Fünfkammerblick. *Rechts:* Flußprofil über der Aortenklappe, dargestellt mit dem kontinuierlichen Doppler-Verfahren. Man findet hier eine maximale negative Flußgeschwindigkeit von 3,9 m/s; der entsprechende maximale Druckgradient beträgt somit 61 mmHg ($3,9^2 \times 4$).

erfaßt hat. Häufig ist es ratsam, mit einer getrennten Doppler-Sonde (ohne zweidimensionales Bild) zu untersuchen. Die Auflagefläche dieser Sonde ist wesentlich kleiner, und der Doppler-Strahl läßt sich meistens einfacher und genauer steuern. Die Einstellung erfolgt mit Hilfe des Audiosignals und der Aufzeichnung der Spektralkurve. Die Untersuchung von apikal erfordert außer einer gewissen Erfahrung auch große Geduld. Etwas einfacher gelingt die Untersuchung von suprasternaler (Patient in Rückenlage mit rekliniertem Kopf) sowie von rechtsparasternaler (2.–3. ICR, Patient in Rechtsseitenlage) Schallposition aus. Bei der letzteren Position ist die Untersuchung häufig etwas zeitaufwendiger, jedoch läßt sich hier bei den meisten älteren Patienten nach längerem systematischem Suchen ein gutes Strömungsprofil erreichen (häufig erst, nachdem der Patient fast in extremer Rechtsseiten- bis Bauchlage liegt). Der Schallstrahl verläuft von suprasternal meistens nach rechts unten und von rechtsparasternal nach unten medial.

Bei Nutzung mehrerer Schallpositionen läßt sich bei etwa 90% der Patienten mit Aortenklappenstenose eine verwertbare Registrierung erzielen (Hatle et al., 1980; Currie et al., 1985; Curtius et al., 1985; Gabrielsen et al., 1986). Bei einer verwertbaren Registrierung erhält man eine parabolische Form des Strömungsprofils, wobei die äußere Umrandung der Kurve scharf begrenzt und sicher zu verfolgen ist.

In Abb. 4.6 sieht man links (A), wie von apikaler Schallposition aus die Kurve im Bereich der oberen Flußgeschwindigkeit »aufgerissen« wirkt und hier nicht sicher zu umfahren ist. Im rechten Bildteil (B) zeigen jedoch von parasternaler Schallposition aus einige der registrierten Flußprofile eine schöne parabolische Form, wobei die äußere Kurvenkontur gut zu verfolgen ist (s. Abb. 4.8; s. auch Abb. 4.7 und Abb. 4.10, S. 109).

Aus der Abb. 4.9 ist zu ersehen, wie von allen drei Schallpositionen aus, d. h. von apikal, suprasternal und parasternal, relativ gute Strömungsprofile registriert werden konnten, wobei das von suprasternal registrierte Strömungsprofil in den oberen Geschwindigkeitsbereichen nicht richtig »abgerundet« wirkt; die Kurve wirkt in diesem Bereich aufgerauht. Von apikal und parasternal aus sind schön parabolisch abgerundete Strömungsprofile abgebildet, bei denen die äußeren

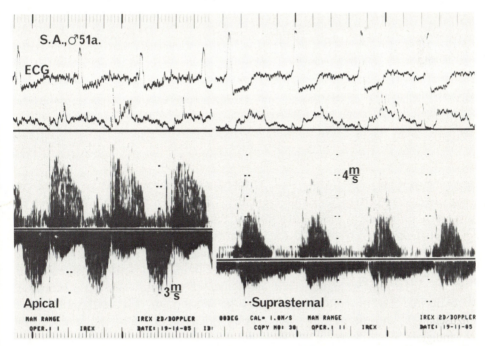

Abb. 4.8. 51jähriger Patient mit kombiniertem Aortenklappenvitium bei überwiegender Stenose. Das beste Flußprofil wurde von suprasternaler Schallposition registriert. Das Flußprofil hat hier eine ausreichend parabolische Form, die Flußgeschwindigkeit beträgt 4,1 m/s. Von apikal ist das Flußprofil während der Systole unvollständig, man kann jedoch hier einen diastolischen Fluß als Hinweis auf eine Aortenklappeninsuffizienz darstellen. Von suprasternal ist kein Reflux nachweisbar.

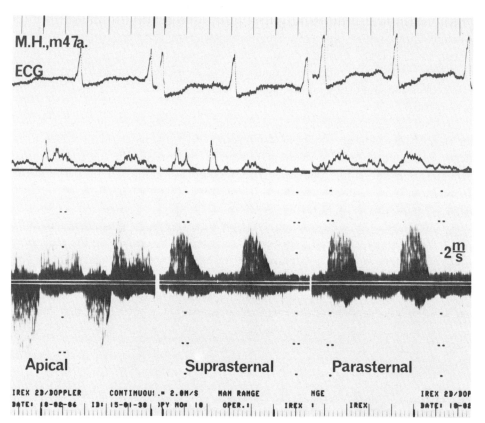

Abb. 4.9. Darstellung des Flußprofils mit dem kontinuierlichen Doppler von apikaler, suprasternaler und parasternaler Schallposition bei einem 47jährigen Patienten mit kombiniertem Aortenklappenvitium.

Begrenzungen gut zu verfolgen sind. Von apikaler Schallposition aus ist auch ein Reflux über der Aortenklappe aufgezeichnet. Die bei den Aortenklappenstenosen registrierten Flußgeschwindigkeiten übersteigen in den meisten Fällen die mit dem gepulsten Doppler-Verfahren zu messenden Flußgeschwindigkeiten, so daß hier fast immer das kontinuierliche Doppler-Verfahren benutzt werden muß. Wir beginnen auch hier unsere Untersuchungen fast immer mit dem kontinuierlichen Doppler-Verfahren. Wenn die maximale Flußgeschwindigkeit mit entsprechender Registrierung erfaßt wird, sollte man sich angewöhnen, auf den gepulsten Doppler umzuschalten, um die genaue Tiefe, sprich Lokalisation, der erhöhten Flußgeschwindigkeit zu bestimmen. Dabei kommt es im Bereich der höchsten Flußgeschwindigkeit zu einem mehr oder weniger ausgeprägten Aliasing-Phänomen.

In Abb. 4.10 ist zu sehen, wie man anhand der Flußgeschwindigkeit den maximalen und mittleren Gradienten über der Aortenklappe errechnen kann. Nach der modifizierten Bernoulli-Gleichung bekommt man den maximalen Druckgradienten durch maximale Flußgeschwindigkeit zum Quadrat × 4. Der

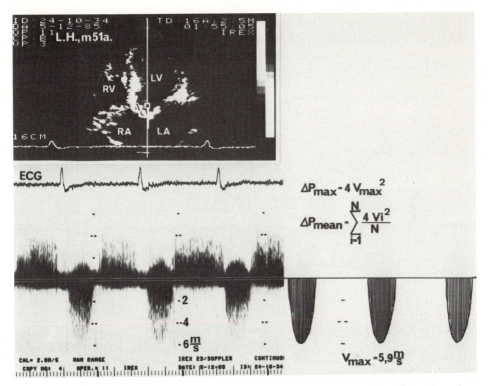

Abb. 4.10. Die Darstellung zeigt, wie der maximale und mittlere Druckgradient über einer Aortenstenose berechnet werden kann.

mittlere Druckgradient wird anhand mehrerer Druckmessungen während der gesamten Systole ermittelt. Wichtig ist hier, den mittleren Druckgradienten nicht anhand der mittleren Flußgeschwindigkeit zu berechnen, da dies zu einer Unterschätzung des mittleren Druckgradienten führt.

Anhand der maximalen Flußgeschwindigkeit von 5,9 m/s konnte – wie aus Abb. 4.10 ersichtlich – ein maximaler Druckgradient von 139 mmHg berechnet werden. Der mittlere Druckgradient betrug 77 mmHg.

Da man mit dem Doppler zu jedem Zeitpunkt während der Systole die Flußgeschwindigkeit über der Aortenklappe bestimmen kann, können wir auch zu jedem Zeitpunkt den bestehenden (instantanen) Druckgradienten bestimmen. Bei der Katheteruntersuchung wird normalerweise der Peak-to-Peak-Gradient angegeben (s. Abb. 4.11), der dem Druckunterschied zwischen dem maximalen systolischen Druck im linken Ventrikel und dem maximalen systolischen Druck in der Aorta entspricht.

Wie aus Abb. 4.11 zu ersehen, werden diese maximalen Druckwerte nicht zum gleichen Zeitpunkt erreicht, sondern der maximale Druck im linken Ventrikel (LV) eilt dem maximalen Druck in der Aorta (AO) voraus. Der Peak-to-Peak-Gradient ist somit mehr oder weniger deutlich kleiner als der maximale Druckgradient, der dem

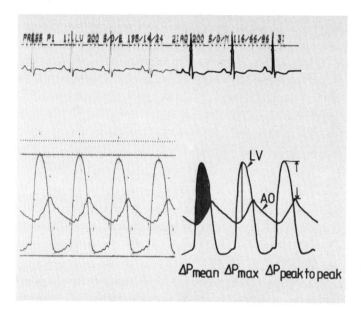

Abb. 4.11. *Links:* Simultane Registrierung des linksventrikulären und aortalen Drucks während Linksherzkatheterismus. *Rechts:* Das Schema zeigt, wie man den mittleren (ΔP_{mean}), den maximalen (ΔF_{max}) und den Spitze-zu-Spitze-Gradienten ($\Delta P_{peak\ to\ peak}$) über der Aortenklappe ermitteln kann.

maximalen Abstand zwischen beiden Druckkurven entspricht. Vergleicht man den maximalen Druckgradienten bei der Doppler-Echokardiographie mit dem Peak-to-Peak-Gradienten bei der Katheteruntersuchung, so wird eine systematische Überbewertung des Druckgradienten mit der Doppler-Echokardiographie entstehen. Entsprechend schlechter ist auch der Korrelationskoeffizient zwischen beiden Methoden (r = 0,82). Die Korrelation wird besser, wenn man die entsprechenden mittleren Druckgradienten (Flächengradienten) bzw. den maximalen Druckgradienten bei der Echokardiographie mit dem maximalen Druckgradienten bei der Katheteruntersuchung vergleicht. Hier findet man Korrelationskoeffizienten um r = 0,90 bis r = 0,92 (Hatle et al., 1980; Currie et al., 1985; Hegrenas et al., 1985; Curtius et al., 1985; Gabrielsen et al., 1986).

Bei tierexperimentellen Untersuchungen, bei denen Simultanmessungen durchgeführt wurden, sind sogar Korrelationskoeffizienten zwischen r = 0,97 und r = 0,99 gefunden worden, wenn man den maximalen und den mittleren Druckgradienten bei beiden Methoden verglich (Smith et al., 1985; Callahan et al., 1985). Besonders bei Patienten mit gleichzeitigem Vorliegen einer Aortenklappeninsuffizienz sollte man mit dem Errechnen von Druckgradienten vorsichtig sein, da es durch das Pendelblutvolumen zu einer erhöhten Flußgeschwindigkeit kommt. Hier erhält man bei Anwendung der modifizierten Bernoulli-Gleichung bei einigen Patienten Doppler-echokardiographisch einen Druckgradienten, der bei der Katheteruntersuchung nicht bestätigt werden kann (Krafchek et al., 1985). So kommt es bei kombinierten Aortenklappenvitien, besonders bei solchen mit überwiegender Insuffizienzkomponente, zu einer Erhöhung der Flußgeschwindigkeiten aufgrund des Pendelblutvolumens. Die maximale Flußgeschwindigkeit wird jedoch bei diesen Patienten relativ frühsystolisch erreicht.

Je stärker die Stenosekomponente ist, um so später wird in der Systole die maximale Flußgeschwindigkeit erreicht. Als Indikator für den Schweregrad einer Aortenklappenstenose dient der Quotient der Zeit von der Aortenklappenöffnung bis zum Erreichen der maximalen Flußgeschwindigkeit geteilt durch die linksventrikuläre Austreibungszeit. So fand sich ein Quotient kleiner als 0,50 bei Patienten mit milder Aortenklappenstenose, bei einem Quotienten größer als 0,55 besteht in den meisten Fällen eine höhergradige Aortenklappenstenose. Diese Zahlen sind bei Messungen mit Analogkurvendarstellung der Flußgeschwindigkeit durchgeführt worden. Selbst wenn man diese Zahlen bei der Spektralkurvendarstellung so nicht direkt übernehmen kann, sind die gleichzeitige Beurteilung der Flußgeschwindigkeit und auch der Zeitpunkt der maximalen Flußgeschwindigkeit von Bedeutung in der Schweregradbestimmung. So wird die maximale Flußgeschwindigkeit bei Zuständen mit erhöhtem Herzminutenvolumen ohne bedeutsame Stenose sowie bei kombinierten Aortenklappenvitien mit überwiegender Insuffizienz und geringgradiger Aortenklappenstenose relativ früh in der Systole erreicht. Am Ende der Systole bestehen hier nur geringe Flußgeschwindigkeiten. Bei höhergradigen Aortenklappenstenosen kommt es zu einer verlängerten Austreibungszeit, und die maximale Flußgeschwindigkeit wird später in der Systole erreicht.

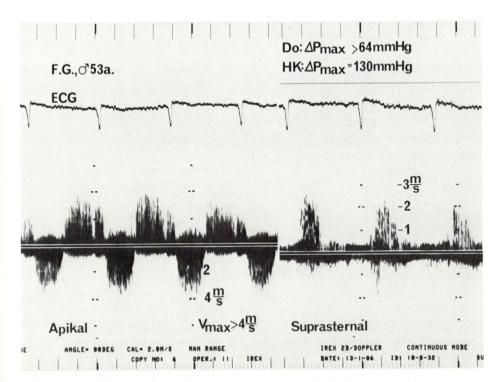

Abb. 4.12. 53jähriger Patient mit hochgradiger Aortenklappenstenose. Weder von apikal noch von suprasternal ließ sich ein qualitativ gutes Strömungsprofil registrieren.

Auch wenn man anhand der Flußgeschwindigkeiten die verschiedenen Druckgradienten berechnet, ist es wichtig, vergleichend die linksventrikuläre Kinetik zu
beurteilen. Bei einem hypokinetischen linken Ventrikel ist die Flußgeschwindigkeit vermindert, dadurch wird der Druckgradient kaschiert. Das gleiche gilt auch
für die Beurteilung der Druckgradienten bei der invasiven Diagnostik.

Abb. 4.12 ist ein Beispiel dafür, daß weder von apikaler noch von suprasternaler
Schallposition aus eine verwertbare Doppler-Kurve registriert werden konnte. Die
äußere Umrandung der Flußgeschwindigkeitskurve ist im höheren Flußgeschwin-
digkeitsbereich »unruhig« aufgerauht, man kann die äußere Umrandung der Kurve
nicht kontinuierlich verfolgen. Bei der Registrierung fand man Flußgeschwindigkeiten von bis zu 4 m/s, was einem maximalen Druckgradienten von 64 mmHg
entsprechen würde. Bei der Katheteruntersuchung wurde dann ein Druckgradient
von 130 mmHg gemessen. Aus Abb. 4.13 ist zu ersehen, wie die Flußgeschwindigkeit über der Aortenklappe von Herzrhythmus und Füllungszeit des linken
Ventrikels abhängig ist. Bei der 70jährigen Patientin liegen eine höhergradige
Aortenklappenstenose sowie eine verminderte Kontraktilität des linken Ventrikels
vor. Bei den vorzeitig einfallenden ventrikulären Extrasystolen kommt es zu einer

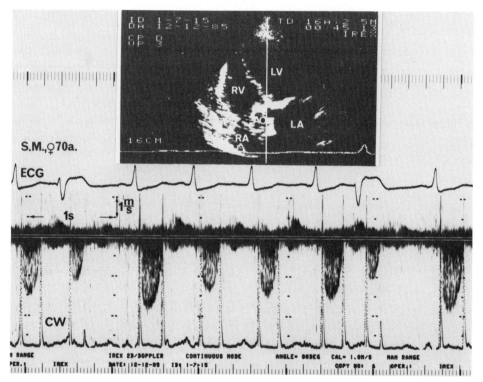

Abb. 4.13. Apikaler Fünfkammerblick bei einer 70jährigen Patientin mit hochgradiger
Aortenklappenstenose, schlechter linksventrikulärer Funktion und vermehrten ventrikulären Extrasystolen.

deutlichen Verminderung der Flußgeschwindigkeit im Vergleich zu den Normalaktionen. Postextrasystolisch kommt es durch eine verlängerte Füllungszeit des
linken Ventrikels zu einer entsprechenden Erhöhung der Flußgeschwindigkeit. Im
unteren Teil der Abb. sind in der Amplitudendarstellung Öffnungs- und Schlußbewegung der Aortenklappe registriert. Man sieht, daß die Schlußamplitude der
Aortenklappensegel nach den zwei ventrikulären Extrasystolen deutlich geringer
ist als bei den anderen Ventrikelsystolen.

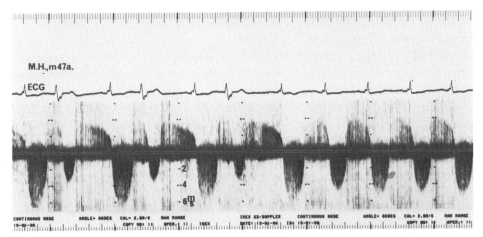

Abb. 4.14. Darstellung des Flußprofils mit dem kontinuierlichen Doppler bei einem
47jährigen Patienten mit kombiniertem Aortenklappenvitium und ventrikulären Herzrhythmusstörungen von apikaler Schallposition. Die Registrierung zeigt, wie sich die systolische
Flußgeschwindigkeit bei Extrasystolen (2., 4. und 6. Herzaktion) ändert und wie nach einer
kompensatorischen Pause die Flußgeschwindigkeit im Vergleich zu den vier letzten
Normalaktionen deutlich zunimmt. Des weiteren sind Zeichen einer Aortenklappeninsuffizienz zu erkennen.

Auch in Abb. 4.14 ist bei einem kombinierten Aortenklappenvitium mit
hochgradiger Stenosekomponente eines 47jährigen Patienten zu sehen, wie die
Flußgeschwindigkeit während der Systole von der Füllungszeit des linken Ventrikels abhängig ist. Es liegt kurzfristig ein ventrikulärer Bigeminus vor mit
verminderter Flußgeschwindigkeit nach einer ventrikulären Extrasystole und
postextrasystolisch deutlich erhöhten Flußgeschwindigkeiten bis über 6 m/s. Bei
den Normalaktionen am Ende der Registrierung liegen Flußgeschwindigkeiten um
4,5–5 m/s während der Ventrikelsystole vor.

Aus den letzten Beispielen ist zu ersehen, wie man anhand der Flußgeschwindigkeit den maximalen und mittleren Druckgradienten über der Aortenklappe
berechnen kann. Zur Beurteilung des Schweregrades einer Aortenklappenstenose
müssen auch Faktoren wie der Zeitpunkt der maximalen Flußgeschwindigkeit, die
linksventrikuläre Austreibungszeit und die linksventrikuläre Kinetik berücksichtigt
werden.

4.1.1. Berechnung der Aortenklappenöffnungsfläche mit Hilfe der Kontinuitätsgleichung

Durch Kenntnis der Flußgeschwindigkeit in zwei verschiedenen Herzabschnitten sowie der Querschnittsfläche in einer der zwei Abschnitte kann man die zweite Querschnittsfläche (= Aortenklappenöffnungsfläche) berechnen. Zur Durchführung dieser Berechnung kann man z. B. die Flußgeschwindigkeit und die dazugehörige Querschnittsfläche im linksventrikulären Ausflußtrakt, in der Arteria pulmonalis oder über der Mitralklappe benutzen (Zoghbi et al., 1986).

Bei 24 Patienten mit reiner Aortenklappenstenose konnte in Kenntnis des Doppler-echokardiographisch bestimmten transmitralen Flußvolumens (Produkt aus korrigierter Mitralklappenöffnungsfläche und Integral der diastolischen Flußgeschwindigkeitskurve), der Doppler-echokardiographisch bestimmten maximalen Flußgeschwindigkeit über der Aortenklappe und dem dadurch berechneten systolischen Flußgeschwindigkeitsintegral die Aortenklappenöffnungsfläche berechnet werden. Dabei wurde unterstellt, daß die Flußprodukte über beiden Klappen gleich sein müßten. Die Korrelation der so gefundenen Aortenklappenöffnungsflächen mit den invasiv bestimmten Öffnungsflächen betrug r = 0,92 (Zhang et al., 1985). In einer anderen Untersuchung wurde anhand der Flußgeschwindigkeit kurz unterhalb der Aortenklappe, der hier vorliegenden Flußfläche sowie der Flußgeschwindigkeit über der stenosierten Klappe die Aortenklappenöffnungsfläche berechnet. In dieser Studie an 16 Patienten (davon einige mit signifikanter Aortenklappeninsuffizienz) fand sich eine Korrelation von r = 0,89 (Skjaerpe et al., 1985). Zur Erläuterung der Flächenberechnung anhand der Kontinuitätsgleichung s. Kapitel 3.2, Abb. 3.20 (S. 74). Es besteht somit die Möglichkeit, auch die Aortenklappenöffnungsfläche mit Hilfe der Doppler-Echokardiographie zu beurteilen. Es gibt noch keine ausreichenden Erfahrungen mit der Methode, und nach unserem Wissen liegt in der deutschsprachigen Literatur noch kein zuverlässiger Erfahrungsbericht darüber vor. Auf jeden Fall eröffnet die beschriebene Methode einen interessanten Ansatzpunkt, den Schweregrad einer Aortenklappenstenose zu beurteilen, ohne vom Herzminutenvolumen abhängig zu sein. Die Zukunft muß zeigen, wieweit diese Methode allgemein-klinisch nutzbar und zuverlässig sein wird.

4.1.2. Differentialdiagnose Aortenstenose – Mitralinsuffizienz

Von apikaler Schallposition aus kann es gelegentlich schwierig sein, das Flußprofil einer Aortenklappenstenose von dem einer Mitralklappeninsuffizienz zu unterscheiden. In beiden Fällen bekommt man von apikal höhergradige negative Flußgeschwindigkeiten, die unterhalb der Nullinie des Spektrums registriert werden (s. Abb. 4.15). Eine Mitralklappeninsuffizienz tritt sofort nach Schluß der Mitralklappe auf und ist sowohl während der isovolumetrischen Kontraktionsphase als auch während der isovolumetrischen Entspannungsphase

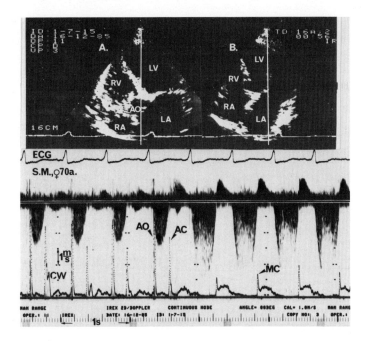

Abb. 4.15. Patientin mit Mitralklappeninsuffizienz und Aortenstenose. Dargestellt sind im apikalen Fünf- (A) bzw. Vierkammerblick (B) die Strömungsprofile über Aorten- bzw. Mitralklappe hintereinander. (Siehe auch Text.)

des Herzens nachweisbar. Ein Fluß über der Aortenklappe besteht zu diesem Zeitpunkt nicht. Das Flußprofil einer Mitralklappeninsuffizienz ist dadurch breiter als das einer Aortenklappenstenose.

Die Flußgeschwindigkeiten einer Mitralklappeninsuffizienz sind meistens höher als die einer Aortenklappenstenose, da der Druckunterschied in der Systole zwischen dem linken Ventrikel und dem linken Vorhof normalerweise größer ist als der Druckunterschied zwischen dem linken Ventrikel und der Aorta. Bei einer Mitralklappeninsuffizienz kann man meistens auch während der Diastole das normale Strömungsprofil über der Mitralklappe sehen.

4.1.3. Farb-Doppler-Echokardiographie bei Aortenklappenstenosen

Wegen oft erheblich vermehrter Störechos im Bereich der Aortenwurzel bzw. Aortenklappe, die durch Verkalkungen bzw. Fibrosierung der Klappe und der Aortenwurzel zu erklären sind, ist es häufig schwierig, bei höhergradigen Aortenklappenstenosen ein gutes Farb-Doppler-Signal zu bekommen. Es wird sogar vermutet, daß der Stenosegrad um so niedriger ist, je deutlicher die Farbcodierung des Aortenflusses ist (Kruck und Biamino, 1987).

Andere Autoren haben über den Vorteil der kombinierten Anwendung von Farb-Doppler-Echokardiographie und kontinuierlichem Doppler berichtet. So ließ sich in einer Studie bei 25 Patienten mit Aortenklappenstenose bei 18 dieser Patienten der kontinuierliche Doppler unter Farbkontrolle in den Austreibungsjet positionieren, um so den Spitzengradienten anhand des kontinuierlichen Spektrums zu berechnen. Hier wurde eine hohe Korrelation (r = 0,97) im Vergleich zu invasiv bestimmten Gradienten gefunden (Grube et al., 1986). Dabei ist anzumerken, daß bei 7 der 25 Patienten mit Aortenklappenstenose (28%) wohl keine verwertbare Doppler-Kurve zu bekommen war. In diesem Zusammenhang soll an die Möglichkeit der Schweregradbestimmung einer Aortenklappenstenose mit dem kontinuierlichen Doppler, auch ohne zweidimensionales Bild, erinnert werden. Wichtig ist es, von mehreren Schallpositionen aus (apikal, suprasternal und hoch rechtsparasternal) zu untersuchen, um die maximale Flußgeschwindigkeit nicht zu unterschätzen. Mit diesem Verfahren läßt sich bei etwa 90% aller Patienten eine gute Doppler-Registrierung erreichen, und man findet hier Korrelationen um etwa r = 0,91 (Curtius et al., 1985; Gabrielsen et al., 1986).

4.2. Angeborene subvalvuläre Aortenklappenstenose

Bei der angeborenen subvalvulären Aortenklappenstenose liegt eine Einengung des linksventrikulären Ausflußtraktes in Form einer fibrösen Membran (fibromuskuläre Leiste) oder eines fibromuskulären Tunnels vor. Dieses Krankheitsbild macht in der Kindheit etwa 10% aller Fälle von Stenosen im linksventrikulären Ausflußtrakt aus (Braunwald et al., 1963). Im Erwachsenenalter kommt dieses Krankheitsbild wesentlich seltener vor, hier überwiegen die obstruktiven Kardiomyopathien, bei denen eine muskuläre Einengung des linksventrikulären Cavums und Ausflußtraktes vorliegt (s. Kapitel 6, S. 177).

Die Diagnose einer angeborenen subvalvulären Aortenklappenstenose ist anhand der klinischen Kriterien sehr schwierig zu stellen. Die stenosierende Struktur kann meistens mit der zweidimensionalen Echokardiographie gut dargestellt werden (Weymann, 1979). Eine bevorzugte zweidimensionale Schallebene ist die parasternale Längsachse, in der man von der Kammerscheidewand ausgehend eine echodichte Struktur sehen kann, die in den linksventrikulären Ausflußtrakt hineinragt. Auch im apikalen Vier- bzw. Fünfkammerblick ist diese Struktur gut darzustellen, da sie senkrecht zur Schallrichtung steht.

In Abb. 4.16a ist links die zweidimensionale Längsachse dargestellt, in der man oberhalb der Mitralklappe im linksventrikulären Ausflußtrakt eine von der Kammerscheidewand ausgehende echodichte Struktur sieht (Pfeil); rechts ist ein eindimensionaler Sweep von apikalen zu basisnahen Herzabschnitten zu sehen. Die subvalvuläre Membran zeigt sich als echodichte Struktur zwischen der Kammerscheidewand und dem vorderen Mitralklappensegel im linksventrikulären Ausflußtrakt. Bei der eindimensionalen Darstellung ist unbedingt auf eine senkrechte Anlotung zu achten. Bei schräger Anlotung der Kammerscheidewand kann eine subvalvuläre Membran vorgetäuscht werden. Charakteristisch für eine subvalvuläre Aortenklappenstenose ist auch das Bewegungsmuster der Aortenklappensegel (s. Abb. 4.16b). Man sieht hier eine frühsystolische Schlußbewegung des rechtskoronaren vorderen Aortenklappensegels, im weiteren Verlauf der

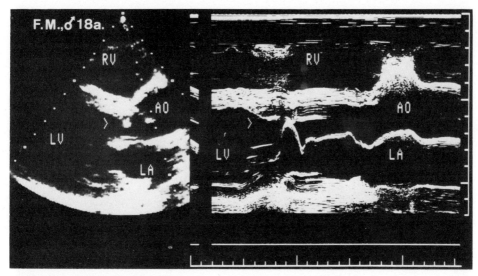

Abb. 4.16a. Patient mit subvalvulärer Aortenstenose. Zweidimensionale Längsachse mit eindimensionalem Sweep vom linken Ventrikel zur Basis. Auf Höhe der Mitralklappe ist eine Struktur zwischen der Mitralklappe und der Kammerscheidewand (Pfeil) zu sehen.

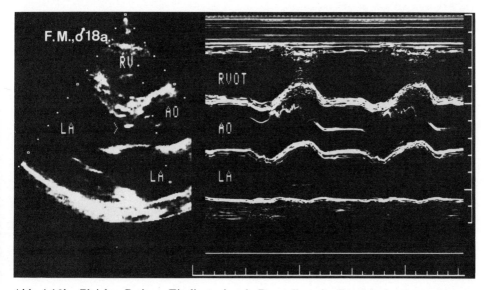

Abb. 4.16b. Gleicher Patient. Eindimensionale Darstellung im Bereich der Aortenklappe. Grobes systolisches Flattern der Aortenklappe als Hinweis auf Turbulenzen im linksventrikulären Ausflußtrakt-Aortenklappenbereich.

Systole weist das Aortenklappensegel ein grobes Flattern auf (Krueger et al., 1979).

Abb. 4.17a zeigt eine subvalvuläre Aortenklappenstenose, dargestellt in der zweidimensionalen parasternalen Längsachse sowie im eindimensionalen Sweep.

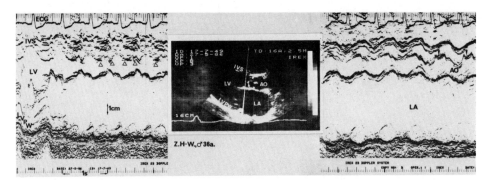

Abb. 4.17a. 36jähriger Patient mit subvalvulärer Aortenstenose. Sweep vom linken Ventrikel bis zur Basis hin, in der Mitte ist die zweidimensionale Längsachse zu sehen.

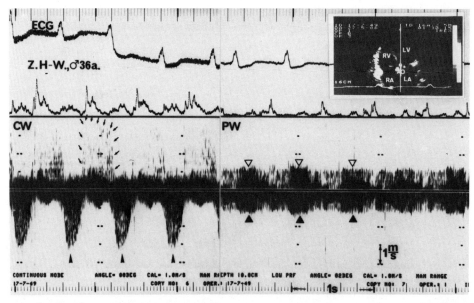

Abb. 4.17b. Gleicher Patient. Apikaler Fünfkammerblick des Flußprofils im linksventrikulären Ausflußtrakt bzw. über der Aortenklappe, *links* mit dem kontinuierlichen Doppler, *rechts* mit dem gepulsten Doppler und Lage des Meßvolumens im linksventrikulären Ausflußtrakt subaortal registriert.

Links im Bild sieht man im linksventrikulären Ausflußtrakt oberhalb der Mitralklappe, von der Kammerscheidewand ausgehend, vermehrte Echos. In der zweidimensionalen Darstellung ist diese echodichte Struktur im linksventrikulären Ausflußtrakt kurz unterhalb der Aortenklappe zu sehen (weißer Pfeil). Auf der rechten Bildseite ist die eindimensionale Darstellung im Bereich der Aortenklappensegel zu sehen (schwarzer Pfeil). Bei normaler Separation der Aortenklappensegel findet man eine frühsystolische Schlußbewegung des rechtskoronaren vorderen Aortenklappensegels als Hinweis auf einen gestörten Fluß über der Klappe.

In Abb. 4.17b ist im apikalen Fünfkammerblick zuerst (links im Bild) mit dem kontinuierlichen Doppler das Flußprofil im linksventrikulären Ausflußtrakt registriert. Während der Systole sieht man erhöhte Flußgeschwindigkeiten bis 3,2 m/s, entsprechend einem maximalen Druckgradienten von 41 mmHg. Während der Diastole ist ein energiearmer Reflux als Hinweis auf eine Aortenklappeninsuffizienz zu erkennen. Im rechten Teil der Abb. wird mit dem gepulsten Doppler im linksventrikulären Ausflußtrakt im Bereich der subvalvulären Membran registriert. Man sieht hier ein ausgeprägtes Aliasing-Phänomen als Hinweis darauf, daß die erhöhte Flußgeschwindigkeit diesem Bereich zuzuordnen ist.

Die kombinierte Anwendung von kontinuierlichem und gepulstem Doppler hat sich als zuverlässige Methode erwiesen, eine subvalvuläre von einer valvulären Aortenklappenstenose zu unterscheiden. Die mit dem kontinuierlichen Doppler gemessenen Druckgradienten zeigen eine gute Übereinstimmung mit den invasiv erhobenen Befunden (Hatle, 1981).

In der Literatur wurde auch ein Patient mit höhergradiger subvalvulärer Aortenstenose beschrieben, bei dem die Diagnose weder mit der linksventrikulären Lävokardiographie noch mit der zweidimensionalen Echokardiographie gestellt werden konnte. Auch die eindimensionale Darstellung ergab außer diskreten Echos im linksventrikulären Ausflußtrakt keine weiteren Hinweise für eine subvalvuläre bzw. valvuläre Aortenklappenstenose. Die Lokalisation des Druckgradienten konnte dann mit der kombinierten Anwendung von kontinuierlichem und gepulstem Doppler einer subvalvulären Membran zugeordnet werden (Kinney et al., 1985).

4.3. Angeborene supravalvuläre Aortenklappenstenose

Die supravalvuläre Aortenklappenstenose ist die seltenste Ursache einer Obstruktion des linksventrikulären Ausflußtraktes und stellt im Erwachsenenalter eine Rarität dar. Die Einengung der Aorta ascendens befindet sich meistens am oberen Rand des Sinus Valsalvae. Es können verschiedene Formen einer Einengung vorliegen, von einer fibrösen Membran über eine sanduhr- bis taillenförmige Einengung bis zu einer diffusen Hypoplasie der Aorta ascendens. Die Diagnose kann meistens gut mit der zweidimensionalen Echokardiographie in der parasternalen Längsachse sowie im apikalen Zweikammerblick (RAO-Äquivalent) bzw. von suprasternal gestellt werden (Weymann, 1979; Vogt et al., 1982).

Das zur Bestimmung des Druckgradienten notwendige Flußgeschwindigkeitsprofil kann aus apikaler und suprasternaler Schallposition registriert werden.

4.4. Aortenklappeninsuffizienz

Eine Aortenklappeninsuffizienz findet man bei Erkrankungen der Aortenklappensegel bzw. der Aortenwurzel. Normalerweise ist das Flächenverhältnis Aortensegel zu Aortenwurzel größer als 1,5, somit kommt es im geschlossenen Zustand zu einer gegenseitigen Überlappung der Aortenklappensegel. Durch den bindegewebigen Aufbau der halbmondförmigen Segel wird ein Prolaps derselben in den linksventrikulären Ausflußtrakt während der Diastole verhindert. Durch ein Mißverhältnis zwischen Aortenwurzelfläche und Aortenklappenoberfläche, z. B. durch eine Dilatation der Aortenwurzel bei Aortenaneurysma und Marfan-Syndrom, bei dem auch eine Störung der Bindegewebsstruktur der Segel zum Aortenklappenprolaps führen kann, oder durch narbige Verkleinerung der Aortenklappensegel als Folge einer rheumatischen Klappenerkrankung kann es zu einer Aortenklappeninsuffizienz kommen (Davis, 1985).

Besonders die zweidimensionale Echokardiographie hat sich als eine sehr gute Methode zur Klärung der Ursache einer Aortenklappeninsuffizienz erwiesen (Imaizumi et al., 1982; Depace et al., 1984). Dabei sollten unter anderem folgende Ursachen bei der zweidimensionalen Untersuchung entweder ausgeschlossen oder bestätigt werden: eine bikuspide Aortenklappe, fibrosierte bis verkalkte Aortenklappensegel als mögliche Hinweise auf eine abgelaufene rheumatische Erkrankung, Vegetationen der Aortenklappensegel, »floppy aortic valve«, Aortenklappenprolaps, ektatische bis aneurysmatische Erweiterungen der Aortenwurzel sowie eine subvalvuläre Aortenklappenstenose.

Bei 189 Patienten im Alter von 18–71 Jahren mit reiner Aortenklappeninsuffizienz, die zu einer Operation führte, lag bei 49% eine rheumatische Erkrankung zugrunde, während bei 51% verschiedene nichtrheumatische Erkrankungen eruiert wurden (Roberts et al., 1981). Bei Patienten mit einer akuten, operationsbedürftigen Aortenklappeninsuffizienz liegt als Ursache in über 90% der Fälle entweder ein dissezierendes Aortenaneurysma oder eine bakterielle Endokarditis vor (Lambertz et al., 1983). Wenn es um die Klärung der Ätiologie dieser Erkrankung geht, ist die ein- und zweidimensionale Echokardiographie anderen Untersuchungsmethoden überlegen.

Im Gegensatz zu den Aortenklappenstenosen, bei denen man bei der ein- und zweidimensionalen Echokardiographie direkte Hinweise wie eine verminderte Separation der Aortenklappentaschen (verminderte Öffnungsfläche) findet, bietet bei der Aortenklappeninsuffizienz die ein- und zweidimensionale Echokardiographie nur indirekte Hinweise (s. dazu Abb. 4.1, 4.28a, 4.29, 4.32 und 4.36a). Diese sind als Folgen der Volumenbelastung des linken Ventrikels anzusehen. So kommt es zu einer Vergrößerung der linksventrikulären Dimensionen. Durch die vermehrte Vordehnung des linken Ventrikels kommt es bei gesundem linksventrikulärem Myokard zu einer gesteigerten Kontraktilität. Bei schlechtem Zustand des linksventrikulären Myokards findet man eine verminderte Verkürzungsfraktion. Das echokardiographische Bild kann dem einer dilatativen Kardiomyopathie ähneln (McDonald, 1976).

Besonders die linksventrikuläre Dimension und Kinetik werden als ein Indikator für die Operationsbedürftigkeit des Vitiums benutzt. So deutet ein endsystolischer Durchmesser größer als 55 mm oder eine Verkürzungsfraktion kleiner als 25% auf ein erhöhtes Risiko hin, postoperativ einen kongestiven Herzfehler zu entwickeln. Die postoperative Letalität liegt in dieser Gruppe wesentlich höher als bei Patienten mit kleinerem systolischem Durchmesser und besserer Kontraktilität.

Es wurde empfohlen, die Operationsindikation zu stellen, wenn der endsystolische Durchmesser mehr als 55 mm beträgt, selbst wenn der Patient asymptomatisch ist. Bei asymptomatischen Patienten, bei welchen der endsystolische Durchmesser geringer als 50 mm war, wurden jährliche echokardiographische Untersuchungen empfohlen. Bei asymptomatischen Patienten mit endsystolischem Durchmesser zwischen 50 und 54 mm sollten echokardiographische Kontrolluntersuchungen alle 4–6 Monate durchgeführt werden (Henry et al., 1980; Kotler et al., 1980). Diese Zahlen sind als grobe Richtlinien anzusehen, wobei endgültige prognostisch zuverlässige Daten bisher weder für die ein- noch für die zweidimensionale Echokardiographie vorliegen. Es sind aber bereits Publikationen erschienen, die eine gute Prognose der Patienten mit Normalisierung der linksventrikulären Dimension schildern, bei denen präoperativ der linksventrikuläre enddiastolische Durchmesser größer als 55 mm war (Fioretti et al., 1983).

Als wichtigen weiteren indirekten Hinweis auf eine Aortenklappeninsuffizienz findet man während der Diastole ein feines Flattern (Oszillieren) des vorderen Mitralklappensegels (Pridie et al., 1971). Auch an der Kammerscheidewand können bei einigen Patienten während der Diastole feine Oszillationen zu sehen sein (Cope et al., 1975). Die Oszillationen im Bereich der Kammerscheidewand sind besonders bei Patienten mit morphologisch veränderter Mitralklappe von Bedeutung, bei denen die Klappe nicht oszillieren kann. In diesen Fällen kann auch eine gezielte Registrierung der Bewegung der Chordae tendineae weiterhelfen. Das diastolische Oszillieren wird wegen der besseren zeitlichen Auflösung am besten mit der eindimensionalen Echokardiographie beurteilt. Das feine Oszillieren ist ein sensitiver Indikator für eine Aortenklappeninsuffizienz, die Ätiologie und der Schweregrad können dadurch jedoch nicht beurteilt werden. Beim Fehlen von Oszillationen kann jedoch eine Aortenklappeninsuffizienz nicht ausgeschlossen werden, da ein Reflux vorliegen kann, der nicht die Mitralklappe bzw. die Kammerscheidewand trifft.

Durch den Reflux über der Aortenklappe kommt es zu einem Anstieg des linksventrikulären enddiastolischen Drucks. Bei akuter höhergradiger Aortenklappeninsuffizienz kann es dann zu einem vorzeitigen Schluß der Mitralklappe kommen, das heißt vor der R-Zacke im simultan mitregistrierten EKG. Dieser frühzeitige Schluß der Mitralklappe ist somit ein Hinweis auf eine hochgradige Aortenklappeninsuffizienz bei erhöhtem enddiastolischem Druck im linken Ventrikel (Pridie et al., 1971; Fox et al., 1977) (s. Abb. 4.36a, S. 141). Einen vorzeitigen Schluß der Mitralklappe findet man auch bei verlängerter AV-Überleitungszeit oder bei Fehlen eines Sinusrhythmus, ohne daß in diesem Fall eine Aortenklappeninsuffizienz vorhanden sein muß (Disessa und Hagen, 1981). Durch den vorzeitigen Schluß der Mitralklappe bei akuter hochgradiger Aortenklappeninsuffizienz kommt das Austin-Flint-Geräusch zustande (Botvinick et al., 1975). In seltenen Fällen mit hochgradiger Aortenklappeninsuffizienz mit extremer Erhöhung des linksventrikulären enddiastolischen Drucks kann es auch zu einer vorzeitigen Öffnung der Aortenklappensegel kommen (Weaver et al., 1977).

Bei der eindimensionalen Registrierung kann man bei Patienten mit Aortenklappeninsuffizienz manchmal eine Separation der Aortenklappensegel während der Diastole beobachten, die jedoch auch durch eine schräge Anlotung der Klappe vorgetäuscht sein kann. Auch durch die zweidimensionale Beurteilung der Klappe in der kurzen Achse läßt sich in einzelnen Fällen die Separation der Aortenklappensegel während der Diastole darstellen.

Durch die vermehrte Volumenbelastung des linken Ventrikels bei einer Aortenklappeninsuffizienz kommt es zu einer Hyperkinesie des linken Ventrikels, wie man sie auch bei einer Mitralklappeninsuffizienz findet. Durch das Betrachten des Bewegungsmusters der Kammerscheidewand kann man jedoch bei einigen Patienten die Ätiologie der Volumenbelastung differenzieren. Besonders bei Patienten mit Aortenklappeninsuffizienz kommt es häufig am Ende der Systole zu einer abrupten anterioren Bewegung der Kammerscheidewand mit darauffolgender posteriorer Bewegung in der folgenden Diastole (Feigenbaum, 1982). Dieses Bewegungsmuster kann wegen der besseren zeitlichen Auflösung am besten mit der eindimensionalen Methode beobachtet werden.

4.4.1. Doppler-echokardiographische Beurteilung der Aorteninsuffizienz

Mit der Möglichkeit des Nachweises eines Refluxes über der Aortenklappe steht eine sehr sensitive und spezifische Methode in der Diagnostik der Aortenklappeninsuffizienz zur Verfügung. Die Sensitivität und die Spezifität liegen beide sowohl mit dem gepulsten als auch mit dem kontinuierlichen Doppler-Verfahren um 90–100% (Esper, 1982; Diebold et al., 1983; Masuyama et al., 1986; Quinones et al., 1980; Richards et al., 1983; Toguchi et al., 1981; Wautrecht et al., 1984).

Bei Untersuchungen an Patienten mit angiographisch nachgewiesener Aortenklappeninsuffizienz ist die Doppler-Echokardiographie bezüglich Sensitivität anderen Methoden, wie z. B. Echokardiographie und Auskultation, deutlich überlegen, wobei die beiden letztgenannten Methoden wenigstens eine hohe Spezifität aufweisen (Saal et al., 1983; Ward et al., 1977).

Abb. 4.18 zeigt im linken Teil die eindimensionale Darstellung in Höhe der Mitralklappe bei einer Patientin mit höhergradiger Aortenklappeninsuffizienz. Die indirekten Zeichen der Aortenklappeninsuffizienz wie vergrößerter linker Ventrikel mit gesteigerter Kontraktilität, typisches Bewegungsmuster der Kammerscheidewand am Ende der Systole bzw. am Anfang der Diastole (offener Pfeil), eine feine Oszillation während der Diastole am vorderen Mitralklappensegel (AML) und der Kammerscheidewand (IVS), sind gut zu erkennen. Im rechten Bildteil ist das Strömungsprofil der Aortenklappeninsuffizienz mit dem kontinuierlichen Doppler von apikaler Schallposition zu sehen (kleine schwarze Pfeile).

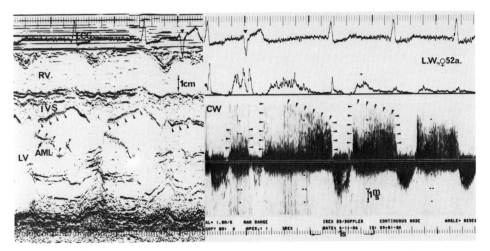

Abb. 4.18. 52jährige Patientin mit Aortenklappeninsuffizienz. *Links:* Eindimensionales Echokardiogramm im Bereich der Mitralklappe dargestellt. *Rechts:* Strömungsprofil registriert über der Aortenklappe von apikaler Schallposition aus, registriert mit dem kontinuierlichen Doppler. Die erste Diastole wird durch eine vorzeitig einfallende ventrikuläre Extrasystole (schwarze Dreiecke) verkürzt. (S. a. Abb. 4.22.)

Bei einer Aortenklappeninsuffizienz ist bei apikaler Schallposition während der Diastole die Blutströmung zum Schallkopf hin gerichtet. Da während der Diastole ein sehr hoher Druckgradient zwischen Aorta und linkem Ventrikel besteht, werden sehr hohe Flußgeschwindigkeiten registriert. Sowohl im rechten als auch im linken Teil der Abb. 4.18 ist zu sehen, wie die Diastole jeweils durch eine frühzeitig einfallende ventrikuläre Extrasystole (schwarzes Dreieck) verkürzt wird. Im Doppler-Spektrum erkennt man trotz guter Öffnung der Aortenklappe im zweidimensionalen Bild eine erhöhte Flußgeschwindigkeit während der Systole. Nach der ventrikulären Extrasystole sind die systolischen Flußgeschwindigkeiten durch die verlängerte Füllungs- und Regurgitationszeit im linken Ventrikel noch deutlich höher. Mit dem kontinuierlichen Doppler findet man bei einer Aortenklappeninsuffizienz sehr hohe Flußgeschwindigkeiten während der Diastole als Hinweis auf den großen Druckunterschied zwischen Aorta ascendens und linkem Ventrikel. Durch das Pendelblutvolumen sind auch die Flußgeschwindigkeiten während der Systole erhöht, wobei die maximale Flußgeschwindigkeit frühsystolisch erreicht wird. Dies ist ein wichtiges Kriterium zur Abgrenzung gegenüber einer hämodynamisch bedeutsamen Aortenklappenstenose.

Bei den meisten Patienten mit Aortenklappeninsuffizienz erhält man ein gutes kontinuierliches Spektrum von der apikalen Schallposition aus (apikaler Fünf- oder Zweikammerblick). Selten gelingt es auch von rechtsparasternaler Schallposition, das gesamte Strömungsprofil während der Regurgitation nachzuweisen, wobei hier ein negatives Strömungsprofil während der Diastole zu sehen ist (s. Abb. 4.19). Von suprasternaler Schallposition aus haben wir nur ganz vereinzelt in unserem eigenen Patientenkollektiv mit dem kontinuierlichen Doppler das

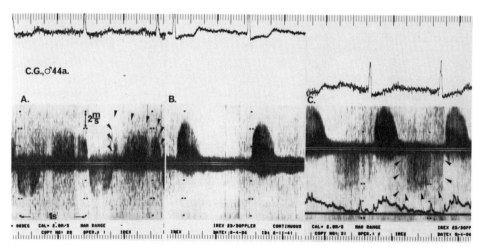

Abb. 4.19. 44jähriger Patient mit kombiniertem Aortenklappenvitium. Von suprasternaler (B) und rechtsparasternaler Schallposition (C) aus sind zufriedenstellende parabolische Strömungsprofile zum Schallkopf hin mit einer maximalen Flußgeschwindigkeit von 5 m/s (C) als Hinweis auf eine höhergradige Aortenklappenstenose zu sehen. Von apikaler Schallposition (Λ) aus ist ein systolischer Fluß vom Schallkopf weg erkennbar. Das Flußprofil ist in den oberen Abschnitten »unvollständig«, man sieht nur eine Flußgeschwindigkeit von etwa 3,7 m/s. Sowohl von apikaler (A) als auch von rechtsparasternaler Schallposition (C) aus ist ein diastolischer Fluß (kleine schwarze Pfeile) als Hinweis auf eine Aortenklappeninsuffizienz zu sehen.

komplette Strömungsprofil, das heißt die nach dem herrschenden Druckgradienten zu erwartenden Flußgeschwindigkeiten, registrieren können. Besonders mit dem gepulsten Doppler bieten sich mehrere Anschallpositionen an, wobei die apikalen und suprasternalen Schallpositionen am günstigsten einzustufen sind, da man hier relativ parallel zur Flußrichtung des Blutes liegt. Von apikaler Schallposition aus bekommt man mit dem gepulsten Doppler durch die hohen Flußgeschwindigkeiten häufig ein ausgeprägtes Aliasing-Phänomen (s. Abb. 4.35, S. 140). Auch von linksparasternal kann man sowohl in der parasternalen Längsachse als auch in der kurzen Achse den Reflux mit Hilfe des gepulsten Dopplers nachweisen. Da man hier mit dem Doppler-Meßvolumen senkrecht zur Flußrichtung liegt, werden im Spektrum positive und negative Flußgeschwindigkeiten während der Diastole registriert, die diesmal nicht allein durch ein Aliasing sondern auch durch vermehrte Turbulenzen zu erklären sind (s. Abb. 4.28b, S. 135 und Abb. 4.33, S. 139).

Das Audiosignal ist hier von linksparasternaler Schallposition durch die Turbulenzen auch wesentlich rauher als bei entsprechender Lage des Doppler-Meßvolumens von apikaler Schallposition aus. Auch von subkostaler Schallposition kann man das Strömungsprofil über der Aortenklappe registrieren und so eine Aorteninsuffizienz nachweisen. Unabhängig von der gewählten Schallposition sollte man zuerst das Doppler-Meßvolumen kurz unterhalb der Aortenklappe im linksventrikulären Ausflußtrakt plazieren. Wichtig ist es nachzuweisen, wie weit man den Reflux in den linken Ventrikel verfolgen kann, wobei man in mehreren Ebenen suchen muß, um das Ausmaß des Refluxes bzw. die Fläche des Refluxes festzuhalten.

Beginnt man im apikalen Vier- oder Fünfkammerblick, wird das gepulste Doppler-Meßvolumen im linksventrikulären Ausflußtrakt zwischen vorderem Mitralklappensegel und Kammerscheidewand plaziert, wobei darauf zu achten ist, daß man nicht den diastolischen Fluß durch die Mitralklappe mit einer Aortenklappeninsuffizienz verwechselt. Es wird dann medial des diastolischen Flusses durch die Mitralklappe und lateral von den niedrigfrequenten Signalen der Bewegung der Kammerscheidewand gesucht. In basisapikaler Richtung wird danach der linke Ventrikel systematisch abgesucht, wobei man darauf gefaßt sein muß, daß der Reflux in ganz unterschiedliche Richtungen gehen kann. Wichtig ist auch, daß man sich nicht durch die optimale zweidimensionale Darstellung ablenken läßt, da häufig trotz schlechter zweidimensionaler Darstellung ein gutes Doppler-Signal vorhanden ist.

Sehr wichtig ist es, das Audiosignal zu beurteilen, aus dem manchmal eine Aortenklappeninsuffizienz zu diagnostizieren ist, bevor es im Spektrum dargestellt werden kann.

Das Audiosignal ist beim gepulsten Doppler-Verfahren meistens durch die unterschiedlichen Richtungen des Regurgitationsflusses innerhalb des Meßvolumens relativ niedrigfrequent und rauh. Zur Differenzierung zwischen Reflux über der Aortenklappe und normalem Fluß über der Mitralklappe kann es sich lohnen, gleichzeitig die Amplitudendarstellung aufzuzeichnen, um Aortenklappenschluß und Mitralklappenöffnung zeitlich einordnen zu können. Der Reflux über der Aortenklappe fängt gleich nach Schluß der Aortenklappe an und ist somit schon in der isovolumetrischen Erschlaffungsphase des linken Ventrikels vor Öffnung der Mitralklappe vorhanden. Der Nachweis des frühen Refluxes kann somit von Wichtigkeit für das Stellen der Diagnose sein.

Die Flußgeschwindigkeiten, die bei einer Aorteninsuffizienz meßbar sind, sind normalerweise wesentlich höher als diejenigen über der Mitralklappe, selbst wenn eine höhergradige Mitralklappenstenose vorliegt. Besteht jedoch ein niedriger diastolischer Druck in der Aorta bzw. ein erhöhter linksventrikulärer enddiastolischer Druck, so sind die Flußgeschwindigkeiten durch den verminderten Druckgradienten zwischen Aorta und linkem Ventrikel geringer. Es kann dann in diesem Falle bei gleichzeitigem Vorliegen einer Mitralklappenstenose schwierig werden, beide Klappenfehler anhand der Flußgeschwindigkeiten allein zu differenzieren. Um so wichtiger ist dann die zeitliche Zuordnung von Flußphänomenen und Klappenschluß bzw. -öffnung (s. auch S. 64 u. Abb. 3.13, S. 66). Untersuchungen bei Patienten mit gleichzeitigem Vorliegen von Aortenklappeninsuffizienz und Mitralklappenstenose haben ergeben, daß die gepulste Doppler-Echokardiographie eine sehr gute Methode zur Sicherung der Diagnose darstellt (Gross et al., 1981; Saal et al., 1985).

Da die maximale Flußgeschwindigkeit am Anfang der Diastole nur ein Ausdruck des maximalen Druckgradienten zwischen Aorta ascendens und linkem

Ventrikel ist, sagt dieser Wert nichts über den Schweregrad der Aortenklappeninsuffizienz aus. Je nachdem, wie der Druckunterschied zwischen Aorta und linkem Ventrikel sich während der Diastole verhält, kommt es zu einem mehr oder weniger starken Abfall der Flußgeschwindigkeit bis zur erneuten Öffnung der Aortenklappe. Durch Kenntnis des diastolischen Blutdrucks und der Flußgeschwindigkeit am Ende der Regurgitation kann man den Druck im linken Ventrikel zum Zeitpunkt der Enddiastole berechnen. Nach der modifizierten Bernoulli-Gleichung (= 4 × Flußgeschwindigkeit zum Quadrat) wird anhand der enddiastolischen Flußgeschwindigkeit der Druckunterschied über der Aortenklappe bestimmt. Den linksventrikulären enddiastolischen Druck erhält man dann durch Subtraktion dieses Wertes vom diastolischen Blutdruck, der durch eine normale Blutdruckmessung zu gewinnen ist.

Normalerweise beträgt der enddiastolische Druck im linken Ventrikel weniger als 12 mmHg. Durch eine schräge Anlotung des Doppler-Strahls zur Flußrichtung des Blutes kommt es schnell zu einer Unterschätzung der Flußgeschwindigkeit (s. S. 7), und somit potenziert sich die Unterschätzung der dadurch zu berechnenden Druckgradienten. Bei vielen Patienten ist die exakte Bestimmung der Flußgeschwindigkeit am Ende der Diastole schwierig. Geringere Schwankungen können zu erheblichen Druckunterschieden führen, die den klinischen Nutzen der Bestimmung des linksventrikulären enddiastolischen Drucks erheblich einschränken.

Diese Methode hilft vielleicht in der Betreuung einiger Patienten weiter, auch bezüglich des therapeutischen Konzepts ist das Verstehen dieser Mechanismen von Wichtigkeit.

Aus Abb. 4.18 (s. S. 123; s. a. Abb. 4.14, S. 113) ist zu ersehen, wie die Flußgeschwindigkeiten am Ende des Refluxes postextrasystolisch im Vergleich zu Normalschlägen vermindert sind und somit auf eine Erhöhung des enddiastolischen Drucks des linken Ventrikels bei Verlängerung der Diastolendauer hinweisen.

Bei Patienten mit Aortenklappeninsuffizienz wird durch eine Erhöhung der Herzfrequenz der enddiastolische Druck im linken Ventrikel gesenkt, wodurch eine Besserung des klinischen Zustands erreicht werden kann. Ebenso kommt es durch eine medikamentöse Senkung des Afterloads (besonders des diastolischen Blutdrucks) zu einer Verkleinerung des Druckgradienten zwischen Aorta und linkem Ventrikel während der Diastole mit entsprechender Verkleinerung des Regurgitationsvolumens, wodurch ebenfalls eine Besserung der klinischen Symptomatik erreicht wird.

4.4.2. Doppler-echokardiographische Beurteilung des Schweregrades einer Aorteninsuffizienz

1. Intensität der Doppler-Signale: Je hochgradiger die Aortenklappeninsuffizienz ist, um so stärker sind bei guter Anlotung die registrierten Doppler-Signale in der Spektralkurve. Die Intensität der Spektralkurve ist proportional zu der Anzahl der Erythrozyten, die sich mit einer bestimmten Geschwindigkeit bewegen. Bei geringgradiger Aortenklappeninsuffizienz können ganz energiearme Signale vorhanden sein, die man nur mit voll aufgedrehter Verstärkung (compression) und ohne Zurücknehmen der Hintergrundgeräusche (ohne reject) registrieren kann.

Bei einer sehr energiearmen Regurgitation kann es ratsam sein, eine Doppler-Sonde ohne zweidimensionales Bild zu benutzen, da diese (besonders mit dem gepulsten Doppler) energiearme Signale besser erfassen kann als Duplex-Systeme (2D + Doppler).

Die Beurteilung der Intensität reicht aber nur aus für eine grobe Einschätzung des Schweregrades. Bei geringer Aorteninsuffizienz ist das Audiosignal sensitiver als die Aufzeichnung der Spektralkurve.

2. Schweregradbeurteilung anhand des Strömungsprofils, registriert mit dem kontinuierlichen Doppler-Verfahren: Die Sensitivität und Spezifität des kontinuierlichen Dopplers bezüglich der Erfassung einer Aortenklappeninsuffizienz hat

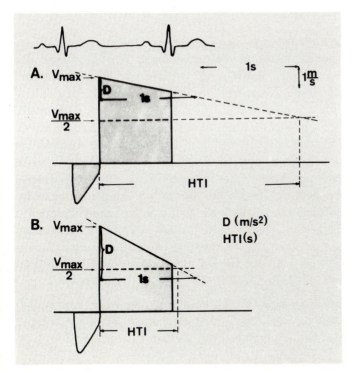

Abb. 4.20. Schweregradbeurteilung einer Aortenklappeninsuffizienz anhand des kontinuierlichen Doppler-Spektrums der Regurgitation, registriert von apikaler Schallposition aus. Beispiel A: Befund bei einer leichtgradigen, Beispiel B: Befund bei einer höhergradigen Aortenklappeninsuffizienz. Dargestellt ist die Ermittlung der Zeit vom Abfall der maximalen Flußgeschwindigkeit auf die Hälfte (half time index = HTI) und die Berechnung der Dezeleration (D = Abfall der Flußgeschwindigkeit pro Sekunde) anhand des diastolischen Abfalls des Flußprofils. Mit Zunahme der Aortenklappeninsuffizienz kommt es zu einer Zunahme der Dezeleration und zu einer Verkürzung des HTI. [Nach (45).]

sich als gleich gut wie die des gepulsten Doppler-Verfahrens erwiesen. Anhand des kontinuierlichen Doppler-Spektrums, das am besten von apikaler Schallposition aus darzustellen ist, läßt sich die Zeit vom Abfall der maximalen Flußgeschwindigkeit auf die Hälfte (»half time«-Index = HTI) sowie der Kurvenslope (Dezeleration = D, Flußgeschwindigkeitsabfall pro Sekunde = m/s^2) berechnen (s. Abb. 4.20). In einer Studie an 32 Patienten mit Aortenklappeninsuffizienz ließ sich bei 30 Patienten eine gute Registrierung mit dem kontinuierlichen Doppler von apikaler Schallposition erzielen (Masuyama et al., 1986).

Bei zunehmendem Schweregrad der Aortenklappeninsuffizienz, beurteilt mit der Angiographie, kam es zu einer Verlängerung des Kurvenslopes (r = 0,79) und zu einer Abnahme des »half time«-Indexes (r = −0,89). Der »half time«-Index, der nur vom Winkel zwischen Doppler-Strahl und Flußrichtung des Blutes abhängig ist, stellt somit einen Parameter zur Schweregradbeurteilung einer Aortenklappeninsuffizienz dar.

Die Benutzung dieser Methode wird nicht vom gleichzeitigen Vorliegen eines anderen Klappenvitiums, wie z. B. einer Aortenstenose oder einer Mitralstenose, beeinflußt (Masuyama et al., 1986).

3. Mapping des Refluxes mit dem gepulsten Doppler: Ein Mapping des Refluxes mit dem gepulsten Doppler kann sowohl von parasternaler Schallposition in der Längsachse als auch in der kurzen Achse sowie von apikaler Schallposition im Vier-, Fünf- und Zweikammerblick durchgeführt werden. Durch die Beurteilung der Ausdehnung des Refluxes kann man eine Schweregradbeurteilung vornehmen. Bei diesem Vorgehen ist es sehr wichtig daran zu denken, daß es sich hier um eine dreidimensionale Größe handelt und daß man deshalb sorgfältig die Ausdehnung in verschiedenen Schnittebenen von der Aortenklappe Richtung Apex untersuchen muß. Es sind drei Schweregrade zu unterscheiden: Eine leichtgradige Aortenklappeninsuffizienz liegt vor, wenn der Reflux nur kurz unterhalb der Aortenklappe im linksventrikulären Ausflußtrakt zu finden ist. Eine mittelgradige Aortenklappeninsuffizienz besteht, wenn der Reflux bis zur Spitze der geöffneten Mitralklappe zu verfolgen ist, und eine hochgradige Aortenklappeninsuffizienz liegt vor, wenn der Reflux unterhalb der Mitralklappe nachzuweisen ist (Ciobanu et al., 1980; Ciobanu et al., 1982; Bommer et al., 1981).

In den beiden folgenden Abb. ist in der parasternalen Längsachse (Abb. 4.21 a) sowie im apikalen Fünfkammerblick (Abb. 4.21 b) schematisch dargestellt, wie mit dem gepulsten Doppler der Schweregrad beurteilt werden kann (nach Ciobanu et al., 1982).

In der Originalarbeit von Ciobanu et al. (1982) fand sich eine gute Übereinstimmung zwischen einer dreiteiligen Schweregradbeurteilung mit Hilfe der Angiographie und dem gepulsten Doppler-Verfahren. Von den 27 untersuchten Patienten hatten 25 auch eine zusätzliche Aortenklappenstenose und/oder Mitralklappenerkrankung. Die Untersuchung wurde von parasternaler Schallposition aus in der Längsachse durchgeführt, d. h., es wurde nur eine Ebene berücksichtigt. Durch Benutzung dreier verschiedener kurzer Ebenen ist es möglich, den Reflux im

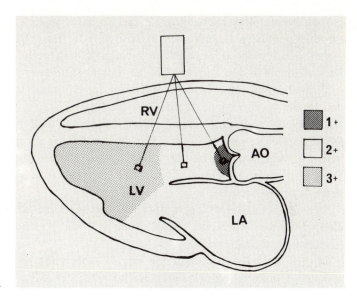

Abb. 4.21 a.

Abb. 4.21 b.

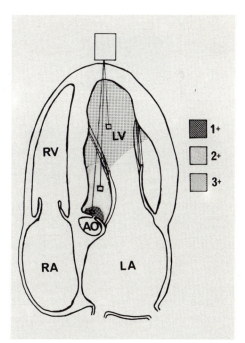

Abb. 4.21 a und b. Beurteilung des Schweregrades einer Aortenklappeninsuffizienz mit
dem gepulsten Doppler von parasternaler
(4.21 a) und apikaler (4.21 b) Schallposition.
[Nach (10).]

gesamten linksventrikulären Ausflußtrakt von der Aortenklappe bis zur Papillarmuskelebene zu verfolgen, um so die Ausdehnung des Refluxes in mehreren
Ebenen zu bestimmen (Bommer et al., 1981). Am einfachsten ist es, die Methode
von einer apikalen Schallposition aus anzuwenden, wobei man im apikalen Fünf-,
Vier- und Zweikammerblick beschallt. Wenn man mit dem kontinuierlichen

Doppler von apikaler Schallposition aus ein gutes Signal erhalten hat, kann man es mit dem gepulsten Doppler schrittweise von der Basis Richtung Apex verfolgen, wobei dabei mehr oder weniger geringe Korrekturen der Lage des Doppler-Meßvolumens in den anderen Ebenen durchgeführt werden müssen.

Problematisch kann es sein, besonders im mittleren Teil des linken Ventrikels den Reflux zu verfolgen, da man hier häufig gleichzeitig auch einen Fluß von der Mitralklappe registrieren kann. Dieses Problem wird noch größer, wenn eine Mitralklappenstenose vorliegt. Da sich der Reflux in einem dreidimensionalen Raum bewegt, kann es häufig schwierig sein, diesen voll zu erfassen, besonders wenn er nicht in der eingestellten Ebene verläuft bzw. von der Kammerscheidewand beeinflußt wird.

Das gleichzeitige Vorliegen einer Mitralklappeninsuffizienz oder einer Aortenklappenstenose hat keine Auswirkung auf die Genauigkeit dieser Methode (Ciobanu et al., 1982).

In Abb. 4.22 (gleiche Patientin wie in Abb. 4.18) ist zu sehen, wie man im apikalen Fünfkammerblick einen Reflux über der Aortenklappe von den basisnahen bis zu den apikalen Teilen des linken Ventrikels verfolgen kann.

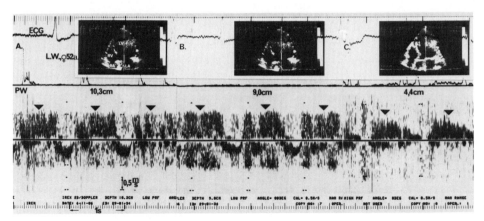

Abb. 4.22. Mapping einer Aortenklappeninsuffizienz im apikalen Fünf- und Vierkammerblick.

4. Bestimmung der Regurgitationsfraktion mit Hilfe der zweidimensionalen Doppler-Echokardiographie: Mit Hilfe des Herzminutenvolumens, bestimmt mit einer invasiven Methode, oder mit Hilfe des Doppler-echokardiographisch bestimmten Flußminutenvolumens über einer nichtinsuffizienten Pulmonalklappe, läßt sich die Regurgitationsfraktion über der Aortenklappe durch das Messen des diastolischen Flußminutenvolumens über der Aortenklappe bestimmen (Goldberg und Allen, 1985; Kitabatake et al., 1985). Das Prinzip dieser Methode ähnelt dem der invasiven Bestimmung (Sandler et al., 1963).

Der Fluß über Aorten- und Pulmonalklappe kann berechnet werden durch das Produkt des systolischen Integrals der Flußkurve und der Fläche des links- bzw.

rechtsventrikulären »Ausflußtraktes« (Aorten- bzw. Pulmonaliswurzel). Anhand des Flusses über der Pulmonalklappe (PF) und des Flusses über der Aortenklappe (AF) kann man so die Regurgitationsfraktion (RF) über der Aortenklappe berechnen:

$$RF (\%) = (AF - PF)/AF \times 100. \tag{1}$$

Im Vergleich zu der invasiv bestimmten Regurgitationsfraktion fand sich besonders bei Patienten ohne Mitralklappeninsuffizienz eine gute Korrelation (r = 0,96). Bei Patienten mit gleichzeitigem Vorliegen einer Mitralklappeninsuffizienz war die Korrelation etwas schlechter (r = 0,80). Die Doppler-echokardiographisch bestimmte Regurgitationsfraktion kann mit Vorteil besonders bei Patienten ohne Mitralklappeninsuffizienz eingesetzt werden (Kitabatake et al., 1985).

5. Beurteilung des Schweregrades einer Aortenklappeninsuffizienz durch das Verhältnis zwischen Vorwärts- und Rückwärtsfluß in der Aorta ascendens und der Aorta descendens: Bei Normalpersonen findet sich am Anfang der Diastole eine kurze Flußumkehr, die durch den Fluß zurück in die Herzkranzgefäße während der Diastole zu erklären ist. Bei zunehmender Aortenklappeninsuffizienz kommt es zu einer Zunahme der Flußumkehr, wobei der Reflux während der gesamten Diastole nachweisbar ist.

Das Verhältnis zwischen Vorwärtsflußfläche und Rückwärtsflußfläche bzw. Vorwärtsfluß- und Rückwärtsflußgeschwindigkeit (bestimmt sowohl mit dem gepulsten als auch mit dem kontinuierlichen Doppler) in der Aorta ascendens und in der Aorta descendens stimmt relativ gut überein mit dem invasiv bestimmten Regurgitationsvolumen. Die Methode ist jedoch nicht verwendbar, wenn gleichzeitig eine Aortenklappenstenose vorliegt (Diebold et al., 1983; Quinones et al., 1980).

Geringere Aortenklappeninsuffizienzen können mit dieser Methode übersehen werden. Die Spezifität der Methode ist bei gleichzeitigem Vorliegen eines persistierenden Ductus arteriosus Botalli, eines aortopulmonalen Fensters oder einer Blalock-Taussig-Anastomose gering, da bei diesen Krankheitsbildern auch eine diastolische Flußumkehr beobachtet wird (Hatle und Angelsen, 1985). Mit dieser Methode ergibt sich eine gewisse Unsicherheit bei geringen Aortenklappeninsuffizienzen, des weiteren liegt eine deutliche Überlappung zwischen den einzelnen Stadien vor. Die Methode eignet sich am besten, um höhergradige Aortenklappeninsuffizienzen von geringgradigen zu unterscheiden (Nakayama et al., 1983).

6. Subkostale Bestimmung des Flußprofils in der Aorta abdominalis: Durch Bestimmung des Flußprofils in der Aorta abdominalis von subkostaler Schallposition aus kann man Patienten mit hochgradiger Aortenklappeninsuffizienz von Patienten mit leicht- bis mittelgradiger Aorteninsuffizienz anhand eines holodiastolischen retrograden Flusses differenzieren, vorausgesetzt, daß kein Links-Rechts- bzw. aortopulmonales Shuntvitium vorliegt (Takenaka et al., 1986).

4.4.3. Farb-Doppler-Echokardiographie bei Aortenklappeninsuffizienz

Durch die Möglichkeit der Darstellung der Flußphänomene innerhalb des zweidimensionalen Bildes im farbcodierten Echtzeitverfahren läßt sich eine Aortenklappeninsuffizienz mit hoher Sensitivität und Spezifität nachweisen. In einer Studie an 44 Patienten fand man eine Sensitivität von 100% und eine Spezifität von 97%. Dabei wurde ein Patient wegen erhöhter spätsystolischer Flußgeschwindigkeiten mit dadurch aufgetretenem Aliasing-Phänomen, das als Aorteninsuffizienz interpretiert wurde, falsch eingestuft (Becher et al., 1987). In den 24 Fällen, bei denen eine angiographisch gesicherte Aorteninsuffizienz vorlag, ergab der Vergleich der semiquantitativen Beurteilung des Schweregrades anhand von Farb-Doppler-Echokardiographie und Angiographie eine Übereinstimmung in 18 von 24 Fällen, in den anderen 6 Fällen betrug der Unterschied nur einen Schweregrad (Becher et al., 1987).

Die semiquantitative Schweregradbeurteilung erfolgt wie mit dem gepulsten Doppler-Verfahren (s. Abb. 4.21, S. 129). der Vorteil der Farb-Doppler-Echokardiographie ist hier, wie bei der Mitralklappeninsuffizienz, daß die Flußphänomene sofort darstellbar sind und daß man so die Untersuchungszeit erheblich verkürzen kann.

In Abb. 4.23a (s. S. 292) ist rechts die Farb-Doppler-echokardiographische Darstellung einer Aortenklappeninsuffizienz im apikalen Fünfkammerblick zu sehen. Das zweidimensionale Bild ist am Ende der Diastole gestoppt. Man sieht noch den von der Aorta ausgehenden Reflux an der Mitralklappe vorbei Richtung laterale/apikale Wand des linken Ventrikels sich ausdehnen. Im Bereich der Aortenwurzel ist ein mosaikartiges Strömungsphänomen mit Umschlag in Orange bis Rot im Bereich der Herzspitze zu sehen. Hier liegt wahrscheinlich eine Strömungsumkehr zu den basisnahen Herzabschnitten vor und somit ein Farbumschlag in Blau bis leicht Grün. Im linken Teil der Abbildung ist unten die eindimensionale Farb-Doppler-Echokardiographie dargestellt, die entsprechende Spektralkurve der gepulsten Doppler-Echokardiographie ist oben zu sehen.

Abb. 4.23b (s. S. 292) zeigt die entsprechende Untersuchung mit der kombinierten Farb-Doppler-Echokardiographie und dem kontinuierlichen Doppler-Verfahren. Im linken oberen Teil sieht man die charakteristische Spektralkurve einer Aortenklappeninsuffizienz mit hohen, zum Schallkopf hin gerichteten Flußgeschwindigkeiten (bis 4,5 m/s).

In Abb. 4.24 (s. S. 293) wird in der parasternalen Längsachse mit der kombinierten zwei- und eindimensionalen Farb-Doppler-Echokardiographie der Befund einer Patientin mit mittelgradiger Aortenklappeninsuffizienz gezeigt. Im zweidimensionalen Bild (rechts) sieht man, wie die Regurgitationswolke von der Aortenwurzel aus in den linken Ventrikel die Mitralklappe entlangschießt, in einem mosaikartigen Farbgemisch von Grün-Orange und Blau. In der eindimensionalen Darstellung, links im Bild auf Höhe der Mitralklappe sind die entsprechenden Farbsignale zum Zeitpunkt der Diastole am vorderen Mitralklappensegel zu sehen.

In Abb. 4.25 (s. S. 293) ist die parasternale Längsachse bei einer 58jährigen Patientin mit gering- bis mittelgradiger Aortenklappeninsuffizienz sowie kombiniertem Mitralklappenvitium zu sehen. Im rechten Teil, zum Zeitpunkt der Diastole, ist eine bläulich-grüne Regurgitationswolke im linksventrikulären Ausflußtrakt zwischen Kammerscheidewand und Mitralklappe zu sehen. Zwischen den Mitralklappensegeln ist eine relativ schmale rötlich-orange Farbwolke als Hinweis auf erhöhte Flußgeschwindigkeiten zu beobachten. Im linken Teil, zum Zeitpunkt der Systole, ist eine mosaikartige Regurgitationswolke von der Mitralklappe aus bis zum mittleren Teil des linken Vorhofes zu verfolgen.

In Abb. 4.26 (s. S. 294) ist die kombinierte Anwendung von zweidimensionaler Farb-Doppler-Echokardiographie und kontinuierlichem Doppler bei einer Patientin mit Aortenklappeninsuffizienz und Mitralklappenstenose zu sehen. Rechts sieht man zwei mosaikartige Flußwolken, die eine von der Mitralklappe (MV), die andere von der Aorta (AO) ausgehend. Der Doppler-Strahl des kontinuierlichen Dopplers wird hier gezielt in den Bereich der Flußwolke, die von der Aortenwurzel ausgeht, hineingelegt. Links oben ist die Spektralkurve einer typischen Aortenklappeninsuffizienz dargestellt.

4.5. Aortenklappenprolaps

Bei Aortenklappenprolaps liegt eine myxomatöse degenerative Veränderung der Klappe ohne entzündliche Komponente vor. Häufig findet man gleichzeitig eine Dilatation der Aortenwurzel. Auch ohne Dilatation der Aortenwurzel kann es zu einer Aortenklappeninsuffizienz kommen. Die Ursache einer Aortenklappeninsuffizienz sollte mit Hilfe der zweidimensionalen Darstellung sorgfältig überprüft werden, besonders wenn kein anderer Erkrankungsgrund (z. B. rheumatische Klappenerkrankungen, Klappenendokarditis u. a.) vorliegt (Belliti et al., 1985; Woldow et al., 1985).

Bei 2000 konsekutiv durchgeführten zweidimensionalen Echokardiographien fand sich in 24 Fällen ein Aortenklappenprolaps (1 bis 2%). Besonders bei gleichzeitigem Vorliegen einer bikuspiden Klappe kommt es häufig zu einer Aortenklappeninsuffizienz. Bei der Kombination von Aortenklappenprolaps mit höhergradigem Mitralklappenprolaps findet sich eher selten eine Regurgitation über der Aortenklappe (Shapiro et al., 1985).

In Abb. 4.27a ist die zweidimensionale parasternale Längsachse bei einem jungen Patienten mit ausgeprägtem Prolaps der Aortenklappe und sekundärer Aortenklappeninsuffizienz zu sehen. Man erkennt eine deutliche Verlagerung der Aortenklappensegel unterhalb der Ansatzpunkte der Klappe an den Aortenwurzelwänden.

In Abb. 4.27b (gleicher Patient) sieht man im apikalen Fünfkammerblick, wie der Reflux mit dem gepulsten Doppler ca. 2 cm unterhalb der Aortenklappe nachgewiesen werden kann.

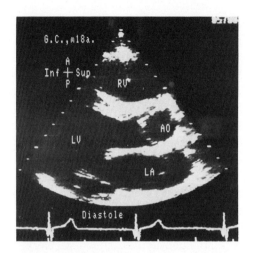

Abb. 4.27 a. 18jähriger Patient mit Aortenklappeninsuffizienz bei Aortenklappenprolaps. Zweidimensionale Darstellung in der
parasternalen Längsachse.

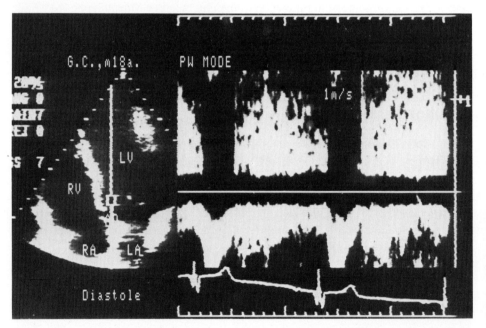

Abb. 4.27 b. Apikaler Fünfkammerblick. Mit dem gepulsten Doppler mit Lage des
Meßvolumens (kleines Quadrat) kurz unterhalb der Aortenklappenebene im linksventrikulären Ausflußtrakt erkennt man einen deutlichen diastolischen Reflux.

Auch in Abb. 4.28 a sind die zweidimensionale Längsachse sowie entsprechende
eindimensionale Darstellungen in Höhe der Aortenklappe, der Mitralklappe und
des linken Ventrikels bei einem Patienten mit Aortenklappenprolaps und sekundärer mittelgradiger Aortenklappeninsuffizienz zu sehen. Die rechte Bildhälfte
enthält eine eindimensionale Darstellung durch die Aortenwurzel kurz unterhalb
der Ansatzpunkte der Aortenklappe. Die Aortenklappe ist nur während der

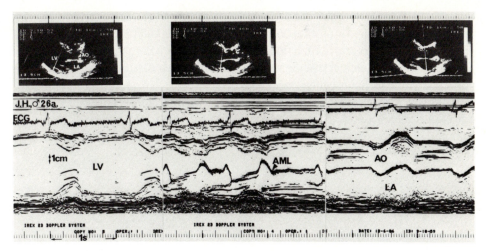

Abb. 4.28 a. 26jähriger Patient mit Prolaps der Aortenklappe und Aortenklappeninsuffizienz. In der parasternalen zweidimensionalen Längsachse *(oben)* ist markiert, wo die entsprechenden eindimensionalen Darstellungen *(unten)* registriert wurden.

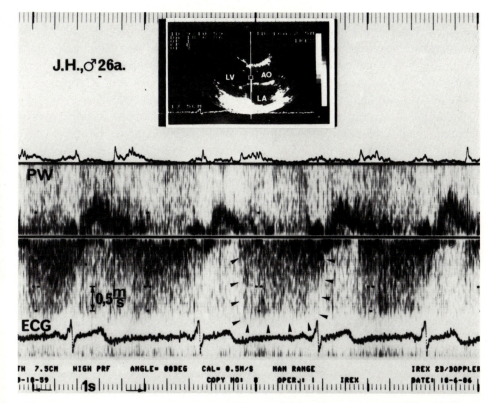

Abb. 4.28 b. In der parasternalen Längsachse ist das Strömungsmuster im linksventrikulären Ausflußtrakt mit dem gepulsten Doppler (Meßvolumen kleines Quadrat) dargestellt.

Diastole in Form von zwei parallelen Linien in der Mitte der Aortenwurzel zu erkennen. Wir finden indirekte Zeichen einer Aortenklappeninsuffizienz: einen vergrößerten hyperkontraktilen linken Ventrikel mit charakteristischem Bewegungsmuster der Kammerscheidewand sowie ein feines diastolisches Flattern des vorderen Mitralklappensegels.

In Abb. 4.28 b (gleicher Patient) ist zu sehen, wie mit dem gepulsten Doppler in der parasternalen Längsachse auf Höhe der Mitralklappe vermehrte Turbulenzen während der Diastole als Hinweis auf eine Aortenklappeninsuffizienz nachgewiesen werden können.

4.6. Aortenklappenendokarditis

In der echokardiographischen Diagnostik der Aortenklappenendokarditis ist die zweidimensionale Methode der eindimensionalen bezüglich Sensitivität und Spezifität überlegen (Wann et al., 1979). Die Sensitivität mit der zweidimensionalen Methode liegt im Bereich von 80–90% (Wann et al., 1979; Davis et al., 1980; Strom, 1982).

Mit der eindimensionalen Methode lassen sich Vegetationen der Aortenklappe in etwa 40–80% der Fälle nachweisen (Martinez et al., 1974; Reifart et al., 1982). Bei guten Schallverhältnissen sollte es möglich sein, Vegetationen mit einer Größe ab 2 mm nachzuweisen. Schwierig wird dies besonders bei morphologisch veränderten Klappen. Vegetationen der Aortenklappe führen häufig zu einer Linksherzinsuffizienz sowie zu peripheren Embolien, wobei dann ein Klappenersatz notwendig werden kann (Sheikh et al., 1981).

Die Letalität der Patienten mit Endokarditis der Aortenklappe ist höher als bei denjenigen mit Endokarditis der Mitral- oder Trikuspidalklappe. Größere Vegetationen führen häufiger zur Linksherzdekompensation und zum Tod (Stewart et al., 1980). Auch nach medikamentöser Therapie kommt es häufig zu keiner Verkleinerung der Vegetationen, so daß echokardiographische Verlaufsbeobachtungen überwiegend dazu dienen, die hämodynamischen Folgen einer Aortenklappeninsuffizienz auf den linken Ventrikel zu kontrollieren. Problematisch ist es auch, nach klinischem Abheilen von Endokarditiden einen erneuten Befall der gleichen Klappe echokardiographisch zu diagnostizieren, da durch den einmaligen Befall die Klappe morphologisch verändert ist. Auch diskrete Verkalkungen der Aortenklappensegel können ein echokardiographisches Bild verursachen, das von einer Vegetation nicht differenziert werden kann. Entscheidend für die Beurteilung ist die richtige Einstellung der Verstärkerregelung des Echogerätes, wobei Komplikationen einer Endokarditis, wie Aortenring- und Septumabszesse, fast ausschließlich bei niedriger Verstärkereinstellung diagnostiziert werden können.

Abb. 4.29 zeigt einen eindimensionalen Sweep bei einem Patienten mit Aortenklappeninsuffizienz, verursacht durch eine akute Aortenklappenendokarditis. Man sieht weiche, zottige Echos im Bereich der Aortenklappe, die während der

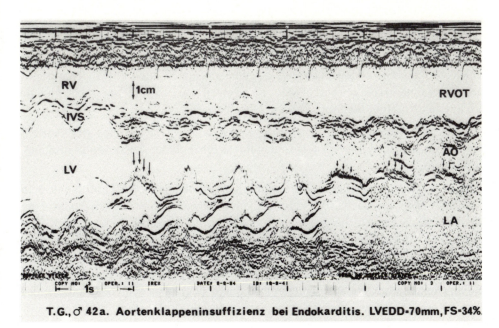

T.G., ♂ 42a. Aortenklappeninsuffizienz bei Endokarditis. LVEDD-70mm, FS-34%

Abb. 4.29. 42jähriger Patient mit Aortenklappenendokarditis und sekundärer Aortenklappeninsuffizienz, eindimensionaler Sweep.

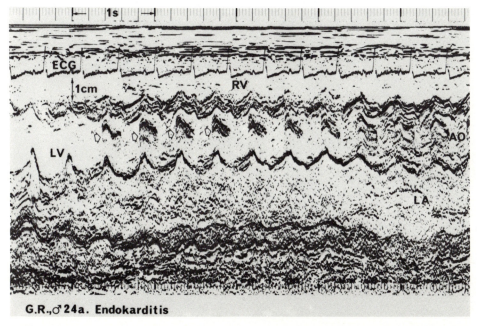

G.R., ♂ 24a. Endokarditis

Abb. 4.30. 24jähriger Patient mit größeren Vegetationen im Bereich der Aortenklappe, die während der Diastole in den linksventrikulären Ausflußtrakt prolabieren (Pfeile).

Diastole in den linksventrikulären Ausflußtrakt prolabieren (kleine senkrechte Pfeile). Als indirektes Zeichen der Aortenklappeninsuffizienz besteht ein ausgeprägtes Flattern des vorderen Mitralklappensegels sowie eine Dilatation des linksventrikulären enddiastolischen Durchmessers auf 70 mm mit Hyperkontraktilität der Kammerscheidewand und der linksventrikulären Hinterwand. Die globale Verkürzungsfraktion liegt mit 34% im Normbereich.

Auch die Abb. 4.30 zeigt ausgeprägte Vegetationen im Bereich der Aortenklappe, die während der Diastole in den linksventrikulären Ausflußtrakt prolabieren (Pfeile).

In Abb. 4.31 wird bei einer Patientin mit Aortenklappenendokarditis mit dem gepulsten Doppler das Strömungsprofil unterhalb der Aortenklappe sowie im linksventrikulären Ausflußtrakt im apikalen Fünfkammerblick registriert. Die Grundlinie ist ganz nach oben verschoben, damit man das Flußprofil während Systole und Diastole registrieren kann. Während der Diastole sieht man von oben nach unten (Fluß vom Schallkopf weg) relativ hohe Flußgeschwindigkeiten, wobei die maximale Flußgeschwindigkeit etwa 2 m/s übersteigt und am Anfang der Systole erreicht wird. Danach kommt es zu einer schnellen Reduktion der Flußgeschwindigkeiten. Gleich nach Schluß der Klappe und Sistieren des systolischen Flusses kommt es zu einem breiten Flußprofil von unten nach oben (zum Schallkopf hin) als Hinweis auf einen Reflux über der Aortenklappe.

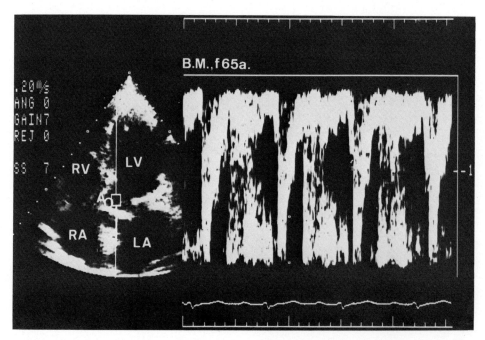

Abb. 4.31. Apikaler Vierkammerblick bei einer Patientin mit Aortenklappeninsuffizienz bei Endokarditis. Lage des Meßvolumens (kleines Quadrat) des gepulsten Dopplers.

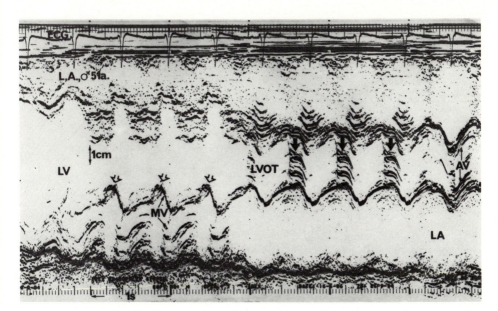

Abb. 4.32. Eindimensionales Echokardiogramm bei einem 51jährigen Patienten mit akuter Aortenklappenendokarditis.

In Abb. 4.32 ist von parasternal ein eindimensionaler Sweep bei einem Patienten mit größerer Vegetation im Bereich der Aortenklappe zu sehen. Ganz rechts ist eine gute Aortenklappenseparation (AV) dargestellt, unterhalb der Aortenklappe sieht man während der Diastole größere Vegetationen in den linksventrikulären Ausflußtrakt prolabieren (senkrechte schwarze Pfeile). Des

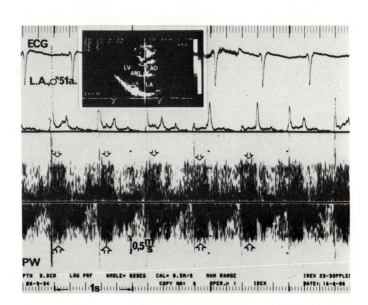

Abb. 4.33. Das Doppler-Meßvolumen des gepulsten Dopplers (kleines Quadrat) ist kurz unterhalb der Aortenklappe in der parasternalen Längsachse plaziert.

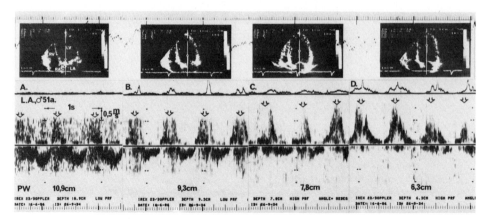

Abb. 4.34. Im apikalen Fünf- und Vierkammerblick ist ein Mapping von der Aortenklappenebene bis in den apikalen Teil des linken Ventrikels dargestellt.

weiteren erkennt man indirekte Zeichen der Aortenklappeninsuffizienz wie ein feines diastolisches Flattern des vorderen Mitralklappensegels (weiße Pfeile) sowie eine linksventrikuläre Dilatation mit gesteigerter Kontraktilität der Kammerscheidewand und der linksventrikulären Hinterwand.

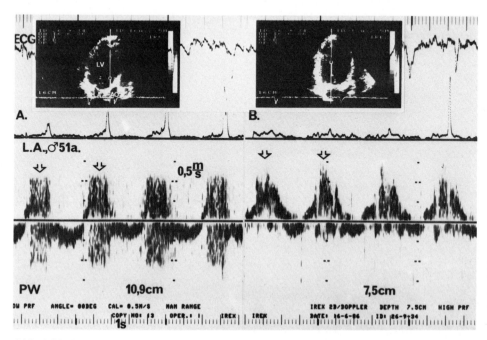

Abb. 4.35. Darstellung einer höhergradigen Aortenklappeninsuffizienz mit dem gepulsten Doppler-Verfahren im apikalen Zweikammerblick.

In Abb. 4.33 wird beim gleichen Patienten in der parasternalen Längsachse mit dem gepulsten Doppler das Flußprofil des Blutes oberhalb des vorderen Mitralklappensegels untersucht. Man findet als Hinweis einer Aortenklappeninsuffizienz vermehrte positive und negative Strömungsphänomene während der Diastole, welche durch zunehmende Turbulenzen des Blutes und die senkrechte Anlotung zur Flußrichtung bedingt sind.

In Abb. 4.34 (gleicher Patient) wird ein Mapping des linken Ventrikels im apikalen Fünfkammerblick durchgeführt. Man sieht von unterhalb der Aortenklappe (A) bis zu den apexnahen Teilen des linken Ventrikels (B, C, D) einen diastolischen positiven Fluß als Hinweis auf eine höhergradige Aortenklappeninsuffizienz.

Auch in Abb. 4.35 läßt sich im apikalen Zweikammerblick (RAO-Äquivalent) bei dem gleichen Patienten der diastolische Reflux über der Aortenklappe von kurz unterhalb der Klappe (A) bis zur apikalen Hälfte des linken Ventrikels (B) verfolgen.

4.7. Morbus Marfan mit Aortenaneurysma

In Abb. 4.36a wird ein eindimensionaler Sweep bei einem jungen Patienten mit Morbus Marfan und klinischen Hinweisen auf eine Aortenklappeninsuffizienz gezeigt. In der Registrierung ist eine erheblich erweiterte Aortenwurzel (Durchmesser über 80 mm) zu sehen. Durch die Vergrößerung wird der linke Vorhof von

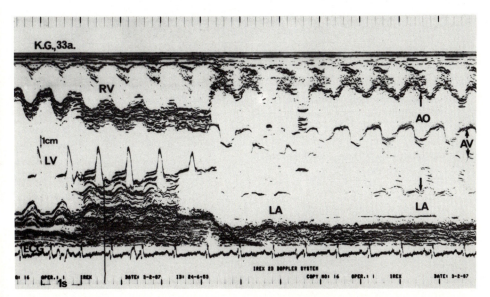

Abb. 4.36a. 33jähriger Patient mit Marfan-Syndrom und aneurysmatischer Erweiterung der Aorta ascendens und sekundärer höhergradiger Aortenklappeninsuffizienz. Eindimensionales Echokardiogramm im Bereich vom linken Ventrikel bis zur Basis.

der nach posterior verlagerten hinteren Aortenwurzelwand komprimiert. Innerhalb der Aortenwurzel lassen sich die Klappensegel darstellen, die zart wirken und eine gute Separation aufweisen. Am Übergang von der vorderen Aortenwurzelwand zur Kammerscheidewand kommt es zu einem abrupten Sprung nach posterior, und am Übergang der hinteren Aortenwurzelwand zum vorderen Mitralklappensegel liegt ein Sprung nach anterior vor. Man sieht morphologisch unauffällige Mitralklappensegel mit vorzeitigem Schluß der Klappe, als einen Hinweis auf deutlich erhöhte enddiastolische Drücke im linken Ventrikel. Das Cavum des linken Ventrikels ist mit über 90 mm enddiastolischem Durchmesser deutlich vergrößert. Bei dem Patienten betrug die Verkürzungsfraktion trotz Hyperkinesie der Kammerscheidewand nur 27% und war somit leicht vermindert.

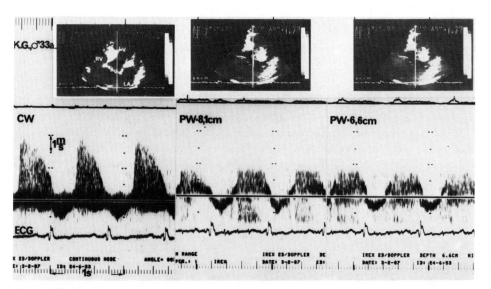

Abb. 4.36 b. Strömungsprofil, dargestellt von apikaler Schallposition über der Aortenklappe bzw. im linken Ventrikel. *Links:* Mit dem kontinuierlichen Doppler wird ein positives diastolisches Flußmuster mit frühdiastolischer Flußgeschwindigkeit bis 3,8 m/s und danach ein relativ rascher Abfall der Flußgeschwindigkeit während der Diastole demonstriert. *Rechts:* Mit dem gepulsten Doppler kann dann ein diastolischer Reflux bis in die apexnahe Hälfte des linken Ventrikels verfolgt werden.

In Abb. 4.36 b (gleicher Patient) wird der Reflux über der Klappe von apikaler Schallposition aus mit dem kontinuierlichen und dem gepulsten Doppler-Verfahren dargestellt, wobei er sich mit dem gepulsten Doppler-Verfahren bis in die apikale Hälfte des linken Ventrikels verfolgen läßt.

4.8. Zusammenfassung

Mit der ein- und zweidimensionalen Echokardiographie findet man nur indirekte Hinweise einer Aortenklappeninsuffizienz, die durch die vermehrte Volumenbelastung des linken Ventrikels und das Auftreffen des Refluxes auf die Mitralklappe und die Kammerscheidewand zu erklären sind. Der Nachweis von diastolischem Flattern des vorderen Mitralklappensegels oder der Kammerscheidewand ist ein relativ sensitiver, wenn auch nicht ganz spezifischer Hinweis auf eine Aortenklappeninsuffizienz. Die Doppler-Echokardiographie bietet sowohl mit dem gepulsten als auch mit dem kontinuierlichen Verfahren eine hochsensitive und spezifische Methode in der Diagnostik der Aortenklappeninsuffizienz. Der Schweregrad der Insuffizienz läßt sich relativ gut semiquantitativ mit beiden Methoden beurteilen. Die bis jetzt am meisten verwendete Methode ist das Mapping des Refluxes in den linken Ventrikel mit dem gepulsten Doppler-Verfahren. Problematisch ist dabei häufig das gleichzeitige Vorliegen von erhöhten Flußgeschwindigkeiten über der Mitralklappe, wie z.B. bei einer Mitralklappenstenose. Eine relativ neue und einfache Methode, die von einem zusätzlichen Klappenvitium nicht beeinflußt wird, ist die Berechnung des »half-time«-Indexes anhand des kontinuierlichen Doppler-Spektrums. Dieser Index korreliert gut mit dem Schweregrad der Aortenklappeninsuffizienz.

Literatur

(1) Becher, H., E. Grube, B. Lüderitz: Beurteilung der Aorteninsuffizienz mittels Farb-Doppler-Echokardiographie. Z. Kardiol. 76: 8–14 (1987).
(2) Bellitti, R., A. Caruso, M. Festa, V. Mazzei, S. Iesu, A. Falco, M. Cotrufo, L. Agozzino: Prolapse of the »floppy« aortic valve as a cause of aortic regurgitation. A clinico-morphologic study. Int. J. Cardiol. 9: 399–410 (1985).
(3) Bommer, W. J., R. Mapes, L. Miller, D. T. Mason, A. N. Demaria: Quantitation of aortic regurgitation with two-dimensional Doppler echocardiography. Am. J. Cardiol. 42: 412 (1981, Abstr.).
(4) Botvinick, E. H., N. B. Schiller, R. Wickramasekaran, S. C. Klausner, E. Gertz: Echocardiographic demonstration of early mitral valve closure in severe aortic insufficiency. Circulation 51: 836–847 (1975).
(5) Braunwald, E., A. Goldblatt, M. M. Aygen, S. D. Rockoff, A. G. Morrow: Congenital aortic stenosis. I. Clinical and hemodynamic findings in 100 patients. Circulation 27: 426–462 (1963).
(6) Callahan, M. J., A. J. Tajik, Q. Su-Fan, A. A. Bove: Validation of instantaneous pressure gradients measured by continuous-wave Doppler in experimentally induced aortic stenosis. Am. J. Cardiol. 56: 989–993 (1985).
(7) Chang, S., S. Clements, J. Chang: Aortic stenosis: echocardiographic cusp separation and surgical description of aortic valve in 22 patients. Am. J. Cardiol. 39: 499–504 (1977).
(8) Chong, Y. H., F. Weinsberg, E. N. Mercer: Echocardiographic aortic valve orifice dimension: its use in evaluating aortic stenosis and cardiac output. J. Clin. Ultrasound 1: 182 (1973).

(9) Ciobanu, M., A. S. Abbasi, M. Allen, R. D. Spellberg, A. Hermer: Doppler echocardiography in the evaluation of severity of aortic insufficiency. Circulation *62:* 251 (1980, Abstr.).

(10) Ciobanu, M., A. S. Abbasi, M. Allen, A. Hermer, R. Spellberg: Pulsed Doppler echocardiography in the diagnosis and estimation of severity of aortic insufficiency. Am. J. Cardiol. *49:* 339–343 (1982).

(11) Cope, G. D., J. A. Kisslo, M. L. Johnson, S. Myers: Diastolic vibration of the interventricular septum in aortic insufficiency. Circulation *51:* 589 (1975).

(12) Currie, P. J., J. B. Seward, G. S. Reeder, R. E. Vlietstra, D. R. Bresnahan, J. F. Bresnahan, H. C. Smith, D. J. Hagler, A. J. Tajik: Continuous-wave Doppler echocardiographic assessment of severity of calcific aortic stenosis: a simultaneous Doppler-catheter correlative study in 100 adult patients. Circulation *71:* 1162–1169 (1985).

(13) Curtius, J. M., R. Opgenorth, F. Loogen: Praktikabilität der dopplerechokardiografischen Abschätzung des Schweregrades von Aortenstenosen. Z. Kardiol. *74* (Suppl. 5): 21 (1985, Abstr.).

(14) Davies, R. S., J. A. Strom, W. Frishman, R. Becker, M. Matsumoto, T. H. Lejemtel, E. H. Sonnenblick, R. W. M. Frater: The demonstration of vegetations by echocardiography in bacterial endocarditis. An indication for early surgical intervention. Am. J. Med. *69:* 57–63 (1980).

(15) Davis, M. J.: Pathogenesis of aortic regurgitation. Int. J. Cardiol. *9:* 411–412 (1985).

(16) Demaria, A. N., W. Bommer, J. Joye, G. Lee, J. Bouteller, D. T. Mason: Value and limitations of cross-sectional echocardiography of the aortic valve in the diagnosis and cuantification of valvular aortic stenosis. Circulation *62:* 304–312 (1980).

(17) Depace, N. L., P. F. Nestico, M. N. Kotler, G. S. Mintz, D. Kimbiris, I. P. Goel, E. E. Glazier-Laskey, J. Ross: Comparison of echocardiography and angiography in determining the cause of severe aortic regurgitation. Br. Heart J. *51:* 36–45 (1984).

(18) Diebold, B., P. Peronneau, D. Blanchard, G. Colonna, ·J. L. Guermonprez, J. Forman, P. Sellier, P. Maurice: Non-invasive quantification of aortic regurgitation by Doppler echocardiography. Br. Heart. J. *49:* 167–173 (1983).

(19) Disessa, T. G., A. D. Hagen: Echocardiographic manifestations of normal sinus rhythm, arrhythmias, and conduction defects. In: Abbassi, A. (ed.): Echocardiograhic interpretation; pp. 263–278. C. C. Thomas, Springfield, Jll. 1981.

(20) Esper, R. J.: Detection of mild aortic regurgitation by rangegated pulsed Doppler echocardiography. Am. J. Cardiol. *50:* 1037 (1982).

(21) Feigenbaum, H.: Echocardiography,. 3. Ed.; p.282. Lea & Febiger, Philadelphia 1982.

(22) Fioretti, P., J. Roelandt, R. J. Bos, R. S. Meltzer, D. van Hoogenhuijze, P. W. Serruys, J. Nauta, P. G. Hugenholtz: Echocardiography in chronic aortic insufficiency. Is valve replacement too late when left ventricular end-systolic dimension reaches 55 mm? Circulation *67:* 216–221 (1983).

(23) Fox, S., M. N. Kotler, B. L. Segal, W. Parry: Echocardiographic diagnosis of acute aortic valve endocarditis and its complications. Arch. Intern. Med. *137:* 85–89 (1977).

(24) Gabrielsen, F. G., R. K. Klocke, T. Eggeling, H. W. Höpp, V. Hombach, H. H., Hilger: Doppler-Echokardiographie bei der Beurteilung von Druckgradienten an der Aortenklappe. Z. Kardiol. *75* (Suppl. 1): 55 (1986, Abstr.).

(25) Godley, R. W., D. Green, J. C. Dillon, E. W. Rogers, H. Feigenbaum, A. E. Weyman: Reliability of two-dimensional echocardiography in assessing the severity of valvular aortic stenosis. Chest *79:* 657–662 (1981).

(26) Goldenberg, S. J., H. D. Allen: Quantitative assessment by Doppler echocardiography of pulmonary or aortic regurgitation. Am. J. Cardiol. *56:* 131–135 (1985).

(27) Gross, B. W., D. W. Franklin, A. S. Pearlman: Improved non-invasive detection of aortic insufficiency in patients with mitral stenosis using pulsed Doppler echocardiography. Circulation *64* (Suppl. IV): 256 (1981, Abstr.).

(28) Grube, E., H. Becher, B. Lüderitz: Bestimmung des Schweregrades von Aortenfehlern mittels 2-D-Farbdoppler-(FDE) und continuous Wave-Doppler-Echokardiographie (CWD). Z. Kardiol. *75* (Suppl. 1): 17 (1986, Abstr.).

(29) Hatle, L., B. A. Angelsen, A. Tromsdal: Non-invasive assessment of aortic stenosis by Doppler ultrasound. Br. Heart J. *43:* 284–292 (1980).

(30) Hatle, L.: Non-invasive assessment and differentiation of left ventricular outflow obstruction with Doppler ultrasound. Circulation *64:* 381–387 (1981).

(31) Hatle, L., B. Angelsen: Doppler Ultrasound in Cardiology. 2. Ed. Lea & Febiger, Philadelphia 1985.

(32) Hegrenaes, L., L. Hatle: Aortic stenosis in adults. Non-invasive estimation of pressure differences by continuous wave Doppler echocardiography. Br. Heart J. *54:* 396–404 (1985).

(33) Henry, W. L., R. O. Bonow, D. R. Rosing, S. E. Epstein: Observations on the optimum time for operative intervention for aortic regurgitation. Circulation *61:* 471–492 (1980).

(34) Hermann, M. V., P. J. Cohn, R. Gorlin: Resistance to blood flow by stenotic valves: Calculation of orifice area. In: Grossman, W. (ed.): Cardiac Catherization and Angiography. 2. Ed. pp. 124–130. Lea & Febiger, Philadelphia 1980.

(35) Imaizumi, T., Y. Orita, Y. Koiwaya, T. Hirata, M.. Nakamura: Utility of two-dimensional echocardiography in the differential diagnosis of the etiology of aortic regurgitation. Am. Heart J. *103:* 887 (1982).

(36) Kinney, E. L., H. Machado, X. Cortada, D. L. Galbut: Diagnosis of discrete subaortic stenosis by pulsed and continuous wave echocardiography. Am. Heart J. *110:* 1069–1071 (1985).

(37) Kitabatake, A., H. Ito, M. Inoue, J. Tanouchi, K. Ishihara, T. Morita, K. Fujii, Y. Yoshida, T. Masuyama, H. Yoshima, M. Hori, T. Kamada: A new approach to non-invasive evaluation of aortic regurgitant fraction by two-dimensional Doppler echocardiography. Circulation *72:* 523–529 (1985).

(38) Kotler, M. N., G. S. Mintz, W. R. Parry, B. L. Segal: M mode and two dimensional echocardiography in mitral and aortic regurgitation: Pre- and postoperative evaluation of volume overload of the left ventricle. Am. J. Cardiol. *46:* 1144 (1980).

(39) Krafchek, J., J. H. Robertson, M. Radford, D. Adams, J. Kisslo: A reconsideration of Doppler assessed gradients in suspected aortic stenosis. Am. Heart J. *110:* 765 (1985).

(40) Kruck, J., G. Biamino: Farb-Doppler-Echokardiographie (FDE), Teil 2. In: Biamino, G.: Die Echokardiographie, Teil 10, 1987.

(41) Krueger, S. K., J. W. French, A. D. Forker, C. C. Caudill, R. L. Popp: Echocardiography in discrete subaortic stenosis. Circulation *59:* 506–513 (1979).

(42) Lambertz, H., P. Schweizer, R. Erbel, S. Effert, B. J. Messmer: Notfalldiagnostik der akuten Aorteninsuffizienz mit der ein- und zweidimensionalen Echokardiographie. Dtsch. med. Wschr. *108:* 131 (1983).

(43) Martinez, E. C., G. E. Burch, T. D. Giles: Echocardiographic diagnosis of vegetative aortic bacterial endocarditis. Circulation *34:* 845–849 (1974).

(44) McDonald, I. G.: Echocardiographic assessment of left ventricular function in aortic valve disease. Circulation *53:* 860–864 (1976).

(45) Masuyama, T., K. Kodama, A. Kitabatake, S. Nanto, H. Sato, M. Uematsu, M. Inoue, T. Kamada: Non-invasive evaluation of aortic regurgitation by continuous-wave Doppler echocardiography. Circulation *73:* 460–466 (1986).

(46) Nair, C. K., W. S. Aronow, M. H. Sketch, S. M. Mohiuddin, K. Stokke, K. Ryschon: Correlation between calcific aortic stenosis diagnosed by two-dimensional echocardiography and cardiac catheterization. Clin. Cardiol. *7:* 280–282 (1984).

(47) Nakayama, N., S. Yoshimura, M. Hara, H. Teruya, T. Nakatsuka, H. Furuhata: Non-invasive quantitative evaluation of aortic regurgitation using an ultrasonic pulsed Doppler flowmeters. Jpn. Circ. J. 47: 641–648 (1983).

(48) Nanda, N. C., R. Gramiak, J. M. Manning, E. B. Mahoney, E. O. Lipchik, J. A. Deweese: Echocardiographic recognition of the congenital bicuspid aortic valve. Circulation 49: 870–875 (1974).

(49) Pridie, R. B., R. Benham, C. M. Oakley: Echocardiography of the mitral valve in aortic valve disease. Br. Heart J. 33: 296–304 (1971).

(50) Quinones, M. A., J. B. Young, A. D. Waggoner, M. C. Ostojic, L. G. T. Ribeiro, R. R. Miller: Assessment of pulsed Doppler echocardiography in detection and quantification of pulsed Doppler echocardiography in detection and quantification of aortic and mitral regurgitation. Br. Heart. J. 44: 612–620 (1980).

(51) Reifart, H., H. Amft, M. Kaltenbach, W.-D. Bussman: Ein- und zweidimensionale Echokardiographie zur Diagnose und Prognose der subakuten bakteriellen Endokarditis. Z. Kardiol. 71: 153 (1982, Abstr.).

(52) Richards, K. L., S. R. Cannon, M. H. Crawford, S. G. Sorgensen: Non-invasive diagnosis of aortic and mitral valve disease with pulsed-Doppler spectral analysis. Am. J. Cardiol. 51: 1122–1127 (1983).

(53) Roberts, W. C.: Congenitally bicuspid aortic valve. Am. J. Cardiol. 26: 72–83 (1970).

(54) Roberts, W. C.: Valvular, subvalvular, and supravalvular Cardiovasc. Clin. 5: 97–126 (1973).

(55) Roberts, W. C.: The structural basis of abnormal cardiac function: A look at coronary, hypertensive, valvular, idiopathic myocardial, and pericardial heart disease. In: Levine, J. J. (ed.): Clinical Cardiovascular Physiology. Grune & Stratton, New York 1976.

(56) Roberts, W. C., A. G. Morrow, C. L. McIntosh, M. Jones, S. E. Epstein: Congenitally bicuspid aortic valve causing severe, pure aortic regurgitation without superimposed infective endocarditis. Am. J. Cardiol. 47: 206–209 (1981).

(57) Robinson, P. J., R. K. H. Wyse, J. E. Deanfield, R. Franklin, F. J. Macartney: Continuous wave Doppler velocimetry as an adjunct to cross sectional echocardiography in the diagnosis of critical left heart obstruction in neonates. Br. Heart J. 52: 552–556 (1984).

(58) Saal, A. K., A. S. Pearlman, K. F. Rossack, C. L. Janko, D. P. Scoblionko: Silent aortic insufficiency: improved detection by pulsed Doppler echocardiography. Circulation 68 (Suppl. III): 240 (1983, Abstr.).

(59) Saal, A. K., B. W. Gross, D. W. Franklin, A. S. Pearlman: Non-invasive detection of aortic insufficiency in patients with mitral stenosis by pulsed Doppler echocardiography. J. Am. Coll. Cardiol. 5: 176–181 (1985).

(60) Sandler, H., H. T. Dodge, R. E. Hay, C. E. Rackley: Quantitation of valvular insufficiency in man by angiocardiography. Am. Heart J.. 65: 501–513 (1963).

(61) Schwartz, A., P. A. Vignola, H. J. Walker, M. E. King, A. Goldblatt: Echocardiographic estimation of aortic-valve gradient in aortic stenosis. Ann. Intern. Med. 89: 329–335 (1978).

(62) Shapiro, L. M., B. Thwaites, C. Westgate, R. Donaldson: Prevalence and clinical significance of aortic valve prolapse. Br. Heart J. 54: 179–183 (1985).

(63) Sheikh, M. U., E. A. Covarrubias, N. Ali, W. R. Lee, N. M. Sheikh, W. C. Roberts: M-mode echocardiographic observations during and after healing of active bacterial endocarditis limited to the mitral valve. Am. Heart J. 101: 35–45 (1981).

(64) Skjaerpe T., L. Hegrenaes, L. Hatle: Non-invasive estimation of valve area in patients with aortic stenosis by Doppler ultrasound and two-dimensional echocardiography. Circulation 72: 810–818 (1985).

(65) Smith, M. D., P. L. Dawson, J. L. Elion, D. C. Booth, R. Handshoe, O. L. Kwan, G. F. Earle, A. N. Demaria. Correlation of Continuous wave Doppler velocities with cardiac catheterization gradients: an experimental model of aortic stenosis. J. Am. Coll. Cardiol. 6: 1306–1314 (1985).

(66) Stewart, J. A., D. Silimperi, P. Harris, N. K. Wise, T. D. Fraker, J. A. Kisslo: Echocardiographic documentation of vegetative lesions in infective endocarditis: clinical implications. Circulation 61: 347–380 (1980).

(67) Strom, J. A.: Infective endocarditis: clinical usefulness of echocardiography. Prac. Cardiol. 53: 155 (1982).

(68) Takenaka, K., A. Dabestani, J. M. Gardin, D. Russel, S. Clark, A. Allfie, W. L. Henry: A simple Doppler echocardiographic method for estimating severity of aortic regurgitation. Am. J. Cardiol. 57: 1340–1343 (1986).

(69) Toguchi, M., S. Ichimiya, K. Yokoi, N. Hibi, T. Kambe: Clinical investigation of aortic insufficiency by means of pulsed Doppler echocardiography. Jpn. Heart. J. 22: 537 (1981).

(70) Vogt, J., G. Rupprath, T. Grimm, A. J. Beuren: Qualitative and quantitative evaluation of supravalvar aortic stenosis by cross-sectional echocardiography. Ped. Cardiol. 3: 13–17 (1982).

(71) Wann, L. S., C. C. Hallam, J. C. Dillon, A. E. Weyman, H. Feigenbaum: Comparison of M-mode and cross-sectional echocardiography in infective endocarditis. Circulation 60: 728–733 (1979).

(72) Ward, J. M., D. W. Baker, S. A. Rubenstein, S. L. Johnson: Detection of aortic insufficiency by pulse Doppler echocardiography. J. Clin. Ultrasound 5: 5–15 (1977).

(73) Wautrecht, J. C., J. L. Vandenbossche, M. Englert: Sensitivity and specificity of pulsed Doppler echocardiography in detection of aortic and mitral regurgitation. Eur. Heart J. 5: 404–411 (1984).

(74) Weaver, W. F., C. S. Wilson, T. Rourke, C. C. Caudill: Mid-diastolic aortic valve opening in severe acute aortic regurgitation. Circulation 55: 145–148 (1977).

(75) Weyman, A. E.: Cross-sectional echocardiographic assessment of aortic obstruction. Acta Med. Scand. Suppl. 627: 120–136 (1979).

(76) Woldow, A. B., R. Parameswaran, J. Hartman, M. N. Kotler: Aortic regurgitation due to aortic valve prolapse. Am. J. Cardiol. 55: 1435–1437 (1985).

(77) Zhang, Y., S. Nitter-Hauge: Determination of the mean pressure gradient in aortic stenosis by Doppler echocardiography. Eur. Heart J. 6: 999–1005 (1985).

(78) Zhang, Y., E. Myhre, S. Nitter-Hauge: Non-invasive quantification of the aortic valve area in aortic stenosis by Doppler echocardiography. Eur. Heart J. 6: 992–998 (1985).

(79) Zhang, Y., H. Ihlen, S. Nitter-Hauge: Estimation of the peak-to-peak pressure gradient in aortic stenosis by Doppler echocardiography. Int. J. Cardiol. 10: 197–212 (1986).

(80) Zoghbi, W. A., K. L. Farmer, J. G. Soto, J. G. Nelson, M. A. Quinones: Accurate non-invasive quantification of stenotic aortic Circulation 73: 452–459 (1986).

5. Trikuspidal- und Pulmonalklappenvitien sowie pulmonale Hypertonie

5.1. Trikuspidalklappenvitien

Die Trikuspidalklappe liegt medial und leicht anterior der Mitralklappe, medial und posterior der Aortenklappe, medial und inferior-posterior im Vergleich zur Pulmonalklappe. Sie kann in der kurzen Achse linksparasternal beurteilt werden, im apikalen Vierkammerblick sowie in der subkostalen Schallebene. Bei der eindimensionalen Darstellung von linksparasternal wird meistens nur das vordere Trikuspidalklappensegel erfaßt, das ein ähnliches Bewegungsmuster wie die Mitralklappe aufweist. Die Klappe öffnet sich zu Beginn der Diastole, dann erfolgt ein frühdiastolischer Schluß und eine erneute spätdiastolische Öffnung nach der Vorhofkontraktion. Gelegentlich können auch die beiden posterioren Trikuspidalklappensegel dargestellt werden, sie zeigen im Vergleich zum vorderen Trikuspidalklappensegel ein entgegengesetztes Bewegungsmuster.

Das normale Strömungsprofil über der Trikuspidalklappe wird am besten im apikalen Vierkammerblick dargestellt, kann jedoch auch in der kurzen Achse durch die basisnahen Herzabschnitte von linksparasternal untersucht werden. Gelegentlich gelingt es auch von subkostaler Schallposition aus, den Fluß durch die Trikuspidalklappe darzustellen. Wie das Bewegungsmuster von Trikuspidal- und Mitralklappe, so ähnelt sich auch das Flußmuster durch die Klappen. Wenn man mit einer Doppler-Sonde ohne zweidimensionales Bild arbeitet, kann man sich durch die Lage der Trikuspidalklappe mehr medial und anterior der Mitralklappe sowie die im Normalfall deutlich geringere Flußgeschwindigkeit über der Trikuspidalklappe örtlich orientieren. Die Flußgeschwindigkeit über der Trikuspidalklappe zeigt des weiteren deutliche respiratorische Schwankungen, nämlich eine Zunahme während Inspiration und eine Abnahme bei Exspiration.

Bei Erwachsenen beträgt die maximale frühdiastolische Flußgeschwindigkeit über der Trikuspidalklappe normalerweise zwischen 0,3 und 0,7 m/s, im Mittel 0,5 m/s, bei Kindern zwischen 0,5 und 0,8 m/s, im Mittel 0,6 m/s (Hatle und Angelsen, 1985).

5.1.1. Trikuspidalklappenstenose

Eine Trikuspidalklappenstenose ist fast immer Folge einer früher abgelaufenen rheumatischen Erkrankung und häufig kombiniert mit gleichzeitig vorliegenden Mitral- und/oder Aortenklappenvitien. Selten kann auch eine isolierte Trikuspidalklappenstenose vorkommen, verursacht durch einen Lupus erythematodes disseminatus, einen karzinoiden Tumor, eine endokardiale Fibroelastose oder eine

Endomyokardfibrose (Stapelton, 1986). Es kommt zu einer Verklebung der Klappenkommissuren und zu einer fibrotischen Umwandlung der Klappensegel, selten liegt eine Kalzifikation der Klappe vor. Häufig findet man gleichzeitig eine Trikuspidalklappeninsuffizienz.

Klinisch ist die Diagnose einer Trikuspidalklappenstenose häufig sehr schwer zu stellen. Dies gilt besonders bei Vorliegen einer absoluten Arrhythmie, bei der man die charakteristisch betonte A-Welle der Vena jugularis nicht mehr findet. Schwierig ist es auch, klinisch eine Trikuspidalklappenstenose gegenüber einer überwiegenden Trikuspidalklappeninsuffizienz bzw. einer pulmonalen Hypertonie zu differenzieren. Manchmal hilft das Carvallo-Zeichen (Zunahme des diastolischen Geräuschs während der Inspiration bei der Stenose) in der Diagnosefindung weiter.

Bei der eindimensionalen Echokardiographie findet man, ähnlich wie bei der Mitralklappenstenose, eine Abflachung der frühdiastolischen Schlußgeschwindigkeit der Klappe (EF-Slope) sowie eine verminderte Öffnung des vorderen Segels (DE-Amplitude). Selten wird auch eine Parallelbewegung des posterioren Segels zum vorderen Segel dargestellt. Die Trikuspidalklappe wirkt insgesamt verdickt, wobei eine Kalzifikation der Klappe selten zu sehen ist (Feigenbaum, 1981).

Bei der zweidimensionalen Echokardiographie kann man die morphologisch veränderten Trikuspidalklappensegel, deren eingeschränkte Beweglichkeit sowie die typische diastolische Domstellung als Hinweis auf eine Trikuspidalklappenstenose nachweisen (Shimada et al., 1984; Sold et al., 1985). Da es nicht möglich ist, die Trikuspidalklappenöffnungsfläche so darzustellen, daß man sie planimetrisch berechnen kann, läßt sich echokardiographisch der Schweregrad einer Trikuspidalklappenstenose nicht beurteilen.

Doppler-echokardiographisch läßt sich, ähnlich wie bei der Mitralklappenstenose, der Schweregrad mit Hilfe des von apikal aufgezeichneten Strömungsprofils beurteilen (s. Kapitel 3.1, S. 50). Da die Druckgradienten über der Trikuspidalklappe meistens nicht das Ausmaß wie bei der Mitralklappenstenose annehmen, findet man hier niedrigere Flußgeschwindigkeiten. Nach Erreichen der maximalen frühdiastolischen Flußgeschwindigkeit fällt diese während der Diastole verlangsamt wieder ab. Dabei ist es wesentlich, daß der Schweregrad nicht anhand der maximalen frühdiastolischen Flußgeschwindigkeit beurteilt wird, da diese auch bei erhöhtem Herzminutenvolumen, bei bedeutsamer Trikuspidalklappeninsuffizienz sowie bei Links-Rechts-Shunts auf Vorhofebene erhöht ist. In diesen Fällen ist jedoch ein schneller diastolischer Abfall der Flußgeschwindigkeit vorhanden.

Da auch relativ große respiratorische Schwankungen vorliegen können, empfiehlt es sich, die Flußgeschwindigkeit am Ende der Exspiration zu bestimmen. Wie bereits im Kapitel Mitralklappenvitien (s. S. 49) erwähnt, wird der maximale Druckgradient anhand der Formel: 4 × maximale Flußgeschwindigkeit zum Quadrat bestimmt. Der klinisch wichtigere Parameter, der mittlere Druckgradient, kann so anhand von mehreren Messungen während der Diastole ermittelt werden

(s. S.56). Wie bei der Mitralklappe kann auch bei der Trikuspidalklappe die Klappenöffnungsfläche (TÖF) anhand der Druckabfallhalbwertszeit ($t_{1/2}$) nach der Formel: TÖF = 220/$t_{1/2}$ berechnet werden.

5.1.2. Trikuspidalklappeninsuffizienz

Die häufigste Ursache für eine klinisch »bedeutsame« Trikuspidalklappeninsuffizienz ist nicht eine primäre Erkrankung der Klappe selbst, sondern ein überhöhter Druck im rechten Ventrikel. Die Ursachen hierfür können vielfältig sein, z. B. eine Mitral- oder Pulmonalklappenstenose oder eine primäre pulmonale Hypertonie bei einem Cor pulmonale. Es kann auch eine primäre Rechtsherzinsuffizienz vorliegen wie z. B. bei einer dilatativen Kardiomyopathie. Die Trikuspidalklappeninsuffizienz ist diejenige der erworbenen Klappenerkrankungen, bei der die klinische Diagnose am häufigsten schwer zu stellen ist (Müller und Shillingford, 1954).

Die rechtsventrikuläre Lävokardiographie wird bezüglich der Diagnostik und Schweregradbeurteilung einer Trikuspidalklappeninsuffizienz gelegentlich erschwert durch vermehrte Rhythmusstörungen bzw. eine artifizielle, durch die Katheterlage verursachte Trikuspidalklappeninsuffizienz (Cairns et al., 1968). Echokardiographisch gibt es keine pathognomonischen Zeichen für eine Trikuspidalklappeninsuffizienz.

In den letzten Jahren hat sich die Kontrastechokardiographie als eine gute Methode in der Diagnostik der Trikuspidalklappeninsuffizienz erwiesen. Dabei werden in einer peripheren Armvene etwa 5–8 cm^3 Kontrastlösung (z. B. 5%ige Glukoselösung oder 0,9%ige Kochsalzlösung) als Bolus injiziert. Der Nachweis eines V-Wellen-synchronen Kontrastrefluxes (d. h. zum Zeitpunkt der Systole) in die Vena cava inferior von subkostaler Schallposition aus hat sich als ein 100%ig sensitiver und 90%ig spezifischer echokardiographischer Test für das Vorliegen einer Trikuspidalklappeninsuffizienz erwiesen (Meltzer et al., 1981). Folgende Voraussetzungen sind für die korrekte Beurteilung notwendig:
1. ein Kontrast darf zum Zeitpunkt der A-Welle nicht vorliegen,
2. das Fehlen von Herzrhythmusstörungen, die zu einem Reflux in die Vena cava inferior führen können (z. B. absolute Arrhythmie),
3. der Patient darf während der Untersuchung nicht tief einatmen.

Eine Schweregradbeurteilung der Trikuspidalklappeninsuffizienz ist mit dieser Methode nicht möglich. Bei der Beurteilung der Vena cava inferior läßt sich eventuell eine systolische Zunahme des Durchmessers bei größerer Trikuspidalklappeninsuffizienz beobachten.

Der Doppler-echokardiographische Nachweis eines Refluxes über die Trikuspidalklappe von apikaler Schallposition aus stellt eine hochsensitive und spezifische Methode in der Diagnostik und Beurteilung einer Trikuspidalklappeninsuffizienz dar. Sowohl für die Sensitivität als auch für die Spezifität sind Werte zwischen 85 und 100% berichtet worden (Miyatake et al., 1982; Waggoner et al., 1981; Veyrat et al., 1982). Von apikaler Schallposition aus findet man dann während der Diastole im Spektrum ein negatives Strömungsprofil. Mit dem gepulsten Doppler ist es möglich, die Ausdehnung des Refluxes in den rechten Vorhof zu verfolgen.

Im Zuge der Verbreitung der Doppler-Echokardiographie in den letzten Jahren hat man bei vielen sog. Normalpersonen auch einen Reflux über der Trikuspidalklappe finden können. Bei diesen Personen ist jedoch der Reflux nur kurz unterhalb der Klappenebene zu verfolgen, die maximale Flußgeschwindigkeit während der Systole beträgt bei diesen zwischen 2 und 2,6 m/s, entsprechend einem Druckunterschied von 16–27 mmHg zwischen rechtem Ventrikel und rechtem Vorhof zum Zeitpunkt der Systole (Hatle und Angelsen, 1985).

Anhand der maximalen Flußgeschwindigkeit ist eine Aussage über den systolischen Druck im rechten Ventrikel zu treffen. Das gleiche gilt für den Druck in der Arteria pulmonalis, vorausgesetzt, daß kein Pulmonalklappenvitium vorliegt (s. auch Kapitel 5.3, S. 167).

Auch die Intensität der Signale sagt etwas über den Schweregrad der Klappeninsuffizienz aus. Je höhergradiger die Klappeninsuffizienz ist, desto dichter ist das zu registrierende Spektrum und desto weiter kann der Reflux in den rechten Vorhof verfolgt werden.

In einer Studie über die Längenausdehnung sowie die Flächenausdehnung des Refluxes in den rechten Vorhof im Vergleich zur rechtsventrikulären Angiographie fand man bei einer Einteilung von 1 bis 4 bei 34 der 62 untersuchten Patienten eine exakte Übereinstimmung der Schweregradbeurteilung. Bei 23 Patienten betrug der Unterschied einen Schweregrad und bei 3 Patienten zwei Schweregrade. Hierbei wurde ein Spezialkatheter benutzt, um die früher häufig gefundenen artifiziellen Regurgitationen bei der Herzkatheteruntersuchung zu vermeiden (Miyatake et al., 1982).

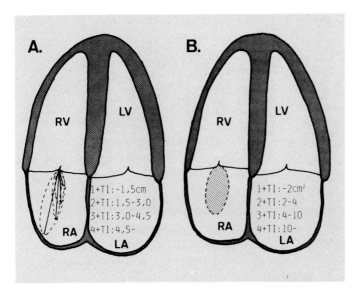

Abb. 5.1. Einteilung einer Trikuspidalklappeninsuffizienz in vier Schweregrade je nach Längenausdehnung (A) bzw. Flächenausdehnung (B) eines mit dem gepulsten Doppler-Verfahren erfaßten Refluxes. [Nach (14).]

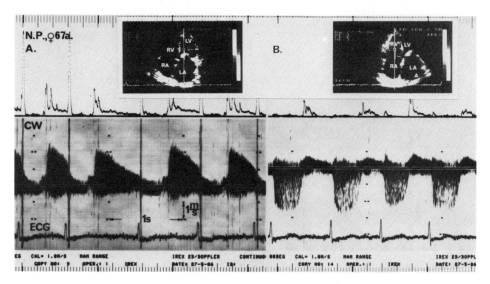

Abb. 5.2. Registrierung des Strömungsprofils über Mitral- (A) und Trikuspidalklappe (B) mit dem kontinuierlichen Doppler-Verfahren von apikaler Schallposition aus bei einer Patientin mit Mitralklappenstenose und leichtgradiger pulmonaler Hypertonie.

In Abb. 5.1 sind die in dieser Studie benutzten Doppler-echokardiographischen Kriterien für die Schweregradeinteilung der Trikuspidalklappeninsuffizienz zu sehen. Der Abstand (A) des Refluxes von der Trikuspidalklappe sowie die Flächenausdehnung (B) des Refluxes korrelieren beide gut mit der angiographischen Beurteilung (r = 0,75 bzw. r = 0,74).

In Abb. 5.2 ist das Strömungsprofil über der Mitralklappe sowie über der Trikuspidalklappe bei einer Patientin mit Mitralklappenstenose und sekundärer Trikuspidalklappeninsuffizienz infolge einer leichtgradigen pulmonalen Hypertonie dargestellt. Während der Systole sind negative Flußgeschwindigkeiten von 2,2–2,7 m/s erkennbar.

In Abb. 5.3 (gleiche Patientin) ist links das Strömungsprofil über der Trikuspidalklappe mit dem kontinuierlichen Doppler und rechts mit dem gepulsten Doppler dargestellt, wobei das Meßvolumen kurz oberhalb der Klappe im rechten Vorhof positioniert ist. Man sieht hier mit dem gepulsten Doppler ein negatives systolisches Strömungsprofil mit Aliasing-Phänomen als Beweis eines Refluxes über der Trikuspidalklappe in diesem Bereich.

In Abb. 5.4 liegt auch ein sekundärer Reflux über der Trikuspidalklappe bei leichter pulmonaler Hypertonie und Zustand nach Sprengung der Mitralklappe vor. Links wird mit dem gepulsten Doppler der Reflux über der Trikuspidalklappe festgehalten – man sieht hier ein negatives Strömungsprofil mit ausgeprägtem Aliasing-Phänomen –, rechts sind mit dem kontinuierlichen Doppler-Verfahren erfaßte negative Flußgeschwindigkeiten während der Systole bis 3,3 m/s zu sehen.

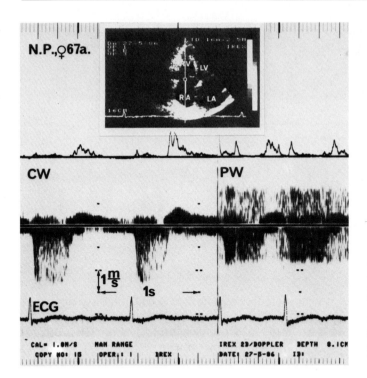

Abb. 5.3. *Links:* Fluß-
profil über der Trikus-
pidalklappe, darge-
stellt mit dem kontinu-
ierlichen Doppler.
Rechts: Flußprofil,
dargestellt mit dem ge-
pulsten Doppler, wo-
bei das Meßvolumen
(kleines Quadrat)
oberhalb der Trikuspi-
dalklappe im rechten
Vorhof liegt.

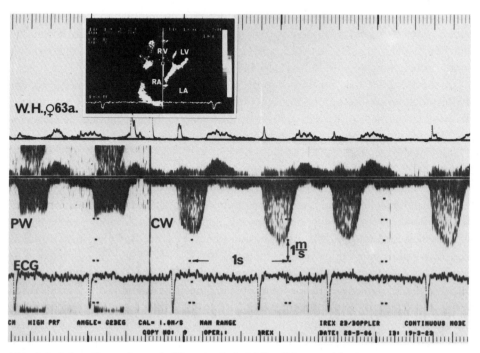

Abb. 5.4. Sekundäre pulmonale Hypertonie bei Mitralklappenvitium.

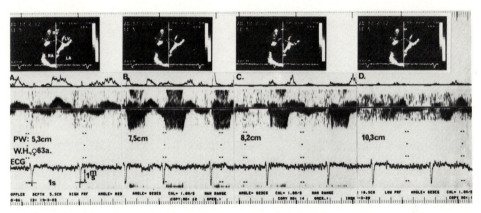

Abb. 5.5. Rechtsatriales Mapping bei einer Trikuspidalklappeninsuffizienz (gleiche Patientin wie in Abb. 5.4 und 5.8).

Die Abb. 5.5 (gleiche Patientin) zeigt die Durchführung eines rechtsatrialen Mappings zur Bestimmung der Längsausdehnung des Refluxes im rechten Vorhof. Ganz links (A) ist bei Positionierung des Doppler-Meßvolumens unterhalb der Klappe im rechtsventrikulären Einflußtrakt während der Systole kein Flußphänomen nachweisbar. Im Bildteil B ist kurz oberhalb der Trikuspidalklappe im rechten Vorhof ein deutlicher Reflux mit entsprechendem Aliasing-Phänomen zu sehen, der Reflux ist bis zur Mitte des rechten Vorhofes (C und D) zu verfolgen. Nach der oben genannten Einteilung liegt hier eine Trikuspidalklappeninsuffizienz des Schweregrades 3+ vor, da der Reflux von der Trikuspidalklappe (Höhe ca. 7 cm) über eine Distanz von mehr als 3 cm zu verfolgen ist.

In Abb. 5.6 ist bei einem Patienten mit Zustand nach DeVega-Plastik der Trikuspidalklappe wegen hochgradiger Trikuspidalklappeninsuffizienz postoperativ weiterhin eine leichtgradige Klappeninsuffizienz erkennbar. Der Reflux konnte nur kurz oberhalb der Klappe in den apikalen Teilen des rechten Vorhofes registriert werden. Bei höhergradiger Trikuspidalklappeninsuffizienz läßt sich manchmal auch bei Lage des Doppler-Meßvolumens unterhalb der Klappe im rechtsventrikulären Einflußtrakt ein deutlicher systolischer Reflux nachweisen (s. Abb. 6.11e, S. 198).

Auch in der parasternalen kurzen Achse läßt sich ein Reflux über der Trikuspidalklappe gut nachweisen, obwohl eine parallele Anlotung in dieser Schallebene schwieriger sein kann (s. Abb. 5.7).

Eine weitere Möglichkeit der Doppler-echokardiographischen Diagnose und Schweregradbeurteilung einer Trikuspidalklappeninsuffizienz bietet die Untersuchung des Strömungsprofils einer Lebervene von subkostaler Schallposition aus bzw. der Vena cava superior von suprasternaler oder von der rechten Supraklavikulargrube aus. Beide Strömungsprofile ähneln einander, und im Normalfall findet man zwei negative, vom Schallkopf weg gerichtete Strömungsprofile, das erste zum Zeitpunkt der Systole (S-Welle), das zweite zum Zeitpunkt der frühdiastolischen

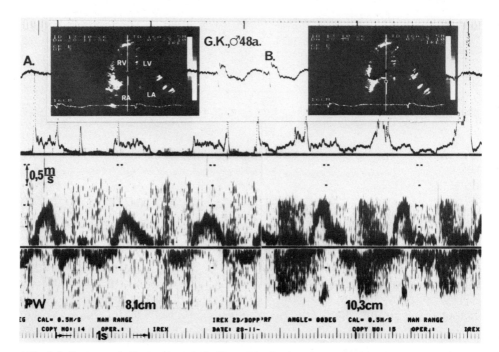

Abb. 5.6. Patient mit Zustand nach De Vega-Plastik der Trikuspidalklappe wegen hochgradiger Trikuspidalklappeninsuffizienz. A: Untersuchung mit dem gepulsten Doppler mit Lage des Meßvolumens unterhalb der Trikuspidalklappe im rechtsventrikulären Einflußtrakt. Im Doppler-Spektrum ist hier nur ein diastolischer Fluß nachweisbar, wobei die Flußgeschwindigkeit relativ hoch ist. B: Lage des Doppler-Meßvolumens kurz oberhalb der Trikuspidalklappe im rechten Vorhof. Hier läßt sich ein deutlicher systolischer Reflux nachweisen.

Füllung des rechten Ventrikels (D-Welle). In den Abb. 2.21 und 2.22 (s. S. 46, 47) sind die normalen Strömungsprofile zu sehen.

Es kann häufig schwierig sein, das Strömungsprofil in der Vena hepatica exakt darzustellen, da die adäquate Positionierung des Meßvolumens im Normalfall erheblich erschwert ist. Bei einer pulmonalen Hypertonie mit Dilatation der Vena cava inferior und der Lebervenen bestehen meistens keine Probleme bei der Positionierung des Doppler-Meßvolumens. Das Strömungsprofil der Vena cava superior läßt sich in der Regel gut von suprasternaler oder rechtssupraklavikulärer Schallposition aus bestimmen (s. auch Kapitel 2.2.5, S. 44). Bei einer Trikuspidalklappeninsuffizienz kommt es während der Systole zu einer Flußumkehr (positiver Fluß).

In Abb. 5.8 (gleiche Patientin wie in Abb. 5.4 und 5.5) ist das Strömungsprofil in der Vena hepatica von subkostaler Schallposition aus zu sehen. Eine normale negative S-Welle ist nicht mehr erkennbar, vielmehr besteht eine Flußumkehr während der Systole. Der Reflux in der Vena hepatica (zum Schallkopf hin) weist deutliche atemvariable Schwankungen auf. Anhand des rechtsatrialen Mappings

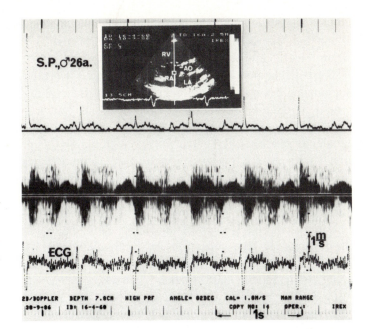

Abb. 5.7. Nachweis eines Refluxes über der Trikuspidalklappe in der parasternalen kurzen Achse mit dem gepulsten Doppler und Lage des Meßvolumens in der Mitte des rechten Vorhofes.

wurde bei dieser Patientin eine Trikuspidalklappeninsuffizienz vom Schweregrad 3+ gefunden.

Studien haben gezeigt, daß die Fläche der positiven S-Welle (Reflux) mit dem Schweregrad der Trikuspidalklappeninsuffizienz korreliert (Dabestani et al.,

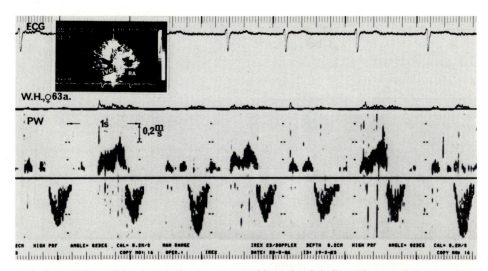

Abb. 5.8. Flußprofil in einer Lebervene von subkostaler Schallposition aus bei sekundärer Trikuspidalklappeninsuffizienz infolge eines Mitralklappenvitiums. In der Systole erkennt man einen positiven Fluß (zum Schallkopf hin) als Zeichen einer Trikuspidalklappeninsuffizienz.

1983). Bei höhergradiger Trikuspidalklappeninsuffizienz kommt es auch zu einer Zunahme des frühdiastolischen antegraden Flusses.

In einer Untersuchung an 47 Patienten mit angiographisch klassifizierter Trikuspidalklappeninsuffizienz fand sich eine Korrelation von r = 0,74 bei Benutzung des maximalen antegraden diastolischen Flusses und eine Korrelation von r = 0,73 bei Berücksichtigung des retrograden systolischen Flusses. Bei 38 Normalpatienten war das Verhältnis von antegrader systolischer zu antegrader diastolischer Flußgeschwindigkeit größer als 0,6, und bei 22 Kontrollpatienten fand sich eine positive V-Welle zum Zeitpunkt des Endes der T-Welle im EKG. Bei 30 der 47 Patienten mit Trikuspidalklappeninsuffizienz lag ein holosystolischer retrograder Fluß vor, bei den restlichen 12 mit Trikuspidalklappeninsuffizienz war das Verhältnis von antegradem systolischem zu antegradem diastolischem Fluß kleiner als 0,6. Bei 15 der 47 Patienten mit Trikuspidalklappeninsuffizienz lag eine endsystolische Flußumkehr vor, die jedoch deutlich früher auftrat als die endsystolische Flußumkehr bei den Normalpatienten. Der Befund eines antegraden diastolischen Flusses größer als 26 cm/s und eines retrograden systolischen Flusses größer als 16 cm/s schließt eine milde Trikuspidalklappeninsuffizienz aus. Die Untersuchung ergab somit eine relativ zuverlässige semiquantitative Beurteilung des Schweregrades mit Hilfe des Flußprofils in der Vena hepatica. Diese Schweregradbeurteilung war besser als die eines rechtsatrialen Mappings (r = 0,57), bei dem der Schweregrad häufig unterschätzt wurde. Bei 7% der Patienten mit Trikuspidalklappeninsuffizienz und 28% der Normalpatienten konnte wegen eines zu kleinen Diameters der Vena hepatica keine ausreichende Doppler-Registrierung erzielt werden (Pennestri et al., 1984).

Wie das Strömungsprofil der Vena hepatica kann man auch das Strömungsprofil der Vena cava superior verwenden, das bei fast allen Patienten einfach darzustellen ist. Wie erwähnt, liegt bei den meisten Patienten mit klinisch bedeutsamer Trikuspidalklappeninsuffizienz eine mehr oder weniger deutliche Hypertonie des

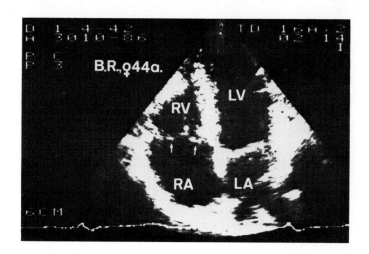

Abb. 5.9a. Apikaler Vierkammerblick bei einer 44jährigen Patientin mit Prolaps der Trikuspidalklappe (weiße Pfeile).

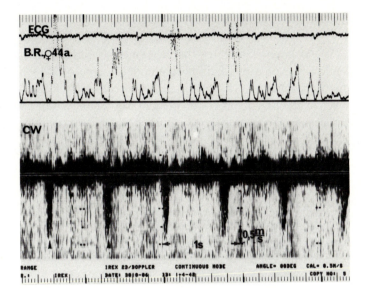

Abb. 5.9b. Gleiche Patientin. Mit dem kontinuierlichen Doppler von apikaler Schallposition registrierter spätsystolischer Reflux über der Trikuspidalklappe.

rechten Ventrikels mit Dilatation des Trikuspidalklappenrings vor. Im Normalfall hilft die Echokardiographie bezüglich der ätiologischen Klärung nicht weiter. Bei einzelnen Patienten ist jedoch eine Ursachenabklärung möglich, wenn z. B., wie in Abb. 5.9a dargestellt, im apikalen Vierkammerblick ein spätsystolischer Prolaps der Trikuspidalklappe dokumentiert werden kann. Im entsprechenden kontinuierlichen Doppler-Spektrum sieht man einen spätsystolischen Reflux über der Trikuspidalklappe (Abb. 5.9b). In Abb. 5.10 sind im apikalen Vierkammerblick größere Vegetationen im Bereich des septalen Trikuspidalklappensegels als Ursache nachweisbar. Bezüglich der Diagnostik der Trikuspidalklappeninsuffizienz bei Morbus Ebstein s. Kapitel 8.5 (S. 260).

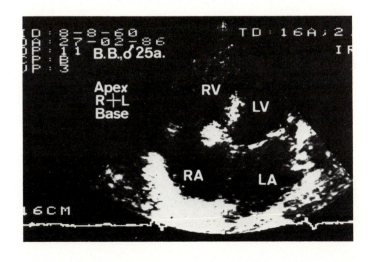

Abb. 5.10. Apikaler Vierkammerblick bei einem 25jährigen Patienten mit größeren Vegetationen im Bereich des septalen Trikuspidalklappensegels.

5.2. Pulmonalklappenvitien

Die Pulmonalklappe ist die echokardiographisch am schwierigsten zu beurteilende Klappe. Sie wird am besten in der kurzen Achse von linksparasternal durch die basisnahen Herzabschnitte dargestellt, wobei der Schallstrahl häufig ein bißchen mehr nach links oben gekippt werden muß. Mit Hilfe der zweidimensionalen Echokardiographie ist das Aufsuchen der Pulmonalklappe wesentlich einfacher geworden.

In der parasternalen kurzen Achse läßt sich bei den meisten Patienten der rechtsventrikuläre Ausflußtrakt bis zur Pulmonalklappenebene verfolgen, wobei häufig die laterale Wand des Truncus pulmonalis nicht ausreichend darstellbar ist. Wenn man durch diese Schnittebene mit dem eindimensionalen Schallstrahl das Bewegungsmuster der Pulmonalklappensegel darstellt, läßt sich meistens nur das hintere Pulmonalklappensegel erfassen. Dieses bewegt sich etwa senkrecht vor der Schallstrahlrichtung. Die vorderen Pulmonalklappensegel bewegen sich meistens parallel zur Schallrichtung und werden somit selten ausreichend gut dargestellt. Von linksparasternaler Schallposition aus stellt sich zuerst die Thoraxwand dar, dann der rechte Ventrikel mit dem rechtsventrikulären Ausflußtrakt. Die Pulmonalklappensegel werden von unten her abgebildet, danach der Pulmonalisstamm mit Aufteilung in rechte und linke Arteria pulmonalis. Das Bewegungsmuster des hinteren Pulmonalklappensegels ist in Abb. 5.11 zu sehen. Während der Diastole

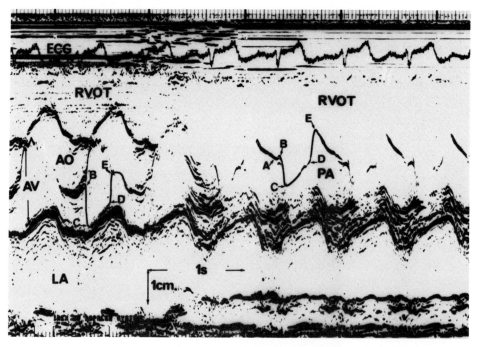

Abb. 5.11. Darstellung des Bewegungsmusters des hinteren Pulmonalklappensegels im Vergleich zu dem der Aortenklappensegel. (Siehe auch Text.)

bewegen sich die Pulmonalklappe, die Aortenwurzel und der atriopulmonale Sulcus von der Brustwand weg, man sieht bei der eindimensionalen Darstellung eine allmähliche Verlagerung der Pulmonalklappenechos nach schräg unten. Am Ende der Diastole kommt es dann zu einer mehr oder weniger abrupten posterioren Bewegung des hinteren Pulmonalklappensegels als Folge der atrialen Kontraktion (A-Welle). Die A-Welle unterliegt respiratorischen Schwankungen. Am Anfang der Systole (Punkt B) öffnet sich dann das hintere Pulmonalklappensegel nach dorsal (Punkt C), und am Ende der Systole (Punkt D) erfolgt eine anteriore Schlußbewegung zu Punkt E. Insgesamt ähnelt das Bewegungsmuster der Pulmonalklappe dem der Aortenklappe.

Da man die Pulmonalklappe von linksparasternal unten her beschallt, erhält man Doppler-echokardiographisch in der Systole ein Strömungsprofil vom Schallkopf weg. Normalerweise beträgt die maximale Flußgeschwindigkeit in der Arteria pulmonalis bei Erwachsenen zwischen 0,6 und 0,9 m/s, im Mittel 0,75 m/s, bei Kindern zwischen 0,7 und 1,1 m/s, im Mittel 0,9 m/s (Hatle und Angelsen, 1985). Die Flußgeschwindigkeiten liegen somit deutlich niedriger als die in der Aorta. Die maximale Flußgeschwindigkeit in der Arteria pulmonalis wird erst mittsystolisch erreicht, im Gegensatz zu den Verhältnissen in der Aorta ascendens, in der die maximale Flußgeschwindigkeit zu Beginn der Systole registriert wird. Die Akzelerationszeit ist für die Aorta ascendens deutlich kürzer als für die Arteria pulmonalis.

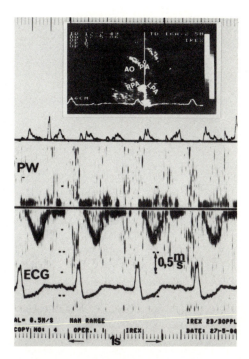

Abb. 5.12. Normales Strömungsprofil in der Arteria pulmonalis, registriert mit dem gepulsten Doppler-Verfahren.

Mit zunehmendem Alter verhalten sich jedoch die Flußprofile etwas unterschiedlich. In der Aorta ascendens kommt es zu einer Verminderung der maximalen Flußgeschwindigkeit und der Akzelerationszeit. In der Arteria pulmonalis kommt es mit zunehmendem Alter zu einer Erhöhung der Flußgeschwindigkeit und einer Verkürzung der Akzelerationszeit (Gardin, Davidson et al., 1984; Gardin, Burn et al., 1984). Am Ende der Systole findet man auch in der Arteria pulmonalis wie in der Aorta ascendens eine kurze Flußumkehr, die dem Fluß zurück in den Sinus Valsalvae entspricht. In Abb. 5.12 ist das normale Flußprofil in der Arteria pulmonalis zu sehen. Anhand der Aufzeichnung der Flußkurve und des EKGs kann man die rechtsventrikulären systolischen Zeitintervalle bestimmen. Dabei entspricht der Abstand von der Q-Zacke im EKG bis zur Öffnung der Pulmonalklappe der Präejektionsperiode und der Abstand von Öffnung bis Schluß der Klappe der rechtsventrikulären Austreibungszeit.

In der Abb. 5.13 sieht man, wie anhand von EKG und Flußkurve die rechtsventrikulären systolischen Zeitintervalle bestimmt werden können. Der Abstand von A bis C ist die Präejektionsperiode, der von B bis C die rechtsventrikuläre Austreibungszeit, und der Abstand von B bis D entspricht der rechtsventrikulären Akzelerationszeit. Die rechtsventrikulären systolischen Zeitintervalle können aus dem Strömungsprofil im rechtsventrikulären Ausflußtrakt oder dem in der Arteria pulmonalis beurteilt werden.

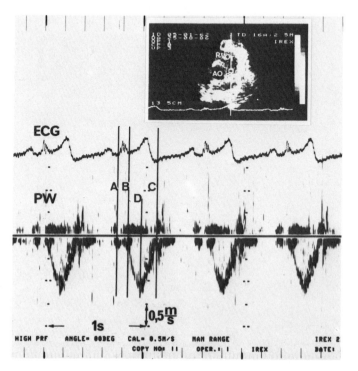

Abb. 5.13. Rechtsventrikuläre systolische Zeitintervalle, dargestellt anhand eines normalen Strömungsprofils in der Arteria pulmonalis. Oben ein zweidimensionales Bild der kurzen Achse. (Siehe auch Text.)

Tab. 5.1. Normalwerte für die Flußgeschwindigkeiten im rechtsventrikulären Ausflußtrakt und in der Arteria pulmonalis sowie für die entsprechenden systolischen Zeitintervalle. [Nach (18).]

	Rechtsventrikulärer Ausflußtrakt		Arteria pulmonalis	
	Normbereich	Mittelwert	Normbereich	Mittelwert
Maximale Flußgeschwindigkeit	60–100 cm/s	70 cm/s	60–110 cm/s	85 cm/s
Präejektionsperiode (A–B)	55–100 ms	70 ms	55–100 ms	70 ms
Ejektionszeit (B–C)	300–380 ms	346 ms	300–370 ms	342 ms
Verhältnis (A–B)/(B–D)	0,14–0,32	0,21	0,15–0,32	0,21
Akzelerationszeit (B–D)	100–205 ms	144 ms	90–180 ms	135 ms
Verhältnis (B–D)/B–C)	0,25–0,54	0,40	0,32–0,56	0,41

In Tab. 5.1 sind die Werte für die maximale Flußgeschwindigkeit, die Präejektionsperiode, die Ejektionszeit sowie die Quotienten Präejektionsperiode zu Ejektionszeit und Akzelerationszeit zu Ejektionszeit für ein Normalkollektiv von 20 Personen aufgelistet (Quinones, 1985).

5.2.1. Pulmonalklappenstenose

Bei den Pulmonalklappenstenosen handelt es sich überwiegend um angeborene Herzfehler. Die isolierte Pulmonalklappenstenose macht ab einem Lebensalter von 1 Jahr etwa 10% der angeborenen Herzfehler und ca. 15% der im Erwachsenenalter auftretenden aus (Stapleton, 1986).

Die echokardiographische Diagnose einer Pulmonalklappenstenose ist häufig sehr schwierig. Bei der eindimensionalen Darstellung findet man eine betonte A-Welle, die zu einer präsystolischen Öffnung der Klappe führen kann (Weymann et al., 1974). Dieses Zeichen kann bei geringgradiger Pulmonalklappenstenose fehlen, außerdem findet sich dieses Zeichen auch bei Bradykardie und bei Patienten mit erhöhtem Schlagvolumen. Mit Hilfe der zweidimensionalen Echokardiographie kann bei einigen Patienten die für die Stenose typische Domstellung der Klappe nachgewiesen werden (Weymann et al., 1977).

Die Doppler-Echokardiographie ist der ein- und zweidimensionalen Echokardiographie weitgehend überlegen, sowohl was die Diagnosestellung einer Pulmonalklappenstenose als auch deren Schweregradeinteilung angeht. Durch die Bestimmung der erhöhten Flußgeschwindigkeit über der Pulmonalklappe von linksparasternal kann anhand der modifizierten Bernoulli-Gleichung der Druckgradient über der Pulmonalklappe ermittelt werden. Mit dem gepulsten Doppler-Verfahren kann man die topische Zuordnung der erhöhten Flußgeschwindigkeit bestimmen und so anhand des Auftretens des Aliasing-Phänomens eine supravalvuläre, valvuläre und infravalvuläre Pulmonalstenose differenzieren, wenn das

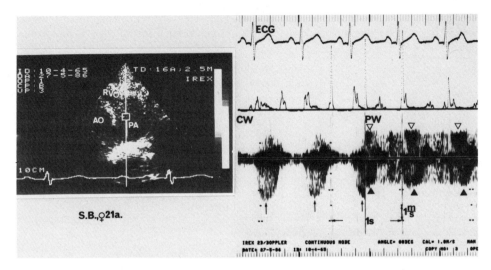

Abb. 5.14. Registrierung des Strömungsprofils in der Arteria pulmonalis mit dem kontinu- ierlichen und dem gepulsten Doppler-Verfahren in der parasternalen kurzen Achse bei einer Patientin mit Zustand nach Sprengung der Pulmonalklappe wegen Pulmonalklappen- stenose.

gepulste Doppler-Meßvolumen im Bereich der Stenose liegt. Doppler-echokardio- graphisch bestimmte Druckgradienten bei Kindern mit pulmonaler und infundibu- larer Pulmonalklappenstenose haben eine gute Übereinstimmung mit invasiv erhobenen Befunden erbracht (Houston et al., 1985; Houston et al., 1986).

In Abb. 5.14 ist das Strömungsprofil in der Arteria pulmonalis in der kurzen Achse parasternal bei einer jungen Patientin mit Zustand nach Sprengung der Pulmonalklappe dargestellt. Die maximale Flußgeschwindigkeit ist mit etwa 2,5 m/s mäßig erhöht, was als Hinweis auf eine leichtgradige Restenose der Pulmonal- klappe zu werten ist. Rechts im Bild kann mit dem gepulsten Doppler-Verfahren und der Lage des Meßvolumens im Bereich der Pulmonalklappe die erhöhte Flußgeschwindigkeit diesem Bereich anhand des hier aufgetretenen Aliasing- Phänomens (schwarze und weiße Dreiecke) zugeordnet werden.

5.2.2. Pulmonalklappeninsuffizienz

Eine Pulmonalklappeninsuffizienz findet man
1. bei einer primären Erkrankung der Klappe (bei angeborener Pulmonalklappen- stenose, Pulmonalklappenprolaps, Pulmonalklappenendokarditis, Zustand nach Pulmonalklappensprengung oder einer rheumatischen Erkrankung, wobei dann meistens zwei bis drei Herzklappen beteiligt sind) und
2. bei einer Erweiterung der Arteria pulmonalis, die meistens Folge einer pulmonalen Hypertonie ist.

Bei der ein- und zweidimensionalen Echokardiographie imponieren bei einer Pulmonalklappeninsuffizienz Zeichen der vermehrten Volumenbelastung des rechten Ventrikels. Man findet eine Größenzunahme des rechten Ventrikels mit paradoxer Septumbewegung. In seltenen Fällen ist die Pulmonalklappeninsuffizienz so hochgradig, daß ein diastolisches Flattern der Trikuspidalklappe nachgewiesen werden kann, wie man es bei der Mitralklappe bei Aorteninsuffizienz findet. Dies kommt dadurch zustande, daß der Druck in der Arteria pulmonalis meistens nicht hoch genug ist, um einen entsprechenden Reflux zu verursachen (Feigenbaum, 1981). Mit zunehmender Klappeninsuffizienz kommt es zu einer Zunahme des diastolischen Drucks im rechten Ventrikel mit entsprechender Abnahme des diastolischen Druckgradienten zwischen rechtem Ventrikel und der Arteria pulmonalis. Daraus resultiert häufig eine Zunahme der A-Welle im Bewegungsmuster der Pulmonalklappe (Weymann et al., 1975). Mit der ein- und zweidimensionalen Echokardiographie findet man nur indirekte Hinweise einer Pulmonalklappeninsuffizienz, so daß mit diesem Verfahren weder eine sichere Diagnosestellung noch eine Schweregradbeurteilung möglich ist.

Mit der Doppler-Echokardiographie kann der Reflux über der Klappe direkt nachgewiesen und mit dem gepulsten Doppler durch eine Verfolgung des Refluxes eine semiquantitative Beurteilung des Schweregrades vorgenommen werden. Gelegentlich läßt sich auch bei Normalpersonen ein Reflux über der Pulmonalklappe nachweisen, wenn das Doppler-Meßvolumen sehr nahe der Klappe liegt.

In Abb. 5.15 ist das normale Strömungsprofil eines jungen, herzgesunden Mannes während der Systole mit maximalen Flußgeschwindigkeiten bis 0,8 m/s und Erreichen der maximalen Flußgeschwindigkeit in der Mitte der Systole zu sehen. In den letzten zwei Dritteln der Diastole erkennt man einen relativ energiearmen Reflux mit Flußgeschwindigkeiten bis 0,8 m/s. Der Reflux beginnt mit einer erheblichen Verzögerung nach Schluß der Pulmonalklappe (PC), der sowohl in der Amplitudendarstellung (in der Mitte der Abbildung) als auch im Spektrum (unten) als senkrechte »Spikes« zu erkennen ist.

Für diesen sog. physiologischen Reflux über der Pulmonalklappe ist außer einem häufig verspäteten Beginn eines meist relativ energiearmen Refluxes mit nur niedrigen Flußgeschwindigkeiten auch charakteristisch, daß dieser nur im Bereich der Klappe nachzuweisen ist. Im Erwachsenenalter ist die häufigste Ursache eines nachgewiesenen Refluxes über der Pulmonalklappe eine pulmonale Hypertonie mit Dilatation des rechtsventrikulären Ausflußtraktes und des Pulmonalstammes mit relativer Pulmonalklappeninsuffizienz.

In Abb. 5.16 sieht man das Strömungsprofil im rechtsventrikulären Ausflußtrakt sowie in der Arteria pulmonalis mit dem gepulsten Doppler in der parasternalen kurzen Achse bei einem älteren Patienten mit pulmonaler Hypertonie. Das oben eingeblendete zweidimensionale Bild zeigt eine Dilatation des rechtsventrikulären Ausflußtraktes und der Arteria pulmonalis. Links (A) sind bei Lage des Doppler-Meßvolumens in der Arteria pulmonalis normale bis grenzwertige Flußgeschwin-

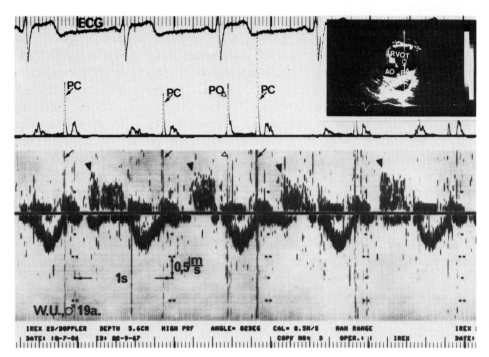

Abb. 5.15. 19jähriger herzgesunder Mann mit sog. physiologischem Reflux über der Pulmonalklappe. Modifizierte kurze Achse durch die basalen Herzabschnitte.

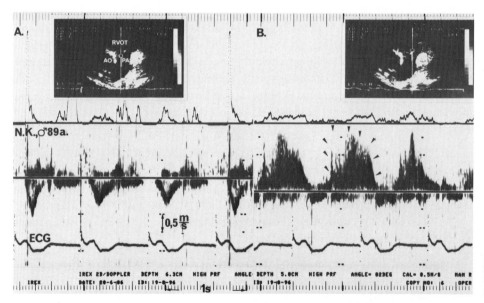

Abb. 5.16. 89jähriger Patient mit pulmonaler Hypertonie. A: Flußprofil in der Arteria pulmonalis oberhalb der Pulmonalklappe, dargestellt mit dem gepulsten Doppler. B: Das Doppler-Meßvolumen im rechtsventrikulären Ausflußtrakt ist kurz unterhalb der Pulmonalklappenebene plaziert.

digkeiten während der Systole von 0,7 bis 1,1 m/s zu sehen; rechts (B) wird das Doppler-Meßvolumen unterhalb der Pulmonalklappe plaziert, und man findet hier einen holosystolischen Reflux über der Pulmonalklappe.

5.3. Pulmonale Hypertonie

Eine pulmonale Hypertonie liegt vor, wenn der systolische Druck über 30 mmHg, der diastolische Druck über 10 mmHg und der Mitteldruck mehr als 20 mmHg beträgt. Ursachen einer pulmonalen Hypertonie können u. a. sein: eine chronisch obstruktive Lungenerkrankung, eine Lungenfibrose, Zustand nach Lungenembolie, ein Mitralklappenvitium, ein Cor triatriatum, ein linksatriales Myxom oder eine linksventrikuläre Insuffizienz. Auch kongenitale Herzfehler mit Links-Rechts-Shunt, wie z. B. ein Vorhofseptumdefekt, ein Ventrikelseptumdefekt oder ein persistierender Ductus arteriosus Botalli, kommen als Ursachen einer pulmonalen Hypertonie in Frage.

Bei der eindimensionalen Echokardiographie findet man mit zunehmender pulmonaler Hypertonie eine Reduktion bzw. ein Verschwinden der A-Welle im Bewegungsmuster der Pulmonalklappe. Dies kommt dadurch zustande, daß auch der rechtsventrikuläre diastolische Druck mit dem Pulmonalarteriendruck ansteigt, so daß bei der rechtsatrialen Systole der Ventrikelfüllungsdruck nicht weiter angehoben werden kann. Erst mit der Entwicklung einer Rechtsherzinsuffizienz kann die A-Welle erneut zum Vorschein kommen. Auch der diastolische Bewegungsablauf der Pulmonalklappe bekommt im Laufe einer pulmonalen Hypertonie einen abgeflachten bis aszendierenden Verlauf. Die Präejektionsperiode ist verlängert, und während der Systole sieht man eine mittsystolische Schlußbewegung der Pulmonalklappe (s. Abb. 5.17) (Goodmann et al., 1974; Weymann et al., 1974; Pocoski et al., 1978).

Mit zunehmender pulmonaler Hypertonie kommt es zu einer Vergrößerung der Arteria pulmonalis sowie des rechten Ventrikels. Neben der Vergrößerung der rechtsventrikulären Dimensionen findet man echokardiographisch häufig eine paradoxe Septumbewegung. Durch die Vergrößerung der rechten Herzabschnitte und eine Rotation des Herzens lassen sich bei vielen Patienten sowohl die Trikuspidalklappe als auch die Pulmonalklappe gut darstellen. Bei erhöhtem rechtsventrikulärem enddiastolischem Druck findet man, wie bei der Mitralklappe, bei entsprechender Erhöhung des linksventrikulären enddiastolischen Drucks auch einen betonten B-Punkt beim Schluß der Trikuspidalklappe (s. Abb. 5.18) (Starling et al., 1980).

Die echokardiographische Untersuchung kann somit Hinweise auf eine pulmonale Hypertonie geben. Die gefundenen Zeichen sind leider nicht sensitiv, und eine Schweregradbeurteilung ist nicht möglich (Acquatella et al., 1979).

Bei der Doppler-Echokardiographie läßt sich mit zunehmender pulmonaler Hypertonie und Vergrößerung der rechten Herzabschnitte beim überwiegenden Teil der Patienten ein Reflux sowohl über der Trikuspidal- als auch über der

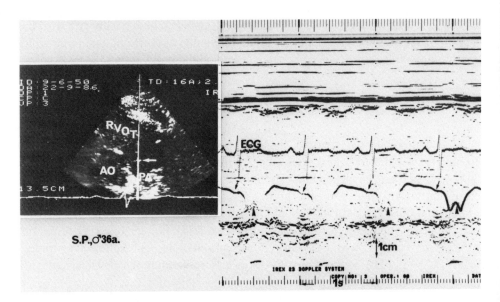

Abb. 5.17. Bewegungsmuster der Pulmonalklappe bei einem 36jährigen Patienten mit Rechtgsherzinsuffizienz bei pulmonaler Hypertonie. In der parasternalen kurzen Achse *(links)* ist die Pulmonalklappe mit einem weißen Pfeil markiert. Die eindimensionale Darstellung *(rechts)* zeigt einen leicht deszendierenden Verlauf des Bewegungsmusters der Pulmonalklappe während der Diastole, die A-Welle (senkrechte schwarze Pfeile) ist nachweisbar, des weiteren sieht man einen mittsystolischen Schluß der Klappe (schwarze Dreiecke).

Pulmonalklappe registrieren, wobei die maximal zu messenden Flußgeschwindig-keiten den Druckgradienten über den Klappen entsprechen. So konnte in einer Studie bei 60 von 69 Patienten mit pulmonaler Hypertonie eine Trikuspidal- und/oder Pulmonalklappeninsuffizienz diagnostiziert werden (87% Sensitivität) (Waggoner et al., 1981). Auch bei einem großen Teil von Patienten ohne pulmonale Hypertonie hat man einen Reflux sowohl über der Trikuspidal- als auch über der Pulmonalklappe nachweisen können, wobei bei diesen Patienten die Flußge-schwindigkeiten deutlich niedriger liegen (Waggoner et al., 1981; Takao et al., 1985).

Mit der modifizierten Bernoulli-Gleichung kann man anhand der maximalen systolischen Flußgeschwindigkeit (Reflux) über der Trikuspidalklappe den Druck-gradienten zum Zeitpunkt der Systole über der Klappe berechnen. Wird dann ein geschätzter Wert für den systolischen Druck im rechten Vorhof (z. B. zwischen 5 und 10 mmHg) dazu addiert, erhält man den systolischen Druck im rechten Ventrikel. Vorausgesetzt, es liegt keine Pulmonalklappenstenose bzw. Stenose des rechtsventrikulären Ausflußtraktes vor, entspricht der systolische Druck im rechten Ventrikel dem in der Arteria pulmonalis.

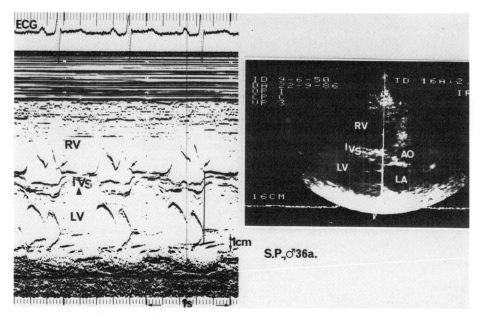

Abb. 5.18. *Rechts:* Parasternale Längsachse mit Darstellung des vergrößerten rechten Ventrikels. *Links:* Im eindimensionalen Echokardiogramm simultane Darstellung von Trikuspidal- und Mitralklappe. Man sieht einen betonten B-Punkt (schwarzer Pfeil) während der Schlußbewegung der Trikuspidalklappe als Hinweis auf einen erhöhten rechtsventrikulären enddiastolischen Druck.

In Abb. 5.19a ist oben die parasternale Längsachse und unten ein eindimensionaler Sweep von den basisnahen bis zu den apexnahen Herzabschnitten in der Längsachse des Herzens bei einem Patienten mit Cor pulmonale bei ausgeprägter Lungenfibrose dargestellt. Als Zeichen eines überhöhten rechtsventrikulären Drucks (evtl. auch einer sekundären Volumenbelastung) sieht man eine erhebliche Vergrößerung der rechten Herzabschnitte sowie eine paradoxe Bewegung der Kammerscheidewand. Abb. 5.19b zeigt beim gleichen Patienten das Flußprofil über der Trikuspidalklappe von apikaler Schallposition aus. Man sieht einen maximalen negativen Fluß in der Systole von 4 m/s, der entsprechende Druckgradient über der Klappe beträgt somit ca. 64 mmHg. Bei der Herzkatheteruntersuchung ergab sich ein systolischer Druck im rechten Ventrikel von 88 mmHg und ein systolischer Druck im rechten Vorhof von 11 mmHg, es besteht also ein Druckunterschied von 77 mmHg. Anhand der Doppler-echokardiographischen Untersuchung konnte die pulmonale Hypertonie diagnostiziert werden. Der Druck wurde unterschätzt, was durch einen zu großen Winkel zwischen Doppler-Strahl und systolischem Reflux bedingt sein kann.

In Abb. 5.20 ist das Flußprofil über der Trikuspidalklappe von apikaler Schallposition aus bei einer Patientin mit Zustand nach Mitralklappenersatz zu

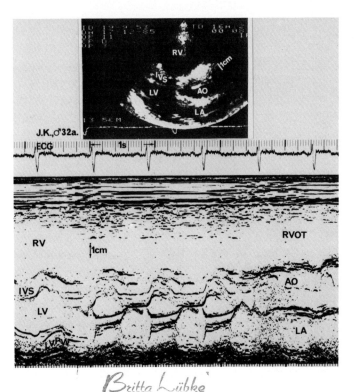

Abb. 5.19a. 32jähriger Patient mit pulmonaler Hypertonie bei Lungenfibrose unklarer Ätiologie. *Oben:* Parasternale Längsachse. *Unten:* Eindimensionales Echokardiogramm.

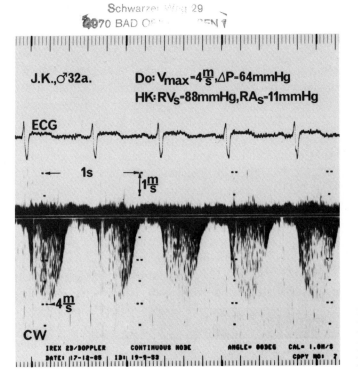

J.K.,♂32a.   Do: $V_{max}=4\frac{m}{s}$, $\Delta P=64mmHg$
HK: $RV_S=88mmHg$, $RA_S=11mmHg$

Abb. 5.19b. Von apikaler Schallposition über der Trikuspidalklappe dargestelltes Flußprofil.

sehen. Bei der Registrierung mit dem kontinuierlichen Doppler wurde ein Reflux
mit einer Flußgeschwindigkeit bis 2,6 m/s erfaßt. Entsprechend konnte ein
Druckunterschied zwischen Ventrikel und Vorhof in der Systole von 27 mmHg
berechnet werden. Die Rechtsherzkatheteruntersuchung ergab einen Druckunterschied von 23 mmHg bei deutlich erhöhtem systolischem Druck im rechten Vorhof
als möglichem Hinweis auf eine bedeutsame Trikuspidalklappeninsuffizienz.

Findet man während der Systole Flußgeschwindigkeiten bis über 5 m/s, so läßt
dies auf systemische Drücke im rechten Ventrikel bzw. in der Arteria pulmonalis
schließen. Zwischen Doppler-echokardiographisch anhand des Refluxes über der
Trikuspidalklappe und invasiv bestimmten Druckunterschieden zwischen rechtem
Ventrikel und rechtem Vorhof wurde eine sehr gute Übereinstimmung gefunden
(r = 0,97) (Skjaerpe und Hatle, 1983).

Den rechtsventrikulären systolischen Druck erhält man anhand der Summe des
systolischen Druckgradienten über der Trikuspidalklappe und des angenommenen
systolischen Drucks im rechten Vorhof, der durch die Beurteilung der Halsvenen
geschätzt werden kann.

Ähnlich wie über der Trikuspidalklappe kann auch anhand des Refluxes über
der Pulmonalklappe der diastolische Druck in der Arteria pulmonalis berechnet
werden. Mit zunehmender pulmonaler Hypertonie kommt es zu einer Erhöhung
der Flußgeschwindigkeit des diastolischen Refluxes über der Pulmonalklappe.

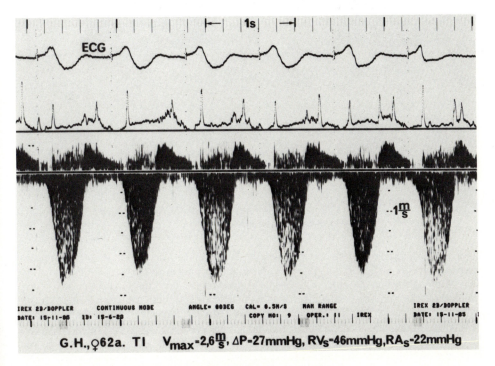

G.H., ♀62a. TI V_{max}=2,6$\frac{m}{s}$, ΔP=27mmHg, RV_s=46mmHg, RA_s=22mmHg

Abb. 5.20. 62jährige Patientin mit Trikuspidalklappeninsuffizienz.

In Abb. 5.21 ist rechts mit dem kontinuierlichen Doppler das Strömungsprofil im rechtsventrikulären Ausflußtrakt und in der Arteria pulmonalis dargestellt. Über der Pulmonalklappe ist ein deutlicher Reflux mit frühdiastolischen Flußgeschwindigkeiten bis über 3 m/s und enddiastolischen Flußgeschwindigkeiten um 2 m/s zu erkennen. Anhand der Registrierung kann ein enddiastolischer Druckgradient zwischen der Arteria pulmonalis und dem rechten Ventrikel von über 16 mmHg berechnet werden.

In einer Studie an 21 Patienten mit pulmonaler Hypertonie [mittlerer arterieller Pulmonalarteriendruck (PAPm) >20 mmHg] konnte bei 18 von ihnen mit dem kontinuierlichen Doppler von linksparasternal ein Reflux über der Pulmonalklappe nachgewiesen werden, während bei nur 13 der 24 Patienten ohne pulmonale Hypertonie ein Reflux meßbar war (Masuyama et al., 1986).

In der Gruppe der Patienten mit pulmonaler Hypertonie [14 Patienten mit milder pulmonaler Hypertonie (PAPm zwischen 20 und 39 mmHg) und 7 Patienten mit höhergradiger pulmonaler Hypertonie (PAPm zwischen 40 und 87 mmHg)] lagen sowohl die maximale Flußgeschwindigkeit des Refluxes als auch die

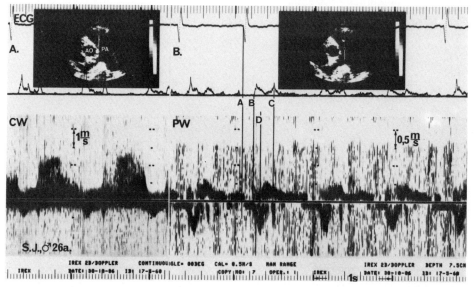

Abb. 5.21. 26jähriger Patient mit pulmonaler Hypertonie. *Links* (A): Registrierung des Strömungsprofils im rechtsventrikulären Ausflußtrakt und in der Arteria pulmonalis mit dem kontinuierlichen Doppler. Deutlicher Reflux über der Pulmonalklappe mit einer frühdiastolischen Flußgeschwindigkeit von 3 m/s und einer enddiastolischen Flußgeschwindigkeit um 2 m/s. *Rechts* (B): Mit dem gepulsten Doppler dargestelltes Strömungsprofil in der Arteria pulmonalis. Die maximale systolische Flußgeschwindigkeit beträgt etwa 0,8 m/s und wird relativ früh in der Systole erreicht. Die Linien A bis D zeigen schematisch, wie man die systolischen Zeitintervalle berechnen kann. A–B = Präejektionsperiode, B–C = rechtsventrikuläre Austreibungszeit, B–D = rechtsventrikuläre Akzelerationszeit.

Flußgeschwindigkeit am Ende des Refluxes (enddiastolisch) signifikant höher im Vergleich zu den entsprechenden Werten in der Gruppe ohne pulmonale Hypertonie (2,3 ± 0,7 gegenüber 1,4 ± 0,3 m/s, p <0,01, und 1,8 ± 0,6 gegenüber 1,0 ± 0,3 m/s, p <0,01).

Der Doppler-echokardiographisch bestimmte Druckgradient am Ende der Diastole korrelierte gut

1. mit dem entsprechenden Wert des bei der invasiven Methode gemessenen Druckgradienten (r = 0,94; SEE = 3 mmHg) und
2. mit dem enddiastolischen Druck in der Arteria pulmonalis (r = 0,92; SEE = 4 mmHg).

Des weiteren bestand auch eine gute Korrelation zwischen dem maximalen Druckgradienten während der Diastole bei der Doppler-Echokardiographie und dem mittleren Druck in der Arteria pulmonalis (r = 0,92; SEE = 5 mmHg) (Masuyama et al., 1986).

In Abb. 5.13 (s. S. 162) wurde gezeigt, wie man anhand von EKG und Flußprofilkurve in der Arteria pulmonalis die rechtsventrikulären systolischen Zeitintervalle berechnen kann. Charakteristisch für das normale Flußprofil ist, daß die maximale Flußgeschwindigkeit etwa mittsystolisch erreicht wird. Mit zunehmender pulmonaler Hypertonie ähnelt die Kurve mehr und mehr dem Flußprofil in der Aorta, es kommt zu einer Verlagerung der maximalen Flußgeschwindigkeit zum Anfang der Systole und somit zu einer Verkürzung der Akzelerationszeit.

In Abb. 5.21 sieht man rechts anhand des in der Pulmonalarterie aufgezeichneten Strömungsprofils eine Verlängerung der Präejektionsperiode (A–B) und eine Verkürzung der Austreibungszeit (B–C). Bei dem Patienten lag ein Pulmonalarterienmitteldruck von 50 mmHg vor.

Durch zunehmende pulmonale Hypertonie kommt es zu einer Verlängerung der rechtsventrikulären Präejektionsperiode (durch den erhöhten diastolischen Druck in der Arteria pulmonalis). Des weiteren kommt es zu einer mehr oder weniger deutlichen Verkürzung der rechtsventrikulären Austreibungszeit (durch den erhöhten systolischen Druck in der Arteria pulmonalis). Besonders der Quotient Präejektionsperiode zu Austreibungszeit hat sich als ein relativ guter Parameter für den diastolischen Druck in der Arteria pulmonalis erwiesen. Normalerweise beträgt der Quotient zwischen 0,15 und 0,32 (s. Tab. 5.1, S. 163).

In einer großen Studie an 229 Patienten fand man zwischen diesem Quotienten und dem diastolischen Druck in der Arteria pulmonalis eine Korrelation von r = 0,83. Bei 98% der Patienten mit einem diastolischen Pulmonalarteriendruck <20 mmHg betrug das Verhältnis Präejektionsperiode zu Austreibungszeit weniger oder gleich 0,30, und bei einem Quotienten >0,35 lag in 97% der Fälle ein diastolischer Pulmonalarteriendruck von mehr als 20 mmHg vor. Bei Werten zwischen 0,30 und 0,35 bestand eine Überlappung zwischen normalen und pathologischen Druckwerten (Riggs et al., 1978). Verwendbar ist dieser Quotient nur, wenn kein Rechtsschenkelblock und keine schwere Herzinsuffizienz vorliegt.

Auch das Zeitintervall zwischen Schluß der Pulmonalklappe (PC) und Öffnung der Trikuspidalklappe (TÖ), das sog. PC/TÖ-Intervall, wurde zur Bestimmung des systolischen Pulmonalarteriendrucks herangezogen (Burstin, 1967). In der Originalarbeit wurde das Zeitintervall mit Hilfe von Phonokardiogramm und rechtsventrikulärem Apexkardiogramm bestimmt. Mit Hilfe dieses Intervalls und der Herzfrequenz wurde ein Nomogramm zur Berechnung des systolischen Drucks in der Arteria pulmonalis aufgestellt. Durch Simultanregistrierung der Doppler-Flußgeschwindigkeit und des Phonokardiogramms konnte man Öffnung und Schluß der Klappe zeitlich einordnen, um so das PC/TÖ-Intervall zu berechnen (Hatle und Angelsen, 1985). Das PC/TÖ-Intervall steigt proportional mit Anstieg des Pulmonalarteriendrucks an und verhält sich invers zur Herzfrequenz. Die Untersucher fanden im Normalkollektiv ein PC/TÖ-Intervall zwischen 10 und 50 ms; besonders bei Werten über 50 ms scheint eine pulmonale Hypertonie vorzuliegen.

Bei Patienten mit Ventrikelseptumdefekt läßt sich ebenfalls Doppler-echokardiographisch eine Aussage über den systolischen Druck im rechten Ventrikel treffen. Auch hier gilt die modifizierte Bernoulli-Gleichung, der systolische Druckunterschied zwischen linkem und rechtem Ventrikel kann anhand der Flußgeschwindigkeit durch das Ventrikelseptum berechnet werden. Der systolische Druck im rechten Ventrikel resultiert aus der Subtraktion des berechneten interventrikulären Druckgradienten vom systolischen Druck im linken Ventrikel, der durch eine normale Blutdruckmessung bestimmt werden kann (vorausgesetzt, es liegt keine Aortenklappenstenose vor). Bezüglich Diagnostik und Beurteilung von Patienten mit Ventrikelseptumdefekt s. auch Kapitel 8.2 (S. 249).

5.3.1. Zusammenfassung

Mit der Doppler-Echokardiographie ergeben sich viele Möglichkeiten zur Bestimmung von systolischem und diastolischem Druck in der Arteria pulmonalis. Durch Kenntnis mehrerer dieser Bestimmungsmethoden dürfte es bei den meisten Patienten möglich sein, anhand der Doppler-echokardiographischen Untersuchung eine pulmonale Hypertonie nicht nur auszuschließen oder wahrscheinlich zu machen, sondern auch eine für die klinische Routine verwertbare Aussage zum Schweregrad der pulmonalen Hypertonie zu treffen.

Literatur

(1) Acquatella, H., N. B. Schiller, D. N. Sharpe, K. Chatterjee: Lack of correlation between echocardiographic pulmonary valve morphology and simultaneous pulmonary arterial pressure. Am. J. Cardiol. *43:* 946–950 (1979).
(2) Burstin, L.: Determination of pressure in the pulmonary artery by external graphic recordings. Br. Heart J. *29:* 396–404 (1967).
(3) Cairns, K. B., F. E. Kloster, J. D. Bristow, M. H. Lees, H. E. Griswold: Problems in the hemodynamic diagnosis of tricuspid insufficiency. Am. Heart. J. *75:* 173–179 (1968).

(4) Dabestani, A., J. French, J. Gardin, A. Allfie, D. Russell, C. Burn, W. Henry: Doppler hepatic vein blood flow in patients with tricuspid regurgitation. J. Am. Coll. Cardiol. *1:* 658 (1983, Abstr.).

(5) Feigenbaum, H.: Echocardiography. 3. Ed. Lea & Febiger, Philadelphia 1981.

(6) Gardin, J. M., D. Davidson, M. K. Rohan, S. Butman, M. Knoll, R. Garcia, W. L. Henry: Does age affect flow in the great arteries? Studies of Doppler aortic and pulmonary flow in normal adults. Clin. Research *32:* 6 (1984, Abstr.).

(7) Gardin, J. M., C. S. Burn, W. J. Childs, W. L. Henry: Evaluation of blood flow velocitiy in the ascending aorta and main pulmonary artery of normal subjects by Doppler echocardiography. Am. Heart J. *107:* 310 (1984).

(8) Goodman, D. J., D. C. Harrison, R. L. Popp: Echocardiographic features of primary pulmonary hypertension. Am. J. Cardiol. *33:* 438–443 (1974).

(9) Hatle, L., B. Angelsen: Doppler ultrasound in cardiology. Physical principles and clinical applications. 2. Ed. Lea & Febiger, Philadelphia 1985.

(10) Houston, A. B., C. D. Sheldon, I. A. Simpson, W. B. Doig, E. N. Coleman: The severity of pulmonary valve or artery obstruction in children estimated by Doppler ultrasound. Eur. Heart J. *6:* 786–790 (1985).

(11) Houston, A. B., I. A. Simpson, C. D. Sheldon, W. B. Doig, E. N. Coleman: Doppler ultrasound in the estimation of the severity of pulmonary infundibular stenosis in infants and children. Br. Heart J. *55:* 381–384 (1986).

(12) Masuyama, T., K. Kodama, A. Kitabatake, H. Sato, S. Nanto, M. Inoue: Continuous-wave Doppler echocardiographic detection of pulmonary regurgitation and its application to noninvasive estimation of pulmonary artery pressure. Circulation *74:* 484–492 (1986).

(13) Meltzer, R. S., D. van Hoogenhuyze, P. W. Seruys, M. M. P. Haalebos, P. G. Hugenholtz, J. Roelandt: Diagnosis of tricuspid regurgitation by contrast echocardiography. Circulation *63:* 1093–1099 (1981).

(14) Miyatake, K., M. Okamoto, N. Kinoshita, M. Ohta, T. Kozuka, H. Sakakibara, Y. Nimura: Evaluation of tricuspid regurgitation by pulsed Doppler and two-dimensional echocardiography. Circulation *66:* 777–784 (1982).

(15) Müller, O., J. Shillingford: Tricuspid incompetence. Br. Heart J. *16:* 195–207 (1954).

(16) Pennestri, F., F. Loperfido, M. P. Salvatori, R. Mongiardo, A. Ferrazza, P. Guccione, U. Manzoli: Assessment of tricuspid regurgitation by pulsed Doppler ultrasonography of the hepatic veins. Am. J. Cardiol. *54:* 363–368 (1984).

(17) Pocoski, D. J., P. M. Shah: Physiologic correlates of echocardiographic pulmonary valve motion in diastole. Circulation *58:* 1064–1071 (1978).

(18) Quinones, M. A.: Doppler evaluation of right sided lesions and pulmonary hypertension. In: Nanda, N. C. (ed.): Doppler echocardiography; pp. 262–292. Igaku-Shoin, Tokyo – New York 1985.

(19) Riggs, T., S. Hirschfeld, G. Borkat, J. Knoke, J. Liebman: Assessment of the pulmonary vascular bed by echocardiographic right ventricular systolic time intervals. Circulation *57:* 939–947 (1978).

(20) Shimada, R., A. Takeshita, M. Nakamura, K. Tokunaga, T. Hirata: Diagnosis of tricuspid stenosis by M-mode and two-dimensional echocardiography: Am. J. Cardiol. *53:* 164–168 (1984).

(21) Skjaerpe, T., L. Hatle: Noninvasive estimation of pulmonary artery pressure by Doppler ultrasound in tricuspid regurgitation. In: Spencer, M. (ed.): Cardiac Doppler Diagnosis; pp. 247–254. Martinus Nijhoff, The Hague 1983.

(22) Sold, G., C. Untersberg, H. Kreuzer: Zweidimensionale Echokardiographie und Doppler-Echographie in der Diagnostik von Trikuspidalstenose und -insuffizienz. Z. Kardiol. *74* (Suppl. III): 53 (1985, Abstr.).

(23) Stapelton, J. F.: Natural history of chronic valvular disease. In: Frankl, W. S., A. N. Brest (eds.): Valvular heart disease: comprehensive evaluation and management; pp. 105–147. F. A. Davis Company, Philadelphia 1986.

(24) Starling, M. R., M. H. Crawford, R. A. Walsh, R. A. O'Rourke: Value of the tricuspid valve echogram for estimating right ventricular end-diastolic pressure during vasodilator therapy. Am. J. Cardiol. *45:* 966–972 (1980).

(25) Takao, S., K. Miyatake, S. Izumi, N. Kinoshita, H. Sakakibara, Y. Nimura: Physiological pulmonary regurgitation detected by the Doppler technique and its differential diagnosis. J. Am. Coll. Cardiol. *5:* 499 (1985, Abstr.).

(26) Veyrat, C., D. Kalmanson, M. Farjon, J. P. Manin, G. Abitbol: Non-invasive diagnosis and assessment of tricuspid regurgitation and stenosis using one and two dimensional echo-pulsed Doppler. Br. Heart J. *47:* 596–605 (1982).

(27) Waggoner, A. D., M. A. Quinones, J. B. Young, T. A. Brandon, A. A. Shah, M. S. Verani, R. R. Miller: Pulsed Doppler echocardiographic detection of right-sided valve regurgitation. Am. J. Cardiol. *47:* 279–286 (1981).

(28) Weyman, A. E., J. C. Dillon, H. Feigenbaum, S. Chang: Echocardiographic patterns of pulmonic valve motion with pulmonary hypertension. Circulation *50:* 905–910 (1974).

(29) Weyman, A. E., J. C. Dillon, H. Feigenbaum, S. Chang: Echocardiographic patterns of pulmonary valve motion in valvular pulmonary stenosis. Am. J. Cardiol. *34:* 644–651 (1974).

(30) Weymann, A. E., J. C. Dillon, H. Feigenbaum, S. Chang: Pulmonary valve echo motion in pulmonary regurgitation. Br. Heart J. *37:* 1184 (1975).

(31) Weymann, A. E., R. A. Hurwitz, D. A. Girod, J. C. Dillon, H. Feigenbaum, D. Green: Cross-sectional echocardiographic visualization of the stenotic pulmonary valve. Circulation *56:* 769–774 (1977).

6. Kardiomyopathien

Unter dem Begriff der Kardiomyopathien versteht man Erkrankungen des Herzmuskels, die nicht durch eine koronare Herzerkrankung, pulmonale oder arterielle Hypertonie oder einen Herzklappenfehler verursacht werden. Ist die Ätiologie unbekannt, spricht man von einer primären Kardiomyopathie; bei infektiöser, infiltrativer, toxischer oder hormoneller Ursache von einer sekundären Kardiomyopathie.

Die primären Kardiomyopathien werden in folgende Untergruppen eingeteilt:
1. hypertrophische obstruktive Kardiomyopathie (HOCM),
2. hypertrophische nichtobstruktive Kardiomyopathie (HNCM),
3. dilatative (kongestive) Kardiomyopathie (COCM) und
4. latente Kardiomyopathie (LCM).

In diesem Kapitel wird auf die charakteristischen ein- und zweidimensionalen Befunde sowie die Möglichkeit der Doppler-echokardiographischen Beurteilung eingegangen.

6.1. Hypertrophische obstruktive Kardiomyopathie (HOCM)

Bei diesem Krankheitsbild liegt bei normaler Dicke der linksventrikulären Hinterwand eine ausgeprägte Hypertrophie der Kammerscheidewand vor und somit eine asymmetrische Hypertrophie des linken Ventrikels mit Auftreten von systolischer Obstruktion des linksventrikulären Ausflußtraktes. Seit der Erstbeschreibung vor 30 Jahren (Teare, 1958) sind für dieses Krankheitsbild mehrere Bezeichnungen benutzt worden: asymmetrische Septumhypertrophie (Henry et al., 1973), idiopathische hypertrophe Subaortenstenose (Braunwald et al., 1960), muskuläre Subaortenstenose (Wigle et al., 1962) und hypertrophe obstruktive Kardiomyopathie (Cohen et al., 1964; Goodwin und Oakley, 1972). Bei der Erkrankung findet man eine familiäre Häufung, und es wird ein genetischer Defekt mit autosomal-dominantem Erbgang vermutet.

Bei der hypertrophisch-obstruktiven Kardiomyopathie findet sich echokardiographisch eine asymmetrische Hypertrophie des linken Ventrikels, wobei die Dicke der Kammerscheidewand mehr als 15 mm beträgt und der Quotient Kammerscheidewanddicke zu linksventrikulärer Hinterwanddicke >1,3 beträgt. Während der Systole kommt es zu einer Vorwärtsbewegung des Mitralklappenapparates (systolic anterior movement = SAM) und wegen des gestörten Flusses im linksventrikulären Ausflußtrakt zu einer mittsystolischen Schlußbewegung der Aortenklappensegel. Das gleichzeitige Zusammentreffen dieser Kriterien gilt als ein zuverlässiger Hinweis einer hypertrophen obstruktiven Kardiomyopathie. Bei getrenntem Vorliegen einzelner dieser Kriterien kann die Diagnose nicht gesichert werden, da sie auch bei vielen anderen Krankheitsbildern vorkommen können (s. unten).

6.1.1. Asymmetrische Septumhypertrophie, linksventrikuläre Geometrie und Kinetik

In den meisten Fällen von hypertroph-obstruktiver Kardiomyopathie liegt die Hypertrophie der Kammerscheidewand subaortal und beschränkt sich auf die basisnahen zwei Drittel des interventrikulären Septums (s. Abb. 6.1a). Diese Hypertrophie läßt sich meistens gut in der parasternalen Längsachse, in der parasternalen kurzen Achse oder in der apikalen Vier- und Zweikammerebene darstellen. Sowohl bei der Echokardiographie als auch bei der Lävokardiographie sieht man eine basisnahe systolische Abschnürung des linken Ventrikels. In seltenen Fällen liegt auch eine obstruktive Kardiomyopathie mit Betonung der Hypertrophie in den apexnahen Teilen der Kammerscheidewand vor. In diesen Fällen kann es manchmal schwierig sein, die Diagnose von der parasternalen Längsachse her zu erstellen, erst im apikalen Vier- bzw. Zweikammerblick läßt sich die Hypertrophie mit Abschnürung des linken Ventrikels spitzenwärts darstellen. In den Abb. 6.1b und 6.2 ist ein eindimensionaler Sweep bei zwei

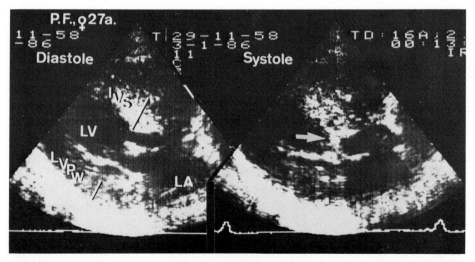

Abb. 6.1a. 27jährige Patientin mit hypertroph-obstruktiver Kardiomyopathie. Parasternale Längsachse. Die Dicke der Kammerscheidewand und der linksventrikulären Hinterwand ist mit einem weiß-schwarzen Strich markiert. Während der Systole *(rechts)* sieht man die Vorwölbung des vorderen Mitralklappensegels in den linksventrikulären Ausflußtrakt in Richtung Kammerscheidewand (= SAM) (weißer Pfeil).

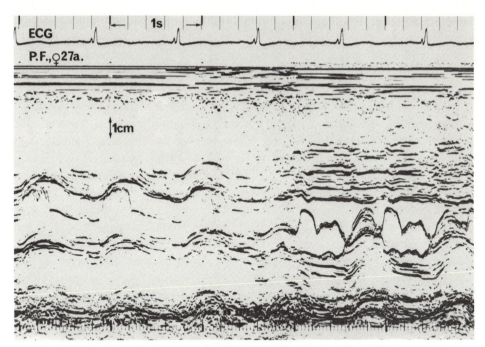

Abb. 6.1b. Gleiche Patientin. Entsprechende eindimensionale Darstellung.

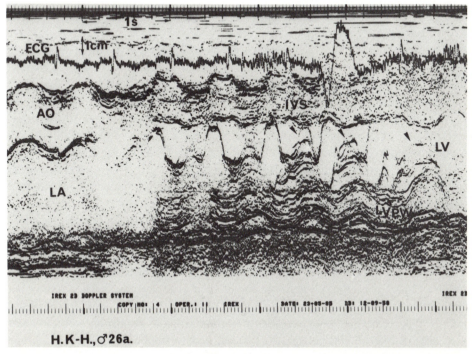

Abb. 6.2. Eindimensionales Echokardiogramm eines Patienten mit einer hypertroph-obstruktiven Kardiomyopathie.

Patienten mit hypertropher, obstruktiver Kardiomyopathie zu sehen. Man erkennt eine ausgeprägte Hypertrophie der Kammerscheidewand (IVS), wobei jedoch die rechtsventrikuläre endokardiale Abgrenzung der Kammerscheidewand nicht sicher zu bestimmen ist. Die linksventrikuläre Hinterwand (LVPW) hat eine normale Dicke. Des weiteren fällt eine verminderte Bewegungamplitude der Kammerscheidewand bei hyperkontraktilem Zustand der linksventrikulären Hinterwand auf. Bei der Beurteilung der Kammerscheidewand und der Kontraktilität bei Patienten mit HOCM, welche häufig schwer zu beschallen sind, ist es unbedingt erforderlich, sich zuerst anhand des zweidimensionalen Bildes zu orientieren, wo bei der eindimensionalen Darstellung der Schallstrahl plaziert werden muß. Häufig läßt sich in der Längsachse des Herzens das zweidimensionale Bild nicht so einstellen, daß die senkrechte Anlotung der zu messenden Strukturen gewährleistet ist (s. Abb. 6.1a). In einem solchen Fall kann man eventuell in der zweidimensionalen Darstellung die Dicke der Kammerscheidewand beurteilen. Wichtig ist es auch, in mehreren parasternalen kurzen Ebenen zu untersuchen, um die Hypertrophie der Kammerscheidewand im Vergleich zur linksventrikulären Hinterwand und auch eine Mitbeteiligung der anterioren und lateralen Wand beurteilen zu können (Shah et al., 1980; Maron et al., 1981). Durch die ausgeprägte Hypertrophie kommt es zu einer Verkleinerung des linksventrikulären Cavums. In der parasternalen Längsachse hängen die hypertrophen Teile der Kammerscheidewand »bauchartig« in das Cavum des linken Ventrikels bzw. des linksventrikulären Ausflußtraktes hinein (Abb. 6.3a; s. auch Abb. 6.1a). Auch im apikalen Vier- bzw. Zweikammerblick kann man gut die Größe des linksventrikulären Cavums zum Zeitpunkt von Diastole und Systole beobachten, wobei eine Abschnürung des Cavums im Bereich der Obstruktion mit einem mehr oder weniger großen distalwärts gelegenen Restcavum zu erkennen ist. Die genaue Bestimmung der Wanddicke ist häufig von apikaler Schallposition aus durch die parallele Anordnung des Schallstrahls zum Verlauf der Herzwände erschwert.

Bei Patienten mit hypertropher obstruktiver Kardiomyopathie wird über eine verminderte Dickenzunahme sowie eine verminderte Bewegungsamplitude der Kammerwand in der Systole berichtet; dagegen findet man häufig eine Hyperkinesie der nicht hypertrophierten Herzabschnitte, z. B. der antero-lateralen oder posterior-inferioren Wand (Abb. 6.3b) (Cohen et al., 1975; Shah et al., 1980). Das relativ häufig beobachtete eingeschränkte Bewegungsmuster der Kammerscheidewand ist jedoch nicht spezifisch für eine hypertrophe Kardiomyopathie, sondern findet sich auch in geringerer Häufigkeit bei anderen Erkrankungen, die zu einer vermehrten linksventrikulären Druckbelastung führen, wie z. B. der Aortenstenose oder der arteriellen Hypertonie (Ciro et al., 1984). Bei ca. 15% aller Patienten mit arterieller Hypertonie findet man eine asymmetrische, septumbetonte Hypertrophie des linken Ventrikels (Cohen et al., 1981). Bei Untersuchungen an hypertensiven Patienten ohne zweidimensionale Kontrolle werden sogar weit höhere Werte angegeben, die jedoch wahrscheinlich durch eine schräge Anlotung zu erklären sind (Kansal et al., 1979). Diese Erfahrung betont nochmals die Wichtigkeit der zweidimensionalen Kontrolle in mehreren Ebenen.

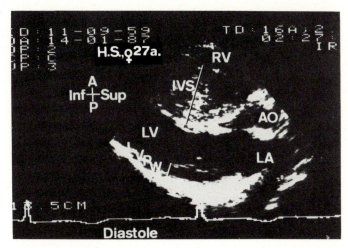

Abb. 6.3a. 27jährige Patientin mit extremer Hypertrophie der Kammerscheidewand. Darstellung der parasternalen Längsachse. Die massive Hypertrophie der Kammerscheidewand sowie die normale Dicke der linksventrikulären Hinterwand sind gut zu erkennen. Kleiner linker Ventrikel. Die Mitralklappe berührt frühdiastolisch die Kammerscheidewand.

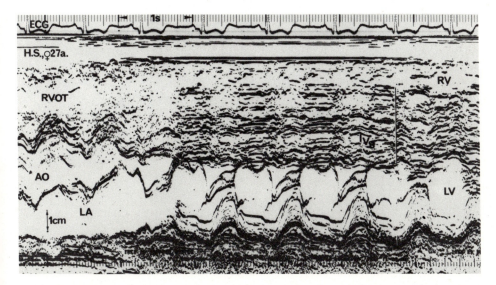

Abb. 6.3b. Gleiche Patientin. Entsprechende eindimensionale Darstellung, in der noch einmal die ausgeprägte Hypertrophie der Kammerscheidewand (etwa 38 mm) und die normale Dicke der linksventrikulären Hinterwand (etwa 8 mm) zu erkennen sind. Deutliche Hypokinesie der Kammerscheidewand und Hyperkinesie der linksventrikulären Hinterwand. Die Mitralklappe berührt sowohl frühdiastolisch als auch zum Zeitpunkt der Vorhofkontraktion die Kammerscheidewand. Während der Systole ist eine leichte anteriore Bewegung des Mitralklappenapparates zu sehen. Bei der Patientin lag keine Obstruktion des linksventrikulären Ausflußtraktes vor.

Zur Abgrenzung einer koronaren Herzerkrankung müssen auch die anderen Herzabschnitte im ein- und zweidimensionalen Echobild untersucht werden. Hierbei kann fälschlicherweise eine hypertrophe Kardiomyopathie diagnostiziert werden, wenn es z. B. nach abgelaufenem Vorderwandspitzen- oder Hinterwandinfarkt zu einer kompensatorischen Hypertrophie der basisnahen Teile der Kammerscheidewand und der Vorderwand kommt. In diesem Fall liegt meistens gleichzeitig eine Hyperkontraktilität des Myokards vor. Durch die Beurteilung von Wanddicke und Wanddickenzunahme während der Systole sowie der systolischen Kontraktionsamplituden läßt sich in den meisten Fällen eine koronare Herzerkrankung bestätigen bzw. ausschließen.

Auch bei vielen angeborenen Herzfehlern mit vermehrter Rechtsherzbelastung kommt es zu einer dysproportionierten Septumhypertrophie. Dies gilt besonders für Patienten mit einer Pulmonalklappenstenose, bei denen man dieses Zeichen in über 20% der Fälle findet (Maron et al., 1977). Die Hypertrophie führt auch zu einer Verminderung der linksventrikulären Compliance und somit zu einer Störung der diastolischen Funktion. Die verminderte linksventrikuläre Compliance bewirkt ein gestörtes Bewegungsmuster der Mitralklappe, so daß eine verlangsamte frühdiastolische Öffnung entsteht. Bei kleinem linksventrikulärem Cavum kann sich das vordere Mitralklappensegel am Anfang der Diastole an die Kammerscheidewand anlegen, die frühdiastolische Schlußgeschwindigkeit der Klappe ist herabgesetzt, die Amplitude bei der Vorhofkontraktion kann manchmal verkürzt sein, die enddiastolische Schlußbewegung ist verlangsamt und manchmal durch einen B-Punkt unterbrochen (Sanderson et al., 1978). Die verminderte und verlangsamte frühdiastolische Bewegung der hinteren Aortenwurzelwand, die der verzögerten Entleerung des linken Vorhofes entspricht, ist auch ein Zeichen für die erschwerte frühdiastolische Füllung des linken Ventrikels. Man nimmt an, daß der größte Teil der diastolischen Füllung des linken Ventrikels am Ende der Diastole während der Vorhofkontraktion abläuft (Strunk et al., 1976; Chandra-ratna et al., 1978).

6.1.2. Linksventrikuläre Obstruktion

Charakteristisch, aber nicht beweisend für eine linksventrikuläre Obstruktion ist die systolische Vorwärtsbewegung der Mitralklappe bzw. des Mitralklappenapparates sowie die mittsystolische Schlußbewegung der Aortenklappensegel. Für dieses Verhalten und Auftreten der Obstruktion können mehrere Faktoren eine Rolle spielen. Am wichtigsten scheint neben der anterioren Verlagerung des vorderen Papillarmuskels in der Systole mit sekundärer Verschiebung der Chordae tendineae und der Mitralklappe in den linksventrikulären Ausflußtrakt der Venturi-Effekt zu sein. Die durch die basisnahe Septumhypertrophie bedingte Einengung des linksventrikulären Ausflußtraktes wird noch verstärkt durch die anteriore Verlagerung des Mitralklappenapparates. Hierdurch wird wiederum die

Flußgeschwindigkeit erhöht, wodurch die zunehmenden Zugkräfte die Mitralklappe weiter nach vorne in den linksventrikulären Ausflußtrakt ziehen.

Bei der Entstehung der Obstruktion spielt wahrscheinlich dieser Venturi-Effekt die größte Rolle, mehr oder weniger unterstützt durch eine systolische anteriore Verlagerung des vorderen Papillarmuskels und eine gesteigerte Kontraktilität der apexnahen Herzabschnitte (Shah et al., 1981; Henry et al., 1975; Martin et al., 1979). In den Abb. 6.1 b und 6.2 ist eine deutliche anteriore systolische Bewegung der Mitralklappe zu sehen (schwarze Pfeile). Auch in Abb. 6.1 a sieht man in der parasternalen Längsachse, wie sich die spitzennahen Teile der Mitralklappe während der Systole an der Kammerscheidewand anlegen.

Durch die Obstruktion des linksventrikulären Ausflußtraktes und die dadurch entstandene Flußminderung kommt es zu einer systolischen Schlußbewegung der Aortenklappensegel. Neben einer mittsystolischen Schlußbewegung kann man auch ein grobes systolisches Flattern der Aortenklappensegel finden. Das Bewegungsmuster der Aortenklappensegel muß gegenüber dem Bewegungsmuster bei einer subvalvulären Stenose abgegrenzt werden, bei dem man meistens am Beginn der Systole eine Schlußbewegung der Aortenklappensegel findet. Auch bei Mitralklappeninsuffizienz kann ein feines Flattern der Aortenklappensegel registriert werden, ähnlich den Zuständen mit erhöhtem Fluß über der Aortenklappe, wie z. B. Shuntvitien mit Rechts-Links-Shunt, Aortenklappeninsuffizienz, Hyperthyreose und Anämie.

Das bei Patienten mit hypertropher obstruktiver Kardiomyopathie linksparasternal zu auskultierende Systolikum wird durch die infolge der Obstruktion auftretenden Turbulenzen im linksventrikulären Ausflußtrakt erklärt (Chandraratna et al., 1983). Sowohl das Ausmaß der Obstruktion als auch die Häufigkeit des Auftretens einer Mitralklappeninsuffizienz hängen davon ab, welcher Teil des Mitralklappenapparates sich während der Systole nach vorne bewegt. In einer zweidimensionalen echokardiographischen Studie anhand von 27 Patienten mit hypertropher Kardiomyopathie wurde zwischen zwei Typen von anteriorer systolischer Bewegung des Mitralklappenapparates unterschieden. Wenn sich die Chordae tendineae oder nur der freie Rand der Mitralklappe während der Systole nach vorne bewegen, lag entweder keine oder nur eine geringe Obstruktion des linksventrikulären Ausflußtraktes vor (mittlerer Gradient zwischen 0 und 35 mmHg, Mittelwert 10 $\pm$ 10 mmHg), 36% dieser Patienten hatten eine bedeutsame Mitralinsuffizienz. Bewegten sich aber die Mitralklappensegel selbst während der Systole nach vorne, fand sich ein mittlerer Gradient zwischen 20 und 150 mmHg (Mittelwert 81 $\pm$ 37 mmHg), bei 67% dieser Patienten lag eine Mitralklappeninsuffizienz vor. Bei den Patienten, bei denen keine systolische anteriore Bewegung der Mitralklappe nachzuweisen war, fand sich kein Druckgradient, und bei nur 29% war hier eine Mitralklappeninsuffizienz nachweisbar (Ballester et al., 1983). Diese und auch andere Untersuchungen unterstreichen die Wichtigkeit der Differenzierung, welche Teile des Mitralklappenapparates sich während der Systole nach vorne bewegen (Martin et al., 1979; Rakowski et al., 1979).

Eine SAM-Bewegung der Mitralklappe ist wie die asymmetrische Septumhypertrophie nicht spezifisch für eine hypertrophe Kardiomyopathie. Außer bei einem hyperkontraktilen Zustand und einem asynchronen Kontraktionsablauf des linken Ventrikels findet man eine SAM-Bewegung unter anderem auch bei folgenden Krankheitsbildern: Mitralklappenprolaps, linksventrikuläres Aneurysma, Aortenklappeninsuffizienz, konzentrische linksventrikuläre Hypertrophie, Hypothyreose, bei Vegetationen auf der Mitralklappe und auch bei einer Hyperkinesie der linksventrikulären Hinterwand sowie bei Vorhofseptumdefekt und Perikarderguß (Stern et al., 1978; Erdin et al., 1981; Feigenbaum, 1981; Greenwald et al., 1975; Bulkley und Fortuin, 1976; Tajik et al., 1972; Hearne et al., 1975).

Besonders bei Patienten mit arterieller Hypertonie wird relativ häufig eine systolische Vorwärtsbewegung des Mitralklappenapparates gefunden. In einer Studie an 37 Patienten mit schwerer pulmonaler Hypertonie fand sich bei 12 von ihnen eine anomale systolische Vorwärtsbewegung des Mitralklappenapparates. Bei diesen 12 Patienten war im Vergleich zu den Patienten mit Hypertonie ohne SAM-Bewegung der Mitralklappe der linke Ventrikel endsystolisch signifikant kleiner und die Ejektionsfraktion signifikant größer. Ein Vergleich dieser 12 Patienten mit 28 anderen Patienten mit systolischer Vorwärtsbewegung der Mitralklappe bei hypertropher Kardiomyopathie ergab einen deutlichen Unterschied zwischen der wirklichen SAM-Bewegung und der Pseudo-SAM-Bewegung bei Hypertonikern. Bei der echten SAM-Bewegung wurde die maximale Vorwärtsbewegung nach zwei Dritteln der Systole deutlich früher als die maximale Vorwärtsbewegung der posterioren Wand erreicht, zusätzlich kam es zu einer Rückstellbewegung vor der diastolischen Öffnung der Mitralklappe. Bei der Pseudo-SAM-Bewegung wurde die maximale anteriore Bewegung zum gleichen Zeitpunkt wie dem der maximalen anterioren Bewegung der linksventrikulären Hinterwand beobachtet, also am Ende der Systole, die Klappe hatte ihren Ausgangspunkt zum Zeitpunkt der diastolischen Wiedereröffnung der Mitralklappe noch nicht erreicht. In der Literatur wurde diese anteriore systolische Bewegung mit dem hyperdynamen Zustand des linken Ventrikels erklärt (Doi et al., 1983). Somit ist nur die systolische anteriore Bewegung des vorderen Mitralklappensegels selbst als ein spezifischer Hinweis für eine hypertrophe Kardiomyopathie zu interpretieren. Dieses Zeichen weist auf eine hämodynamisch bedeutsame Obstruktion des linksventrikulären Ausflußtraktes hin (Ballester et al., 1984).

Bei Patienten, bei denen in Ruhe keine Obstruktion vorliegt, kann es nützlich sein, während eines Provokationsversuchs eine zweidimensionale Untersuchung durchzuführen. Dabei führen Maßnahmen, die die linksventrikuläre Füllung vermindern (Inhalation von Amylnitrat oder Valsalva-Manöver) zu einer Zunahme der Obstruktion, ähnlich wie bei Substanzen, die die linksventrikuläre Kinetik steigern (z. B. Alupent).

6.1.3. Doppler-echokardiographische Beurteilung der hypertrophen obstruktiven Kardiomyopathie

Die Doppler-echokardiographische Untersuchung zur Beurteilung der Flußgeschwindigkeit im Bereich der Obstruktion erfolgt von apikaler Schallposition aus. Man beginnt am besten mit dem kontinuierlichen Doppler-Verfahren, wobei der Schallstrahl mit Hilfe eines modifizierten Vier- bis Fünfkammerblicks in den Bereich der fraglichen Obstruktion gelegt wird (s. Abb. 6.4). Wenn man vom Flußprofil im Bereich der Mitralklappe ausgeht, liegen die erhöhten Flußgeschwindigkeiten im Bereich der Obstruktion mehr anteromedial. Im Vergleich zum Flußprofil über der Aortenklappe bzw. in der Aorta ascendens liegt das gesuchte Strömungsprofil mehr posteromedial. Häufig läßt sich gleichzeitig mit den erhöhten Flußgeschwindigkeiten im Bereich der Obstruktion das diastolische Profil über der Mitralklappe registrieren. Die erhöhte Flußgeschwindigkeit im Bereich der Obstruktion fängt, wie bereits an den Flußprofilen über der Aortenklappe (s. Abb. 2.15, S. 37) bzw. bei einer Aortenklappenstenose (s. Abb. 4.7, S. 106) zu sehen, am Ende des QRS-Komplexes an. Etwas anders als bei einer Aortenstenose verhält sich dann das Flußprofil am Anfang der Systole. Bei einer obstruktiven Kardiomyopathie steigen die Flußgeschwindigkeiten eher etwas verlangsamt an, um dann den Maximalwert gegen die Mitte der Systole zu

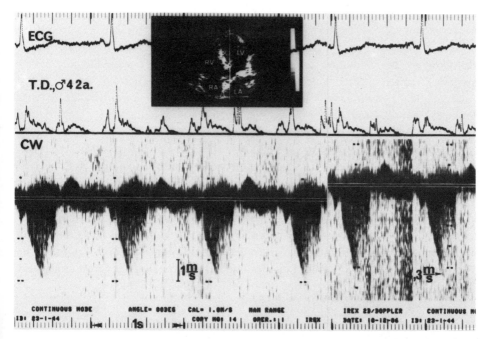

Abb. 6.4. Registrierung des Flußprofils im linksventrikulären Ausflußtrakt bei einem 42jährigen Patienten mit hypertroph-obstruktiver Kardiomyopathie.

erreichen. Vor der Mitralklappenöffnung hat die systolische Flußgeschwindigkeit wieder die Nullinie erreicht. Abb. 6.4 zeigt ein Flußprofil, auf dem Geschwindigkeiten bis 4,3 m/s registriert sind.

Hatle und Angelsen (1985) konnten bei Simultanregistrierung von Phonokardiogramm und Flußgeschwindigkeit im Bereich der Obstruktion zeigen, daß vor Auftreten des systolischen Geräuschs, das mit der systolischen Vorwärtsbewegung der Mitralklappe korreliert, schon hohe Flußgeschwindigkeiten von maximal 2,2–3 m/s registriert werden können, was darauf hinweist, daß der Venturi-Effekt die größere Rolle für die systolische Vorwärtsbewegung des anterioren Mitralklappensegels spielt. Der etwas verzögerte Anstieg der Flußgeschwindigkeit mit Erreichen des systolischen Maximalwertes etwa in der Mitte der Systole spricht für eine dynamische Obstruktion.

In den Abb. 6.1 a und b (s. S. 178, 179) sind die zweidimensionale Längsachse sowie ein eindimensionaler Sweep bei einer jungen Patientin mit einer obstruktiven Kardiomyopathie zu sehen. In der zweidimensionalen Längsachse erkennt man, wie das vordere Mitralklappensegel sich in der Systole an die Kammerscheidewand anlegt, auch in der eindimensionalen Darstellung ist eine deutliche systolische anteriore Bewegung des vorderen Mitralklappensegels zu sehen. Die maximale systolische anteriore Bewegung des vorderen Mitralklappensegels wird erst am Ende des mittleren Drittels erreicht.

In Abb. 6.5 (gleiche Patientin wie in Abb. 6.1 a und b) ist von apikaler Schallposition aus das Flußprofil links im Bild mit dem kontinuierlichen Doppler aufgezeichnet. Man sieht hier einen allmählichen Anstieg der Flußgeschwindigkeit mit Erreichen des Maximalwertes ungefähr im mittleren Drittel der Systole. Das Flußgeschwindigkeitsprofil entspricht dem systolischen Bewegungsmuster der Mitralklappe, daraus kann man schließen, daß es durch die zunehmende Bewegung des vorderen Mitralklappensegels zur Kammerscheidewand hin zu einer zunehmenden Erhöhung der Flußgeschwindigkeiten im linksventrikulären Ausflußtrakt kommt. Zum Zeitpunkt der maximalen systolischen Vorwärtsbewegung der Mitralklappe findet sich auch die maximale Flußgeschwindigkeit im Ausflußtrakt. Bei der Patientin konnte eine maximale Flußgeschwindigkeit von ca. 5 m/s registriert werden, anhand der modifizierten Bernoulli-Gleichung ($\Delta P = 4 \times$ Flußgeschwindigkeit zum Quadrat) berechnet sich ein maximaler Druckgradient von ca. 100 mmHg. Mit dem gepulsten Doppler (rechts im Bild) konnte die Lage der maximalen Flußgeschwindigkeit geortet werden. Bei einer Meßtiefe von 9,3 cm befinden wir uns im basisnahen Teil des linken Ventrikels, hier konnte das maximale Aliasing-Phänomen registriert werden. Sowohl mit dem kontinuierlichen als auch mit dem gepulsten Doppler ließ sich gleichzeitig das Strömungsprofil über der Mitralklappe registrieren.

Bei beiden Verfahren sieht man, wie die Flußgeschwindigkeit im Bereich der Obstruktion mit einer gewissen Zeitverzögerung nach Schluß der Mitralklappe auftritt und die Flußgeschwindigkeit auch vor der Öffnung der Mitralklappe die Nullinie wieder erreicht hat. Diese zeitliche Differenzierung von Anfang und Ende

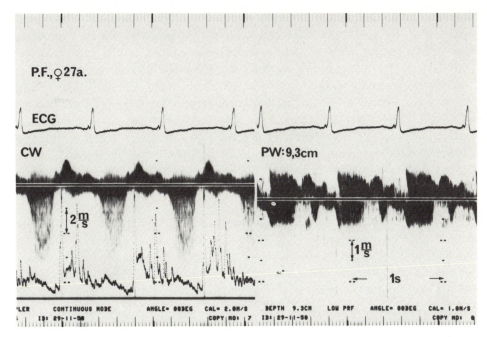

Abb. 6.5. Bestimmung der Flußgeschwindigkeit im linksventrikulären Ausflußtrakt bei einer jungen Patientin mit hypertroph-obstruktiver Kardiomyopathie mit dem kontinuierlichen und mit dem gepulsten Doppler-Verfahren von apikaler Schallposition aus. (S. a. Abb. 6.1.)

des Flußprofils ist wichtig für die Differentialdiagnose der Mitralklappeninsuffizienz.

Sehr häufig liegt bei diesen Patienten auch gleichzeitig eine Mitralklappeninsuffizienz vor (s. oben). Von apikaler Schallposition aus wird man dann ein negatives Flußprofil mit Flußgeschwindigkeiten von 4 bis sogar 6 m/s in der Systole registrieren. Das Flußprofil der Mitralklappeninsuffizienz fängt jedoch gleich nach Schluß der Mitralklappe an und hört erst mit Wiederöffnung der Mitralklappe auf, es ist somit deutlich breiter als das Flußprofil über einer Obstruktion des linksventrikulären Ausflußtraktes bzw. als das Flußprofil einer Aortenklappenstenose (s. Abb. 4.15, S. 115). Die Flußgeschwindigkeit bei einer Mitralklappeninsuffizienz steigt auch schneller an, insgesamt hat das Flußprofil ein parabolisches Profil (s. Abb. 3.18, S. 72).

Mit dem gepulsten Doppler ist eine weitere Differenzierung möglich. Hat man mit dem kontinuierlichen Doppler die maximale Flußgeschwindigkeit erfaßt, kann man das Meßvolumen des gepulsten Dopplers auf diesem Meßstrahl bewegen, um so die Tiefe der maximalen Flußgeschwindigkeit zu bestimmen. Normalerweise übersteigt die Flußgeschwindigkeit im Bereich der Obstruktion die mit dem gepulsten Doppler-Verfahren zu messende Flußgeschwindigkeit, so daß ein mehr oder weniger deutliches Aliasing-Phänomen auftritt. Bei einer Obstruktion im linksventrikulären Ausflußtrakt wird in den meisten Fällen ein noch gutes diastolisches Flußprofil des linksventrikulären Einflußtraktes mit zu registrieren sein. Einen Reflux über die Mitralklappe würde man in den linken Vorhof verfolgen, wobei es gleichzeitig zu einer deutlichen Reduktion der diastolischen Flußgeschwindigkeit über der Mitralklappe kommt. In der Amplitudendarstellung ist dann das Signal des Schlusses der Mitralklappe deutlich besser als das der Öffnung zu sehen. Auch wenn nicht die Möglichkeit besteht, mit einem Duplex-System (Doppler und zweidimensionales Bild) zu arbeiten, sondern die Flußge-schwindigkeiten nur mit einer getrennten Doppler-Sonde bestimmt werden können, müßte es in Kenntnis dieser Unterschiede möglich sein, zwischen einer Obstruktion im linksventrikulären Ausflußtrakt und einer Mitralklappeninsuffi-zienz zu differenzieren.

Mit der Kombination von gepulsten Doppler-echokardiographischen Untersu-chungen, Echokardiographie und Phonokardiographie konnten die bei der obstruktiven Kardiomyopathie bekannten systolischen Strömungsgeräusche (links-parasternal oder über der Herzspitze), die vermehrten Turbulenzen im linksventri-kulären Ausflußtrakt, verursacht durch eine systolische anteriore Bewegung der Mitralklappe, sowie die vermehrten Turbulenzen im linken Vorhof als Hinweis auf eine Mitralklappeninsuffizienz differenziert werden (Gilbert et al., 1980; Chandra-ratna et al., 1983).

In Abb. 6.6 oben (A) ist im apikalen Vierkammerblick das Strömungsprofil im linksventrikulären Ausflußtrakt zunächst mit dem gepulsten Doppler und dann mit dem kontinuierlichen Doppler dargestellt worden. Mit dem gepulsten Doppler findet man eine erhöhte Flußgeschwindigkeit mit dem Aliasing-Phänomen. Bei der kontinuierlichen Doppler-Registrierung ließ sich eine erhöhte Flußgeschwindigkeit

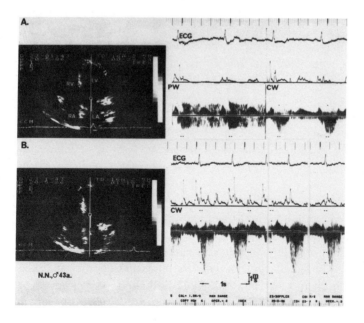

Abb. 6.6. 43jähriger Patient mit obstrukti-ver Kardiomyopathie. Im apikalen Vierkam-merblick wird das Strömungsprofil im linksventrikulären Ausflußtrakt mit dem gepulsten sowie dem kontinuierlichen Doppler vor (A) und nach (B) Injektion ei-ner Ampulle Alupent dargestellt.

von ca. 1,7 m/s nachweisen. Nach Gabe von einer Ampulle Alupent kam es zu einem Frequenzanstieg von 62/min auf 92/min, und im zweidimensionalen Bild war eine Zunahme der linksventrikulären Kontraktilität zu beobachten. Im unteren Teil der Abb. (B) sieht man das Strömungsprofil nach Gabe von Alupent, registriert mit dem kontinuierlichen Doppler, nach der es zu einem Anstieg der Flußgeschwindigkeit auf ca. 3,8 m/s kam. Anhand der Flußgeschwindigkeit konnte ein Druckgradient von ca. 58 mmHg berechnet werden. Bei der invasiven Untersuchung ließ sich in Ruhe kein signifikanter Druckgradient bestimmen, jedoch kam es auch hier nach Gabe von einer Ampulle Alupent zu einem hämodynamisch bedeutsamen Druckgradienten von 66 mmHg. Besonders bei Patienten mit Beschwerden unter Belastung ist es wichtig, ein Provokationsmanöver durchzuführen, um eine latente Obstruktion nicht zu übersehen.

Auch in der Therapieüberwachung kann die Doppler-Echokardiographie nützliche Informationen liefern.

6.1.4. Flußprofil in der Aorta ascendens von suprasternaler Schallposition

Von suprasternal kann man eine gewisse Erhöhung der Flußgeschwindigkeit in der Aorta ascendens finden, die jedoch nicht der maximalen Flußgeschwindigkeit im Bereich der Obstruktion entspricht. Es wird vermutet, daß die erhöhte Flußgeschwindigkeit durch einen Teil des fortgeleiteten Flußprofils im Bereich der Obstruktion zustande kommt. Die Form des Flußprofils ist insgesamt verändert. Nach Erreichen der maximalen Flußgeschwindigkeit kommt es zu einem rascheren Abfall als normal. Im Vergleich zu normalen Flußprofilen findet sich ein größerer Anteil des Flusses am Anfang der Systole. Dies kann auch durch eine signifikante Mitralklappeninsuffizienz mitverursacht sein (Hatle und Angelsen, 1985). Bei einigen Patienten mit hypertropher obstruktiver Kardiomyopathie findet sich eine Verlängerung der linksventrikulären Austreibungszeit als Ausdruck der Obstruktion (trotz Vorliegen einer Mitralklappeninsuffizienz!), wobei dies keinen spezifischen Parameter für die Beurteilung einer eventuellen Obstruktion darstellt (Hatle und Angelsen, 1985; Murgo et al., 1980).

6.1.5. Diastolisches Flußprofil über der Mitralklappe

Durch die verminderte linksventrikuläre Compliance kommt es auch zu einer Veränderung des Strömungsprofils über der Mitralklappe (s. Abb. 6.7). Das Strömungsprofil wird von apikaler Schallposition aus untersucht. Im Vergleich zu herzgesunden Patienten kommt es bei Patienten mit hypertropher obstruktiver Kardiomyopathie bei gleicher maximaler Flußgeschwindigkeit am Anfang der Diastole zu einem verlangsamten Anstieg und einem verlangsamten Abfall der Flußgeschwindigkeit nach der maximalen frühdiastolischen Füllung. Die Druckab-

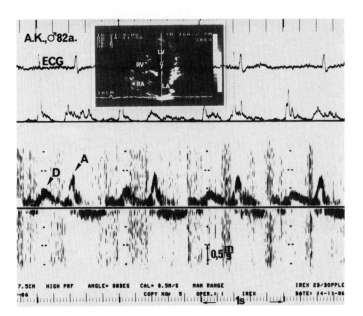

Abb. 6.7. Diastolischer Fluß über der Mitralklappe mit dem gepulsten Doppler-Verfahren von apikaler Schallposition aus bei einem Patienten mit hypertropher Kardiomyopathie.

fallhalbwertszeit ist im Vergleich zum Normalkollektiv meist leicht verlängert (zwischen 60 und 120 ms gegenüber unter 60 ms im Normalkollektiv). Sowohl die Füllungszeit als auch die Füllungsgeschwindigkeit während der Vorhofkontraktion sind bei der obstruktiven Kardiomyopathie im Vergleich zum Normalkollektiv verlängert (Hatle und Angelsen, 1985; Curtius et al., 1986). Der verlangsamte Geschwindigkeitsabfall nach der frühdiastolischen Füllung bzw. die verlängerte Druckabfallhalbwertszeit weisen auf einen verzögerten Ausgleich der Drücke zwischen linkem Vorhof und linkem Ventrikel, wahrscheinlich als Folge einer verzögerten Relaxation (Entspannung) des linken Ventrikels, hin. Die erhöhte Flußgeschwindigkeit bei der atrialen Kontraktion wird durch erhöhte enddiastolische Drücke im linken Ventrikel und durch eine erhöhte linksatriale Kontraktilität verursacht. Ähnliche Zeichen werden sonst bei Patienten mit linksventrikulärer Hypertrophie, z. B. infolge einer arteriellen Hypertonie oder auch mit linksventrikulärer Hypertrophie bei Aortenklappenstenose, beobachtet (Tanouchi et al., 1981; Kitabatake et al., 1983). Anhand des diastolischen Strömungsprofils über der Mitralklappe in Ruhe und bei Belastung kann man die diastolische Funktion des linken Ventrikels unter medikamentöser Therapie beurteilen (Iwase et al., 1986). Wie oben erwähnt, kann eine Mitralklappenregurgitation beim überwiegenden Teil der Patienten mit HOCM nachgewiesen werden, und es sieht so aus, als ob ein Zusammenhang zwischen Mitralklappeninsuffizienz und linksventrikulärer Ausflußtraktobstruktion besteht (Wigle et al., 1969). Der Reflux ist normalerweise holosystolisch, kann jedoch in einzelnen Fällen mehr früh-, mittel- oder spätsystolisch betont sein. Anscheinend besteht kein zeitlicher Zusammenhang zum Auftreten der systolischen Vorwärtsbewegung der Mitralklappe (Hatle und Angelsen, 1985).

6.2. Hypertrophische nichtobstruktive Kardiomyopathie (HNCM)

Bei der hypertrophen nichtobstruktiven Kardiomyopathie liegt, wie bei der hypertrophen obstruktiven Kardiomyopathie, überwiegend eine asymmetrische Hypertrophie des linken Ventrikels mit bevorzugter Hypertrophie der Kammerscheidewand vor. Die anderen Abschnitte des linken Ventrikels sind jedoch häufig mitbetroffen, so daß man bei vielen dieser Patienten eine diffuse Hypertrophie beobachten kann. Bei diesen Patienten liegt weder in Ruhe noch nach Provokationsmanöver eine Obstruktion des linksventrikulären Ausflußtraktes vor. Trotzdem läßt sich auch hier oft eine systolische Vorwärtsbewegung des Mitralklappenapparates finden (Hauer et al., 1981). Bezüglich der echokardiographischen und auch Doppler-echokardiographischen Abgrenzung dieser Patienten zu Patienten mit Obstruktion des linksventrikulären Ausflußtraktes s. Kapitel 6.1.3 (S. 185).

Für die Beurteilung der Morphologie des linken Ventrikels sind die gleichen Schnittebenen wie bei der obstruktiven Kardiomyopathie von Nutzen: parasternale Längsachse, parasternale kurze Achse auf verschiedenen Ebenen des linken Ventrikels sowie apikaler Vier- und Zweikammerblick.

Da auch bei Patienten mit hypertropher nichtobstruktiver Kardiomyopathie eine verminderte Compliance des linken Ventrikels vorliegt, kann man, wie bereits erwähnt (s. S. 189), ähnliche Füllungscharakteristika bei der Doppler-echokardiographischen Untersuchung des diastolischen Flußprofils über der Mitralklappe finden.

In vielen Fällen kann es schwer sein, eine obstruktive von einer nichtobstruktiven Kardiomyopathie zu trennen. Hier sollten jedoch Provokationstests durchgeführt werden, um die Zeichen einer eventuellen Obstruktion nicht zu übersehen.

6.3. Dilatative (kongestive) Kardiomyopathie (COCM)

Bei der dilatativen Kardiomyopathie liegt, wie der Name sagt, eine Vergrößerung des linken Ventrikels vor. In einigen Fällen sind auch die rechten Herzabschnitte mitbetroffen. Charakteristisch für das Krankheitsbild ist eine generalisiert eingeschränkte Kontraktilität des linken Ventrikels. Sowohl das enddiastolische als auch das endsystolische Volumen des linken Ventrikels sind vergrößert.

Durch die linksventrikuläre Dilatation kommt es bei vielen Patienten zu einer relativen Mitralklappeninsuffizienz. Klinisch imponieren die Zeichen der Herzinsuffizienz, von der Belastungsdyspnoe in den Anfangsstadien bis zu manifesten Herzinsuffizienzzeichen im weiteren Verlauf. Eine schwerste Dekompensation kann mit dem Auftreten einer absoluten Arrhythmie ausgelöst werden. Im EKG liegt häufig schon im Anfangsstadium ein kompletter Linksschenkelblock vor.

Man unterscheidet die primäre dilatative Kardiomyopathie, bei der keine Ursache zu finden ist, von der sekundären dilatativen Kardiomyopathie, die im

Verlauf einer anderen Erkrankung auftritt. So kann z. B. das Bild einer dilatativen Kardiomyopathie durch einen erhöhten Alkoholkonsum, als Folge einer Adriblastin-Therapie oder als Folge eines myokardialen Schadens auftreten. Auch das Endstadium einer hypertensiven Erkrankung, einer Aorten- oder Mitralklappeninsuffizienz sowie einer koronaren Herzerkrankung kann dem Bild einer dilatativen Kardiomyopathie ähneln. Mit der ein- und zweidimensionalen Echokardiographie kann die charakteristische Morphologie und Funktion des linken Ventrikels beurteilt werden. Eine Differenzierung zwischen primärer und sekundärer dilatativer Kardiomyopathie ist jedoch nicht möglich.

Mit der Doppler-Echokardiographie kann das verminderte Schlagvolumen des linken Ventrikels anhand von verminderten Flußgeschwindigkeiten über den Klappenebenen erfaßt werden. Des weiteren können sekundäre Veränderungen, wie z. B. Mitral-, Trikuspidal- und Pulmonalklappeninsuffizienz sowie eine evtl. pulmonale Hypertonie, erkannt werden.

6.3.1. Ein- und zweidimensionale echokardiographische Beurteilung der dilatativen Kardiomyopathie

Die meisten dieser Patienten sind relativ gut beschallbar, so daß man sowohl mit der ein- als auch mit der zweidimensionalen Echokardiographie eine gute Darstellung der Morphologie und Funktion des Herzens erhält.

Schon in der parasternalen Längsachse sieht man im zweidimensionalen Bild einen vergrößerten linken Ventrikel, wobei die Kammerscheidewand sich häufig konvexbogig nach vorne und die linksventrikuläre Hinterwand konvexbogig nach hinten biegt. Der Winkel zwischen vorderer Aortenwurzelwand und Kammerscheidewand ist verkleinert. Man findet eine Verminderung der Kontraktilität und der systolischen Dickenzunahme sowohl der Kammerscheidewand als auch der linksventrikulären Hinterwand. Durch die Vergrößerung des linken Ventrikels und das verminderte Herzminutenvolumen ist die Bewegungsamplitude der Mitralklappe im Verhältnis zum linken Ventrikel erheblich vermindert, was sich in einem vergrößerten Abstand zwischen der geöffneten Mitralklappe und der Kammerscheidewand zeigt. Durch das verminderte Herzminutenvolumen bzw. Schlagvolumen kommt es auch zu einem vorzeitigen Schluß der Aortenklappe. Viele dieser Zeichen sind mit der eindimensionalen Methode und deren höherer zeitlicher Auflösung gut darzustellen.

In Abb. 6.8 ist ein eindimensionaler Sweep von der Aortenwurzel bis unterhalb der Mitralklappenebene zu sehen. Bei diesem Patienten liegt eine dilatative Kardiomyopathie im Endstadium mit einer Vergrößerung des linksventrikulären enddiastolischen Durchmessers auf 95 mm vor. Die globale Kontraktilität ist ausweislich der Verkürzungsfraktion von 8% stark vermindert. Es besteht eine deutliche Hypokinesie der Kammerscheidewand und der linksventrikulären Hinterwand. Der Abstand der Mitralklappe zur Kammerscheidewand (E-Punkt,

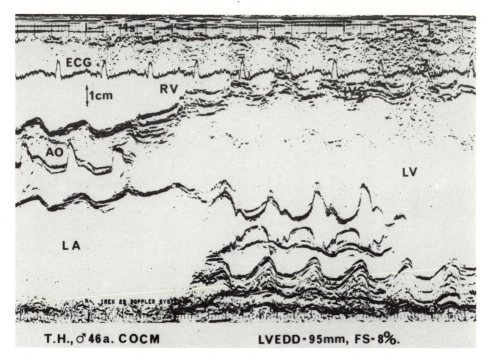

T.H., ♂ 46a. COCM   LVEDD-95mm, FS-8%.

Abb. 6.8. 46jähriger Patient mit kongestiver Kardiomyopathie unklarer Ätiologie.

Septumseparation) ist mit ca. 41 mm vergrößert. Auch der linke Vorhof ist als Folge der erhöhten Füllungsdrücke im linken Ventrikel sowie einer relativen Mitralklappeninsuffizienz deutlich vergrößert (53 mm). Das verminderte Schlagvolumen des linken Ventrikels spiegelt sich in dem Bewegungsmuster der Aortenklappensegel wider. Nach einer guten frühsystolischen Öffnung sieht man eine vorzeitige Schlußbewegung der Segel. Die Austreibungszeit ist deutlich verkürzt.

In Abb. 6.9 sind bei einer Patientin mit sekundärer dilatativer Kardiomyopathie bei Zustand nach Adriblastin-Therapie die charakteristischen Befunde noch einmal zu sehen. Der linke Ventrikel ist mit einem enddiastolischen Durchmesser von 58 mm leicht vergrößert. Bei Hypokinesie der Kammerscheidewand und der linksventrikulären Hinterwand mit verminderter systolischer Dickenzunahme ist die Verkürzungsfraktion mit 12% erheblich vermindert. Der Abstand zwischen dem E-Punkt der Mitralklappe und dem Septum ist mit über 20 mm deutlich vergrößert. Des weiteren sieht man eine verkürzte Austreibungszeit (ET) des linken Ventrikels sowie einen vorzeitigen Schluß des vorderen Aortenklappensegels. Mit zunehmendem Schweregrad der dilatativen Kardiomyopathie kommt es zu einer Änderung der Geometrie des linken Ventrikels von einer normalen ellipsoiden Form zu einer abgerundeten, kugeligen Gestalt. Dies ist besonders gut von apikaler Schallposition im Vier- und Zweikammerblick zu sehen. Im apikalen

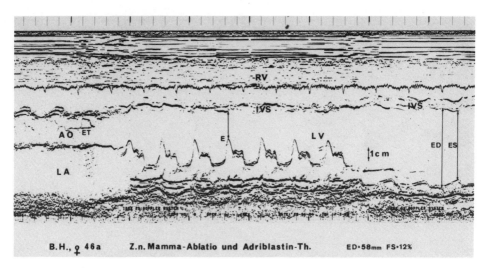

Abb. 6.9. 46jährige Patientin mit Zustand nach Mammaablation und Adriblastin-Behandlung mit Entwicklung einer dilatativen Kardiomyopathie.

Vierkammerblick läßt sich die Größe des linken Ventrikels und des linken Vorhofes auch im Vergleich zu den rechten Herzabschnitten quantifizieren und durch den Wechsel zwischen apikalem Vier- und Zweikammerblick die Kontraktilität sämtlicher linksventrikulärer Herzabschnitte beurteilen. Die apikale Schallposition dient auch der Suche nach intrakavitären Thromben, die man bei diesem Krankheitsbild besonders im Spitzenbereich häufiger finden kann.

Auch in verschiedenen parasternalen kurzen Ebenen kann die Kontraktilität der verschiedenen linksventrikulären Wandabschnitte beurteilt werden. Ebenso lassen sich von subkostaler Schallposition aus Größe und Funktion der linken und rechten Herzabschnitte recht gut beurteilen.

6.3.2. Doppler-echokardiographische Befunde bei dilatativer Kardiomyopathie

Durch die verminderte linksventrikuläre Funktion mit vermindertem Schlagvolumen kommt es ganz allgemein insgesamt zu einer Verminderung der Flußgeschwindigkeit im linksventrikulären Ausflußtrakt mit relativer Zunahme im Bereich der Aortenklappe (s. Abb. 6.10 und 6.11 b, zum Vergleich s. auch Abb. 2.15, S. 37). Zusätzlich kommt es zu einer Verkürzung der linksventrikulären Austreibungszeit. Manchmal läßt sich auch ein im späten Stadium der Erkrankung auftretender mechanischer Alternans des Ventrikels in Form von wechselnden Flußgeschwindigkeiten und Austreibungszeiten festhalten. Abb. 6.10 zeigt einen solchen Vorgang bei einem 55jährigen Patienten mit kongestiver Kardiomyopathie im Endstadium. Im apikalen Fünfkammerblick, mit dem gepulsten Doppler-

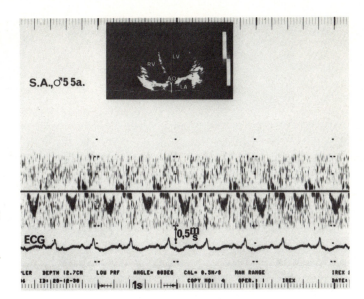

Abb. 6.10. Registrierung der Flußgeschwindigkeit über der Aortenklappe im apikalen Fünfkammerblick bei einem Patienten mit kongestiver Kardiomyopathie.

Meßvolumen im Bereich der Aortenklappe, können nur niedrige Flußgeschwindigkeiten (zwischen 0,6 und 0,8 m/s) registriert werden. Charakteristisch ist, daß die maximale Flußgeschwindigkeit erst im zweiten oder im letzten Drittel der Systole erreicht wird. In jeder zweiten Systole ist sowohl die maximale Flußgeschwindigkeit als auch die Austreibungszeit (Flußzeit) als Hinweis auf einen mechanischen Alternans vermindert. Auch die Präejektionsperiode, vom Anfang des QRS-Komplexes bis zum Anfang des systolischen Flusses, ist deutlich verlängert und in unserem Beispiel länger als die Austreibungszeit.

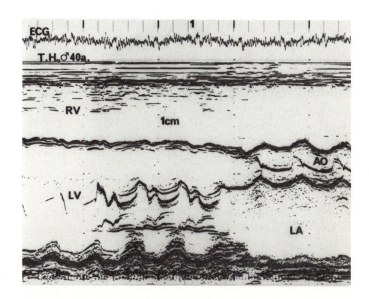

Abb. 6.11a. Kongestive Kardiomyopathie, eindimensionale Darstellung.

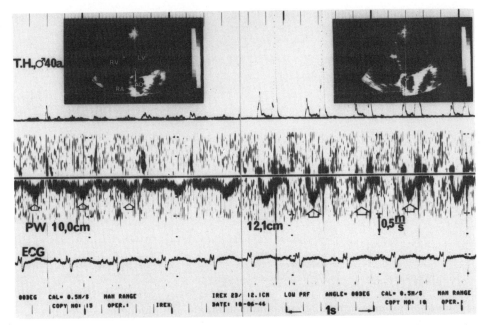

Abb. 6.11 b. Im apikalen Fünfkammerblick ist das Flußprofil mit dem gepulsten Doppler im linksventrikulären Ausflußtrakt (Meßtiefe 10,0 cm) und im Bereich der Aortenwurzel (Meßtiefe 12,1 cm) zu sehen.

In den Abb. 6.11 a–g werden anhand eines weiteren Fallbeispiels einer ausgeprägten kongestiven Kardiomyopathie im Endstadium mit Beteiligung von linkem wie auch rechtem Ventrikel die charakteristischen Doppler-Befunde noch einmal erläutert.

Abb. 6.11 a zeigt die eindimensionale echokardiographische Darstellung bei einem 40jährigen Patienten mit kongestiver Kardiomyopathie als Folge eines erheblichen Alkoholkonsums; als charakteristische Zeichen sind zu sehen: Vergrößerung des links- und des rechtsventrikulären enddiastolischen Durchmessers (88 bzw. 45 mm), ausgeprägte Hypokinesie der linksventrikulären Hinterwand und der Kammerscheidewand, vergrößerter Abstand der Mitralklappe zur Kammerscheidewand, Dilatation des linken Vorhofes sowie eine vorzeitige Schlußbewegung der Aortenklappensegel.

In Abb. 6.11 b ist bei dem gleichen Patienten im apikalen Fünfkammerblick das Flußprofil mit dem gepulsten Doppler zuerst im linksventrikulären Ausflußtrakt unterhalb der Aortenklappe (links) und dann im Bereich der Aortenklappe (rechts) dargestellt. Im linksventrikulären Ausflußtrakt sind kaum systolische Flußgeschwindigkeiten zu erkennen. Erst nach Plazieren des Doppler-Meßvolumens im Bereich der Aortenklappe kommt es zu einer deutlichen Zunahme der Flußgeschwindigkeiten, wobei die maximale Flußgeschwindigkeit um etwa 0,7–0,8 m/s liegt, im Vergleich zum Normalkollektiv also deutlich vermindert ist. In der Amplitudendarstellung sieht man rechts im Bild Signale von Öffnung und

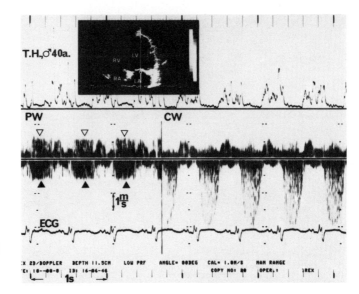

Abb. 6.11c. Nachweis einer relativen Mitralklappeninsuffizienz mit dem gepulsten und dem kontinuierlichen Doppler-Verfahren.

Schluß der Aortenklappensegel, wobei die Amplitude des Klappenschlusses deutlich größer ist als die der Öffnung. Dies ist ein Hinweis darauf, daß das Meßvolumen mehr unterhalb als oberhalb der Klappe liegt. Auch hier wird die maximale Flußgeschwindigkeit relativ spät erreicht, obwohl die Verspätung nicht so ausgeprägt ist wie in Abb. 6.10 (zum Vergleich s. Abb. 2.15, S. 37, in der ein normales Flußprofil im linksventrikulären Ausflußtrakt und im Bereich der Aortenklappe dargestellt ist).

Durch die massive Dilatation der linken Herzabschnitte liegt bei dem gleichen Patienten auch eine relative Mitralklappeninsuffizienz vor (Abb. 6.11c). Hier wird

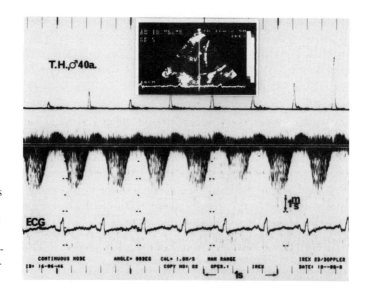

Abb. 6.11d. Nachweis eines Refluxes über der Trikuspidalklappe im apikalen Vierkammerblick mit dem kontinuierlichen Doppler-Verfahren.

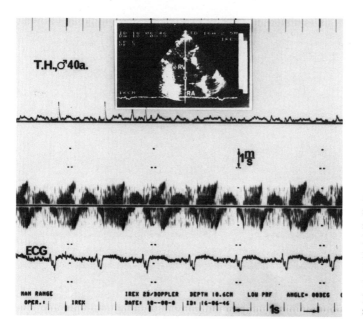

Abb. 6.11e. Systolischer Reflux, der schon bei Lage des Doppler-Meßvolumens im rechtsventrikulären Einflußtrakt unterhalb der Trikuspidalklappe registriert werden konnte.

im apikalen Vierkammerblick mit dem gepulsten Doppler bei Lage des Meßvolumens kurz oberhalb der Klappe im linken Vorhof ein negatives Strömungsprofil mit ausgeprägtem Aliasing-Phänomen dargestellt. Im rechten Teil der Abb. sieht man die Darstellung des Strömungsprofils mit dem kontinuierlichen Doppler-Verfahren mit Flußgeschwindigkeiten bis 4 m/s.

Neben der Linksherzinsuffizienz, die während des stationären Aufenthaltes relativ gut toleriert wurde, bestand bei dem Patienten auch eine massive Rechtsherzinsuffizienz mit oberer Einflußstauung und systolischem Pulsieren der Jugularvenen sowie peripheren Ödemen und Aszites.

Schon bei der eindimensionalen Darstellung konnte eine Vergrößerung des rechten Ventrikels dargestellt werden. Im apikalen Vierkammerblick war auch eine deutliche Vergrößerung des rechten Ventrikels und des Vorhofs zu erkennen. Die Trikuspidalklappeninsuffizienz konnte schon anhand des systolischen Pulsierens der Vena jugularis diagnostiziert werden. In Abb. 6.11d ist im apikalen Vierkammerblick das Flußprofil mit dem kontinuierlichen Doppler über der Trikuspidalklappe dargestellt. Als Hinweis auf eine Trikuspidalklappeninsuffizienz ist ein negatives Strömungsprofil mit Flußgeschwindigkeiten während der Systole von maximal 2,8 m/s zu sehen. Entsprechend berechnet sich ein systolischer Gradient zwischen rechtem Ventrikel und rechtem Vorhof von 31 mmHg. Addiert man den geschätzten systolischen Druck im rechten Vorhof von ca. 10 mmHg dazu, erhält man einen systolischen Druck im rechten Ventrikel von ca. 41 mmHg. Ein systolischer Reflux konnte schon bei Lage des Doppler-Meßvolumens im rechtsventrikulären Einflußtrakt unterhalb der Trikuspidalklappe registriert werden (Abb. 6.11e). Der Reflux war auch in den basisnahen Anteilen des rechten

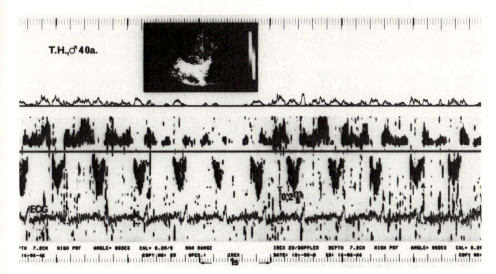

Abb. 6.11 f. Flußprofil in einer Lebervene von subkostaler Schallposition aus. Zum Zeitpunkt der Systole tritt eine Flußumkehr als Hinweis auf eine Trikuspidalklappeninsuffizienz auf.

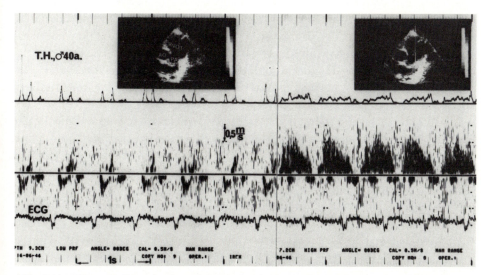

Abb. 6.11 g. Untersuchung in der parasternalen kurzen Achse mit dem gepulsten Doppler-Verfahren und Lage des Meßvolumens in der Arteria pulmonalis (links).

Vorhofes zu verfolgen (hier nicht abgebildet), mit dem gepulsten Doppler konnte eine systolische Flußumkehr in der Vena hepatica als Zeichen einer mittel- bis höhergradigen Trikuspidalklappeninsuffizienz dargestellt werden (Abb. 6.11 f).

Durch die gleichzeitige Vergrößerung des rechtsventrikulären Ausflußtraktes und der Arteria pulmonalis lag auch eine relative Pulmonalklappeninsuffizienz vor (Abb. 6.11 g, rechts). In dieser Abb. ist auch das Flußprofil oberhalb der

Pulmonalklappe in der Arteria pulmonalis dargestellt. In der Amplitudendarstellung sieht man Öffnung und Schluß der Pulmonalklappensegel. Als Zeichen des mechanischen Alternans des rechten Ventrikels wechseln die maximalen Flußgeschwindigkeiten in jeder zweiten Systole zwischen 0,5 und 0,7 m/s. Die maximale Flußgeschwindigkeit wird in jeder Systole frühsystolisch erreicht, was auf einen erhöhten Widerstand (= Druck in der Arteria pulmonalis) hinweist. Auch die Zeit vom Anfang des QRS-Komplexes bis zum Anfang des systolischen Flusses, die rechtsventrikuläre Präejektionsperiode, ist deutlich verlängert. Diese Befunde deuten auf eine gestörte mechanische Funktion des rechten Ventrikels und eine pulmonale Hypertonie hin.

6.4. Restriktive und infiltrative Kardiomyopathien

Die restriktiven Kardiomyopathien können primär (d. h. idiopathisch) oder Folge einer anderen Erkrankung sein, wie z. B. einer Amyloidose, einer Hämochromatose oder Sarkoidose, einer eosinophilen endomyokardialen Erkrankung oder einer endomyokardialen Fibrose (Hurst et al., 1978).

Bei der restriktiven Kardiomyopathie liegt ein Krankheitsbild vor, das einer Pericarditis constrictiva ähneln kann. Hämodynamisch ist es gekennzeichnet durch erhöhte Füllungsdrücke der Ventrikel, wobei die systolische Funktion überwiegend normal ist. Der linksventrikuläre Druck ist am Anfang der Diastole niedrig und steigt plötzlich an. Daraus resultiert in der diastolischen Druckkurve das typische Dip- und Plateau-Füllungsmuster, das man auch bei der konstriktiven Perikarditis findet (Meaney et al., 1976).

Bei 19 untersuchten Patienten mit infiltrativer Erkrankung unterschiedlicher Ätiologie (4 mit Amyloidose, 10 mit idiopathischer Hypereosinophilie und 5 mit Hämochromatose), wobei 10 Patienten keine klinischen Zeichen einer Herzerkrankung hatten, fanden Boser et al. (1977) folgende echokardiographische Auffälligkeiten: eine symmetrische Hypertrophie des linken Ventrikels (n = 19), eine Vergrößerung der linksventrikulären Dimensionen (n = 5) und Zeichen einer verminderten Compliance (n = 5). Die Ejektionsfraktion war bei 18 der 19 Patienten normal.

In einer Studie an 28 Patienten mit Kardiomyopathie infolge einer Amyloidose fand sich eine Hypertrophie der Kammerscheidewand bei 88%, der linksventrikulären Hinterwand bei 77% und der rechtsventrikulären anterioren Wand bei 79%. Alle Patienten hatten eine normale linksventrikuläre Größe. Die globale linksventrikuläre Funktion war bei 62% reduziert. Bei 96% lag eine verminderte systolische Dickenzunahme der Kammerscheidewand und bei 85% der linksventrikulären Hinterwand vor. 58% dieser Patienten wiesen einen Perikarderguß auf (Sequeira-Filho et al., 1981).

Besonders die Beteiligung der rechtsventrikulären freien Wand und der Vorhofscheidewand kann als wichtiger Hinweis für eine Kardiomyopathie bei Amyloidose gelten (Sequeira-Filho et al., 1981; Child et al., 1979; Feigenbaum,

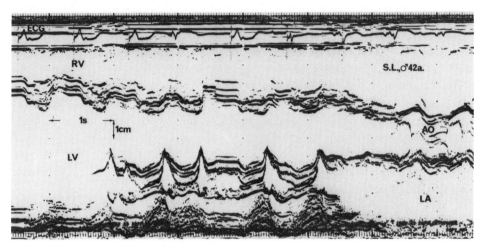

Abb. 6.12 a. Eindimensionales Echokardiogramm bei einem 42jährigen Patienten mit Herzbeteiligung bei Morbus Boeck. Insgesamt ähnelt der Befund dem einer dilatativen Kardiomyopathie.

1981). Durch die vermehrte Einlagerung fibrillärer Proteine bei der Amyloidose wirkt das Myokard kontrastreicher. Auch die Klappen können mitbefallen sein (Sequeira-Filho et al., 1981).

Bei Patienten mit Sarkoidose kann man in Abhängigkeit vom Grad der myokardialen Infiltration eine Dilatation oder auch eine Hypertrophie des

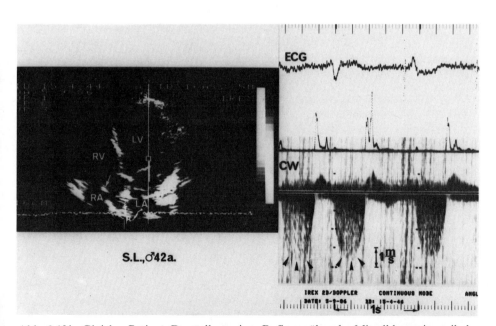

Abb. 6.12 b. Gleicher Patient. Darstellung eines Refluxes über der Mitralklappe im apikalen Vierkammerblick mit dem kontinuierlichen Doppler. Im rechten Vorhof sieht man einen Teil einer Schrittmachersonde (weißer Pfeil).

Myokards finden. In Abb. 6.12 a ist ein eindimensionaler Sweep bei einem Patienten mit dem Bild einer dilatativen Kardiomyopathie mit Herzbeteiligung bei Sarkoidose zu sehen. Durch die Vergrößerung des linken Ventrikels liegt eine relative Mitralklappeninsuffizienz vor (Abb. 6.12 b).

Bei Patienten, bei denen die Lungenbeteiligung im Vordergrund steht, lassen sich Zeichen der Pulmonalarterienhypertonie, wie z. B. vergrößerte rechte Herzabschnitte, paradoxe Septumbewegung und Zeichen der Trikuspidalklappeninsuffizienz, feststellen.

Eine endomyokardiale Fibrose kann vermutet werden, wenn man bei der zweidimensionalen Darstellung kleine Ventrikel mit Obliteration der Spitze und Vergrößerung der Vorhöfe findet (Fawzy et al., 1985).

Literatur

(1) Ballester, M., A. Rickards, S. Rees, L. McDonald: Systolic anterior motion of the mitral valve in hypertrophic cardiomyopathy. A cross-sectional echocardiographic study. Eur. Heart J. *4:* 846–853 (1983).

(2) Ballester, M., S. Rees, A. F. Rickards, L. McDonald: An evaluation of two-dimensional echocardiography in the diagnosis of hypertrophic cardiomyopathy. Clin. Cardiol. *7:* 631–638 (1984).

(3) Borer, J. S., W. L. Henry, S. E. Epstein: Echocardiographic observations in patients with systemic infiltrative disease involving the heart. Am. J. Cardiol. *39:* 184–188 (1977).

(4) Braunwald, E., A. G. Morrow, W. P. Cornell, M. M. Aygen, T. F. Hilbish: Idiopathic hypertrophic subaortic stenosis. Clinical, hemodynamic and angiographic manifestations. Am. J. Med. *29:* 924–945 (1960).

(5) Bulkley, B. H., N. J. Fortuin: Systolic anterior motion of the mitral valve without asymmetric septal hypertrophy. Chest *69:* 694 (1976).

(6) Chandraratna, P. A. N., W. Chu, E. Schechter, E. Langevin: Hemodynamic correlates of echocardiographic aortic root motion. Observations on normal subjects and patients with idiopathic hypertrophic subaortic stenosis. Chest *74:* 183–189 (1978).

(7) Chandraratna, P. A. N., W. S. Aronow: Genesis of the systolic murmur of idiopathic hypertrophic subaortic stenosis. Phonocardiographic, echocardiographic, and pulsed Doppler ultrasound correlations. Chest *84:* 638–642 (1983).

(8) Child, J. S., J. Krivokapich, A. S. Abbasi: Increased right ventricular wall thickness on echocardiography in amyloid infiltrative cardiomyopathy. Am. J. Cardiol. *44:* 1391–1395 (1979).

(9) Ciro, E., S. Maione, A. Giunta, B. J. Maron: Echocardiographic analysis of ventricular septal dynamics in hypertrophic cardiomyopathy and other diseases. Am. J. Cardiol. *53:* 187–193 (1984).

(10) Cohen, J., H. Effat, J. F. Goodwin, C. M. Oakley, R. E. Steiner: Hypertrophic obstructive cardiomyopathy. Am. Heart J. *26:* 16–32 (1964).

(11) Cohen, M. V., L. B. Cooperman, R. Rosenblum: Regional myocardial function in idiopathic hypertrophic subaortic stenosis. Circulation *52:* 842–847 (1975).

(12) Cohen, A., A. D. Hagen, J. Watkins, J. Mitas, M. Schwartzman, A. Mazzoleni, I. M. Cohen, S. E. Warren, W. V. R. Vieweg: Clinical correlates in hypertensive patients with left ventricular hypertrophy diagnosed with echocardiography. Am. J. Cardiol. *47:* 335 (1981).

(13) Curtius, J. M., W. Neumeier, F. Loogen: Dopplerechokardiografisch erfaßte linksventrikuläre Füllungscharakteristik bei hypertrophischer obstruktiver Kardiomyopathie. Z. Kardiol. *75* (Suppl. 1): 56 (1986, Abstr.).

(14) Doi, Y. L., W. J. McKenna, C. M. Oakley, J. F. Goodwin: "Pseudo" systolic anterior motion in patients with hypertensive heart disease. Eur. Heart J. *4:* 834–845 (1983).

(15) Erdin, R. A., A. M. Abdulla, M. A. Stefadouros: Hypercontractile cardiac state mimicking hypertrophic subaortic stenosis. Cathet. Cardiovasc. Diagn. *7:* 71 (1981).

(16) Fawzy, M. E., G. Ziady, M. Halim, R. Guindy, E. N. Mercer, N. Feteih: Endomyocardial fibrosis: report of eight cases. J. Am. Coll. Cardiol. *5:* 983–988 (1985).

(17) Feigenbaum, H.: Echocardiography. 3. Ed. Lea & Febiger, Philadelphia 1981.

(18) Gilbert, B. W., C. Pollick, A. G. Adelman, E. D. Wigle: Hypertrophic cardiomyopathy: subclassification by M-mode echocardiography. Am. J. Cardiol. *45:* 861–872 (1980).

(19) Goodwin, J. F., C. M. Oakley: The cardiomyopathies: Br. Heart J. *34:* 545–552 (1972).

(20) Greenwald, J., J. F. Yap, M. Franklin, A. M. Lichtman: Echocardiographic mitral systolic motion in left ventricular aneurysm. Br. Heart J. *37:* 684 (1975).

(21) Hatle, L., B. Angelsen: Doppler ultrasound in cardiology. Physical principles and clinical applications. 2. Ed. Lea & Febiger, Philadelphia 1985.

(22) Hauer, F., J. M. Curtius, E. Köhler, H. Kuhn: Die hypertrophisch nicht-obstruktive Kardiomyopathie (HNCM) im 2-D-Echokardiogramm. Z. Kardiol. *70:* 347 (1981, Abstr.).

(23) Hearne, M. J., H. S. Sherber, A. D. de Leon: Asymmetric septal hypertrophy in acromegaly – an echocardiographic study. Circulation *52* (Suppl. II): 35 (1975).

(24) Henry, W. L., C. E. Clerk, S. E. Epstein: Asymmetric septal hypertrophy. Echocardiographic identification of the pathognomonic anatomic abnormality of IHSS. Circulation *47:* 225–239 (1973).

(25) Henry, W. L., C. E. Clark, J. M. Griffith, S. E. Epstein: Mechanism of left ventricular outflow obstruction in patients with obstructive asymmetric septal hypertrophy (idiopathic hypertrophic subaortic stenosis). Am. J. Cardiol. *35:* 337–345 (1975).

(26) Hurst, J. W., R. B. Logue, R. C. Schlant, N. K. Wenger. Obliterative and restrictive cardiomyopathies. In: Hurst, J. W. (ed.): The Heart. 4. Ed.; pp. 1580–1590. McGraw-Hill, New York 1978.

(27) Iwase, M., M. Yokota, S. Takagi, M. Koide, H. U. Xiao Jing, N. Kawai, H. Hayashi, I. Sotobata: Effects of diltiazem on left ventricular diastolic behavior in patients with hypertrophic cardiomyopathy: Evaluation with exercise pulse Doppler echocardiography. In: Spencer, M. (ed.): Cardiac Doppler Diagnosis; pp. 195–203. Martinus Nijhoff, The Hague 1986.

(28) Kansal, S., D. Roitman, L. T. Sheffield: Interventricular septal thickness and left ventricular hypertrophy. Circulation *60:* 1058–1065 (1979).

(29) Kitabatake, A., J. Tanouchi, A. M. Asa, T. Masuyama, H. Ito, M. Hori, E. Inoue, H. Abe: Transmitral flow dynamics reflecting left ventricular relaxation: assessment with pulsed Doppler flowmetry. In: Spencer, M. (ed.): Cardiac Doppler Diagnosis; pp. 111–120. Martinus Nijhoff, The Hague 1983.

(30) Maron, B. J., C. E. Clark, W. L. Henry, T. Fukuda, J. E. Edwards, E. C. Mathews, D. R. Redwood, S. E. Epstein: Prevalence and characteristics of disproportionate ventricular septal thickening in patients with acquired or congenital heart diseases. Circulation *55:* 489–496 (1977).

(31) Maron, B. J., J. S. Gottdiener, S. E. Epstein: Patterns and significance of distribution of left ventricular hypertrophy in hypertrophic cardiomyopathy. Am. J. Cardiol. *48:* 418–428 (1981).

(32) Martin, R. P., H. Rakowski, J. French, R. L. Popp: Idiopathic hypertrophic subaortic stenosis viewed by wide-angle, phased-array echocardiography. Circulation *59*: 1206–1217 (1979).

(33) Meaney, E., R. Sahbetai, V. Bhargava, M. Shearer, C. Weidner, L. M. Mangiardi, R. Smalling, K. Peterson: Cardiac amyloidosis, constrictive pericarditis and restrictive cardiomyopathy. Am. J. Cardiol. *38*: 547–556 (1976).

(34) Murgo, J. P., B. R. Alter, J. F. Dorethy, S. A. Altobelli, G. M. McGranahan: Dynamics of left ventricular ejection in obstructive and nonobstructive hypertrophic cardiomyopathy. J. Clin. Invest. *66*: 1369–1382 (1980).

(35) Rakowski, H., B. W. Gilbert, M. Drobac, C. Pollick, D. Boughner, E. D. Wigle: Obstructive versus non-obstructive SAM: a crucial distinction. Am. J. Cardiol. *45*: 491 (1979, Abstr.).

(36) Sanderson, J. E., T. A. Traill, M. G. St. John Sutton, D. J. Brown, D. G. Gibson, J. F. Gooddwin: Left ventricular relaxation and filling in hypertrophic cardiomyopathy. Br. Heart J. *40*: 596–601 (1978).

(37) Sequeira-Filho, A. G., C. L. P. Cunha, A. J. Tajik, J. B. Seward, T. T. Schattenberg, E. R. Giuliani: M-mode and two-dimensional echocardiographic features in cardiac amyloidosis. Circulation *63*: 188 (1981).

(38) Shah, R. M., R. D. Taylor, H. S. Hecht, M. Wong: Asymmetric left ventricular hypertrophy – a study of anatomy and function by cross-sectional echocardiography and radionuclide angiography. Am. J. Cardiol. *45*: 491 (1980, Abstr.).

(39) Shah, P. M., R. D. Taylor, M. Wong: Abnormal mitral valve coaption in hypertrophic obstructive cardiomyopathy: A proposed role in systolic anterior motion of mitral valve. Am. J. Cardiol. *48*: 258 (1981).

(40) Stern, A., K. M. Kessler, W. J. Hammer, T. H. Kreulen, J. F. Spann: Septal-free wall disproportion in inferior infarction: The echocardiographic differentiation from hypertrophic cardiomyopathy. Circulation *58*: 700 (1978).

(41) Strunk, B. L., J. W. Fitzgerald, M. Lipton, R. L. Popp, W. H. Barry: The posterior aortic wall echocardiogram: Its relationship of the left atrial volume change. Circulation *54*: 744–750 (1976).

(42) Tajik, A. J., G. T. Gau, T. T. Schattenberg: Echocardiographic "pseudo-IHSS" pattern in atrial septal defect. Chest *62*: 324 (1972).

(43) Tanouchi, J., M. Inoue, A. Kitabatake, M. Hori, M. Asao, M. Mishima, T. Shimazu, H. Morita, T. Masuyama, H. Abe, H. Matsuo: Impaired early diastolic filling of left ventricle in hypertensive patients assessed by intracardiac pulsed Doppler flowmetry. Circulation *64* (Suppl. IV): 255 (1981, Abstr.).

(44) Teare, R. D.: Asymmetrical hypertrophy of the heart in young adults. Br. Heart J. *20*: 1 (1958).

(45) Wigle, E. D., R. O. Heimbecker, R. W. Gunton: Idiopathic ventricular septal hypertrophy causing muscular subaortic stenosis. Circulation *26*: 325–340 (1962).

(46) Wigle, E. D., A. G. Adelman, P. Auger, Y. Marquis: Mitral regurgitation in muscular subaortic stenosis. Am. J. Cardiol. *24*: 698–706 (1969).

7. Herzklappenprothesen

Bei Patienten mit künstlichen Herzklappen sind erneut auftretende Beschwerden klinisch häufig schwer einzuordnen. Außer einer Prothesendysfunktion müssen weitere Ursachen wie eine myokardiale Insuffizienz, eine koronare Herzerkrankung sowie ein zusätzliches Klappenvitium oder auch ganz andere Ursachen in Betracht gezogen werden.

Aus den letzten Jahren liegen zahlreiche Publikationen über die Möglichkeit der echokardiographischen sowie der Doppler-echokardiographischen Beurteilung von künstlichen Herzklappenprothesen vor (Cunha et al., 1980; Veenendaal und Nanda, 1984; Mikell et al., 1979; Kasper et al., 1983; Amann et al., 1984; Sharkey et al., 1984; Kupari et al., 1986; Holen und Nitter-Hauge, 1977; Holen et al., 1978; Holen, 1983; Hatle, 1983; Veyrat et al., 1985; Caputo et al., 1980; Young et al., 1980; Seitz et al., 1984; Williams und Labowitz, 1985; Nitter-Hauge, 1984; Veyrat et al., 1980; Gabrielsen et al., 1985; Hoffmann et al., 1982; Curtius, Pawelzik et al., 1985).

Mit Hilfe der kombinierten ein- und zweidimensionalen Echokardiographie lassen sich Sitz und Funktion der meisten Prothesen relativ gut beurteilen. Dies gilt besonders für Prothesen in Mitralklappenposition; Prothesen in Aortenklappenposition sind häufig etwas schwieriger zu beurteilen, da diese oft in »nicht echogerechter« Position implantiert sind. In einigen Fällen von Prothesendysfunktion läßt sich diese anhand von charakteristischen echokardiographischen Befunden diagnostizieren. In vielen Fällen ist jedoch die definitive echokardiographische Klärung einer fraglichen Dysfunktion nicht möglich. Hier bietet die Doppler-Echokardiographie durch Bestimmung von Flußrichtung, Flußgeschwindigkeit und Flußqualität wichtige zusätzliche Informationen für die Beurteilung der Prothesenfunktion.

Anhand des Strömungsprofils über der Prothese kann man durch die modifizierte Bernoulli-Gleichung den maximalen und den mittleren Druckgradienten ermitteln (s. S. 56 und S. 109), mit Hilfe dieser Daten kann eine Restenosierung der Prothese diagnostiziert werden. Dies findet man bei einer Verlegung des Prothesenlumens durch Thromben, endokarditische Vegetationen oder bei einem Einwachsen von Nachbargewebe ins Prothesenlumen. Bei den biologischen Herzklappenprothesen kann es zusätzlich durch eine Fibrosierung bis Verkalkung der Prothesensegel zu einer Restenosierung kommen.

Im Vergleich zu einer nativen Klappe weisen sämtliche Prothesen erhöhte Flußgeschwindigkeiten mit entsprechender Erhöhung des maximalen und mittleren Druckgradienten auf. In den Tab. 7.1a und 7.1b sind einige Normalwerte für verschiedene Prothesen aus der Literatur zusammengestellt. Wie aus den Tabellen zu ersehen ist, ergeben sich, je nach Prothesentyp, relativ unterschiedliche Werte.

Tab. 7.1a. Normalwerte für verschiedene Mitralklappenprothesen.

Prothese	Größe	V_{max} (m/s)	ΔP_{max} (mmHg)	V_{mean} (m/s)	ΔP_{mean} (mmHg)	$t_{1/2}$ (ms)	PÖF (cm²)	Literatur
Bioprothesen								
ISP (n=12)	29	1,56 ±0,35			2,90 ±1,60	93 ±28	2,60 ±0,77	Curtius, 1987
CEP (n=17)	–						2,1 ±0,7	Williams, 1985
Bio.* (n=12)	*	1,57 ±0,16	10,00 ± 2,10	0,84 ±0,08	3,62 ±0,87	106 ± 22	2,18 ±0,45	#
SJMP (n=56)	29	1,63 ±0,27			2,32 +1,10	78 ±16	2,93 ±0,60	Curtius, 1987
SJMP (n=10)	–		5,4 ± 0,8					Hoffmann, 1982
SJMP (n=13)	29 (n=7) 31 (n=6)	1,38 ±0,3		0,73 +0,1	2,3 +0,1	61,2 ±16,9		Weinstein, 1983
SJMP* (n=52)	*	1,45 ±0,20	8,82 + 2,49	0,82 +0,12	3,44 +1,05	92,8 ±16,9	2,39 ±0,45	#
MHP (n=20)	*	1,43 ±0,15	8,35 + 1,75	0,71 +0,08	2,75 +0,62	86,6 ±21,8	2,65 ±0,49	#
LKP (n=10)	28,5	1,84 ±0,34			3,35 ±1,16	125 ± 29	1,88 ±0,56	Curtius, 1987
LKP* (n= 7)	*	1,58 ±0,24	10,50 ± 3,06	0,94 ±0,16	4,57 ±1,34	129,4 ± 19,4	1,71 ±0,24	#
BSP (n=40)	29	1,57 ±0,24			2,47 ±1,36	82 ±17	2,81 ±0,61	Curtius, 1987
BSP (n=19)	–		10 (4–19)					Williams, 1985
BSP (n=36)	–						2,5 ±0,8	Williams, 1985
SEP (n=18)	28 (n=15) 30 (n=3)	1,97 ±0,42			4,47 ±2,42	113 ± 29	2,10 ±0,54	Curtius, 1987
SEP (n=10)	–						2,0 ±0,3	Williams, 1985

V_{max} = maximale Flußgeschwindigkeit, ΔP_{max} = maximaler Druckgradient, V_{mean} = mittlere Flußgeschwindigkeit, ΔP_{mean} = mittlerer Druckgradient, $t_{1/2}$ = Druckabfallhalbwertszeit, PÖF = Prothesenöffnungsfläche.
ISP = Ionescu-Shiley-Prothese; CEP = Carpentier-Edwards-Prothese; Bio.* = 4 Carpentier-Edwards- und 8 Hancock-Prothesen der Größen 27 (n = 3), 29 (n = 4), 31 (n = 4) und 33 (n = 1); SJMP = Saint-Jude-Medical-Prothese; SJMP* = 27 (n = 10), 29 (n = 19), 31 (n = 16), 33 (n = 7); MHP = Medtronic-Hall-Prothese, MHP* = 27 (n = 7) und 31 (n = 11); LKP = Lillehei-Kaster-Prothese, LKP* = 20 (n = 2), 22 (n = 3) und 25 (n = 2); BSP = Björk-Shiley-Prothese; SEP = Starr-Edwards-Prothese.
# = eigene, nicht veröffentlichte Daten.

Tab. 7.1b. Normalwerte für verschiedene Aortenklappenprothesen.

Prothese	Größe	V_{max} (m/s)	ΔP_{max} (mmHg)	V_{mean} (m/s)	ΔP_{mean} (mmHg)	Literatur
Bioprothesen						
CEP (n=27)	–		22,6 ±10,1			Williams, 1985
SJMP (n=10)	–		9,6 ± 1,9			Hoffmann, 1982
SJMP (n=7)	–		1,97 ±0,52	1,22 ±0,19		Weinstein, 1983
SJMP (n=20)	21 (n=10) 23 (n=7) 25 (n=3)	1,98 ±0,45	17,8 ± 7,45	1,16 ±0,30	7,39 ±3,74	#
BSP (n=33)	–		22,6 ±10,1			Williams, 1985
BSP (n=10)	–		18,4 ± 2,6			Hoffmann, 1982
SEP (n=6)	–		29,3 ±13,3			Williams, 1985

V_{max} = maximale Flußgeschwindigkeit, ΔP_{max} = maximaler Druckgradient, V_{mean} = mittlere Flußgeschwindigkeit, ΔP_{mean} = mittlerer Druckgradient.
CEP = Carpentier-Edwards-Prothese, SJMP = Saint-Jude-Medical-Prothese, BSP = Björk-Shiley-Prothese, SEP = Starr-Edwards-Prothese.
\# = eigene, nicht veröffentlichte Daten.

Zum Beispiel findet man für die Lillehei-Kaster-Kippscheibenprothese sowie für die Kugelprothesen (Starr-Edwards) relativ hohe Flußgeschwindigkeiten, während für die Doppelflügelprothese (Saint-Jude-Medical-Prothese) sowie für die Medtronic-Hall-Kippscheibenprothese niedrigere Flußgeschwindigkeiten festgestellt werden. Die Kenntnis des Prothesentyps und der Größe ist somit nicht nur wichtig bei der echokardiographischen Beurteilung von Sitz und Funktion der Prothese, sondern auch zur richtigen Einordnung des Flußprofils über einer Prothese.

Wie bei den Mitral- und Trikuspidalklappenstenosen, ist auch für die Beurteilung von Prothesen in Mitral- und Trikuspidalklappenposition die Druckabfallhalbwertszeit und die dadurch zu berechnende Prothesenöffnungsfläche von größter Bedeutung. Die Prothesenöffnungsfläche ist nicht vom Herzminutenvolumen abhängig und daher der beste Parameter zur Klärung einer fraglichen Prothesenrestenosierung. Voraussetzung einer richtigen Auswertung dieses Parameters ist, wie bei einer nativen Klappe, die Registrierung einer guten Doppler-Kurve. Ein falsches Anlegen der Tangente an die abfallende Flußgeschwindigkeitskurve kann zu deutlich falschen Werten führen. Bei einem sehr tachykarden

Herzrhythmus, bei dem das Anlegen der Tangente schwer bzw. unmöglich sein kann, ist für die Beurteilung der Prothesenfunktion der mittlere Druckgradient besser geeignet. Auch die Normalwerte für die Druckabfallhalbwertszeit für einige Prothesentypen sind in den Tab. 7.1 a und 7.1 b aus der Literatur zusammengestellt.

Ähnlich wie man Restenosierungen einer Prothese anhand erhöhter Flußgeschwindigkeiten bzw. einer Verlängerung der Druckabfallhalbwertszeit verifizieren kann, kann man Prothesenlecks anhand eines Refluxes über die Prothese diagnostizieren. Zusätzlich ist es möglich, durch ein Mapping der Ausdehnung des Refluxes eine semiquantitative Beurteilung vorzunehmen (s. auch S. 73 und S. 128). Besonders bei Bioprothesen ist die Sensitivität der Doppler-Echokardiographie bezüglich Klappenlecks ungefähr gleich hoch wie bei Insuffizienzen nativer Klappen.

Bei mechanischen Herzklappenprothesen läßt sich der Doppler-Strahl distal der angeloteten geschlossenen Prothese nicht weiter verfolgen. Bei diesen Prothesen müssen daher andere Anschallwinkel benutzt werden, um ein Klappenleck zu diagnostizieren (Kisslo, 1986; Dennig, 1986). So kann eine Insuffizienz einer Aortenklappenprothese in der parasternalen Längsachse durch Nachweis von Turbulenzen im linksventrikulären Ausflußtrakt während der Diastole diagnostiziert werden. In der gleichen Schnittebene lassen sich auch Lecks einer Mitralklappenprothese durch Nachweis von systolischen Turbulenzen im linken Vorhof feststellen. Beide Lecks können in dieser Schnittebene auch semiquantitativ beurteilt werden, wobei sich für Aorten- und Mitralklappenprothesen auch modifizierte apikale Schallpositionen möglicherweise noch besser eignen, da von hier aus eine mehr parallele Anlotung des Doppler-Strahls zur Flußrichtung des Blutes möglich ist. Auch subkostale Schallpositionen sind zur Beurteilung der Klappenfunktion geeignet. Bei der Untersuchung von künstlichen Herzklappenprothesen, besonders im Hinblick auf eine Dysfunktion, kann es problematisch sein, die antegrade Flußrichtung des Blutes sowie einen pathologischen Reflux über der Prothese gut zu erfassen. Je nach Prothesentyp und auch je nach Störung der Prothese mit eventueller Verlegung des Lumens kann der antegrade Fluß durch die Prothese im Vergleich zu einer nativen Klappe bzw. auch einer normal funktionierenden Prothese eine ganz andere Richtung aufweisen. Schon bei normal implantierten Kippscheibenprothesen in Mitralklappenposition findet man häufig eine Verlagerung der Flußrichtung mehr zur Kammerscheidewand hin. Deswegen ist gelegentlich viel Zeit und Geduld erforderlich, um eine gute Plazierung des Doppler-Strahls zur Flußrichtung des Blutes zu erreichen, um so die maximale Flußgeschwindigkeit und das Flußprofil richtig aufzuzeichnen. Die Farb-Doppler-Echokardiographie ermöglicht eine schnellere und genauere Erfassung der Flußrichtung des Blutes über verschiedenen Klappenprothesen (Omoto, 1986).

Prothesenlecks können schon relativ früh vorliegen, wobei es sich hier meistens um paravalvuläre Lecks als Folge einer Nahtdehiszenz handelt. Im weiteren Verlauf können außerdem eine infektiöse Endokarditis, eine Behinderung des Prothesenschlusses durch Vegetationen oder thrombotische Massen oder (bei

Bioprothesen) degenerative Veränderungen der Segel zu einem Prothesenleck führen.

Mit der konventionellen Echokardiographie kann man indirekte Zeichen der Prothesenlecks finden, die durch eine vermehrte Volumenbelastung der betroffenen Herzhöhlen zu erklären sind.

In einer Doppler-echokardiographischen Studie wurde eine Aortenklappeninsuffizienz als ein frühdiastolischer Reflux von mindestens 2 m/s und eine Mitralklappeninsuffizienz als ein holosystolischer Reflux von mehr als 2 m/s definiert. Die weitere Schweregradeinteilung der Insuffizienz wurde durch ein Mapping des Refluxes vorgenommen (Williams und Labowitz, 1985). Hier wurde dann die Aorteninsuffizienz als mild bezeichnet, wenn der Reflux von apikaler Schallposition aus nur 2 cm unterhalb der Prothese zu verfolgen war, als mittelgradig, wenn der Reflux 2 cm unterhalb der Klappe bis zur Papillarmuskelebene lag, und als hochgradig, wenn der Reflux unterhalb der Papillarmuskelebene nachzuweisen war. Eine Mitralklappeninsuffizienz wurde als leichtgradig definiert, wenn der Reflux von parasternaler und apikaler Schallposition aus nur bis 2 cm unterhalb der Prothese zu verfolgen war, und als mittel- bis schwergradig, wenn der Reflux mehr als 2 cm in den linken Vorhof verfolgt werden konnte. Eine Prothesendysfunktion wurde angenommen, wenn der anhand der Flußgeschwindigkeit zu berechnende Druckgradient mehr als eine Standardabweichung oberhalb des zugehörigen Mittelwertes für die bestimmte Prothese bzw. wenn die Mitralklappenöffnungsfläche unterhalb einer Standardabweichung der Normalweite lag (Mintz et al., 1986).

Im weiteren Verlauf dieses Kapitels werden für einige Prothesentypen normale und pathologische Prothesenfunktionen anhand einiger echokardiographischer sowie Doppler-echokardiographischer Befunde erläutert.

7.1. Mitralklappenprothesen

7.1.1. Carpentier-Ring in Mitralklappenposition

In den Abb. 7.1a bis 7.1c sind die echokardiographischen und Doppler-echokardiographischen Befunde bei einer 27jährigen Patientin mit Zustand nach Implantation eines Carpentier-Rings in Mitralklappenposition vor vielen Jahren wegen hochgradiger Mitralklappeninsuffizienz dargestellt. Wegen zunehmender Dyspnoe und Leistungsminderung in den letzten Monaten kam die Patientin erneut in unsere Ambulanz.

In Abb. 7.1a sieht man oben in der parasternalen Längsachse einen erheblich vergrößerten linken Vorhof und linken Ventrikel und relativ zarte, sich gut öffnende Mitralklappensegel, an der Klappenbasis ist der quer getroffene Carpentier-Ring zu erkennen. In der eindimensionalen Darstellung (unten), mit der

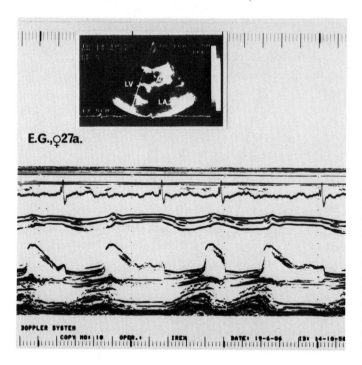

Abb. 7.1a. 27jährige Patientin mit Zustand nach Implantation eines Carpentier-Rings in Mitralklappenposition wegen hochgradiger Mitralklappeninsuffizienz. *Oben:* Die zweidimensionale parasternale Längsachse. *Unten:* Die eindimensionale Darstellung mit der Schnittebene im Bereich der Mitralklappensegel. Das unterschiedliche Bewegungsmuster mitt- bis spätdiastolisch ist durch eine absolute Arrhythmie mit unterschiedlicher Diastolendauer zu erklären.

Schnittebene im Bereich der Mitralklappensegel, ist deren Bewegungsmuster aufgezeichnet.

In Abb. 7.1b ist ein eindimensionaler Sweep von den basisnahen Herzabschnitten (links) bis zum linken Ventrikel (rechts) zu sehen. Der linke Vorhof ist mit 56 mm und der linksventrikuläre enddiastolische Durchmesser mit 72 mm erheblich vergrößert. Die globale Verkürzungsfraktion war bei dieser Patientin mit 26%

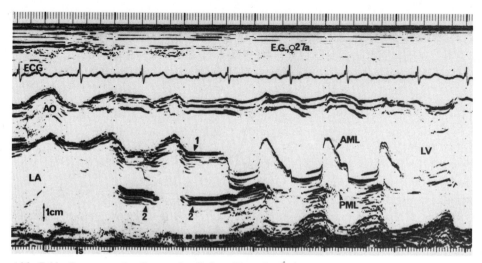

Abb. 7.1b. Parasternaler Sweep der linken Herzabschnitte.

vermindert. Der vordere (1) und der hintere (2) Teil des Carpentier-Ringes ist am Übergang vom linken Vorhof zum linken Ventrikel zu erkennen. Das vordere (AML) und das hintere (PML) Mitralklappensegel sind gut beweglich. Bei der Patientin, bei der ein holosystolisches Geräusch mit Punctum maximum über der Herzspitze und Fortleitung in die linke Axillarlinie auskultiert wurde, mußte man eine erneute bedeutsame Mitralklappeninsuffizienz vermuten. Anhand der echokardiographischen Registrierung allein kann jedoch diese Diagnose weder gesichert noch ausgeschlossen werden. Die Vergrößerung der linken Herzabschnitte könnte auf eine vermehrte Volumenbelastung hinweisen. Das bei einer Mitralklappeninsuffizienz normalerweise gesteigerte linksventrikuläre Kontraktionsverhalten liegt hier nicht vor. (Dies spricht jedoch nicht gegen eine Mitralklappeninsuffizienz, da diese auch durch einen rheumatischen Schaden des linken Ventrikels verursacht sein kann.) Das feine systolische Flattern der Aortenklappensegel ist ein zusätzlicher indirekter Hinweis auf eine Mitralklappeninsuffizienz. Zur weiteren Abklärung des Krankheitsbildes wurde bei dieser Patientin eine Dopplerechokardiographische Untersuchung von apikaler Schallposition aus durchgeführt.

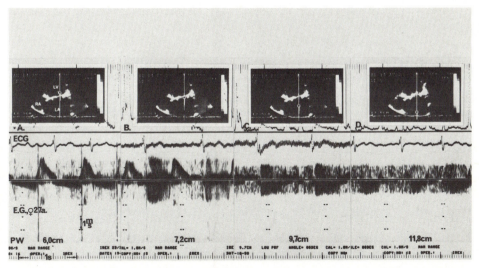

Abb. 7.1 c. Im apikalen Vierkammerblick wird mit dem gepulsten Doppler das Flußprofil unterhalb der Mitralklappe im linksventrikulären Einflußtrakt (A) und bei verschiedenen Meßtiefen oberhalb der Mitralklappe im linken Vorhof (B, C und D) untersucht.

Aus Abb. 7.1 c ist zu ersehen, wie mit dem gepulsten Doppler von unterhalb der Mitralklappe im linksventrikulären Einflußtrakt bis zu den basisnahen Teilen des linken Vorhofes ein Reflux verfolgt werden kann. Unterhalb der Klappe ist nur ein diastolischer Fluß nachweisbar (A). Die frühdiastolische Flußgeschwindigkeit ist mit über 2 m/s erhöht, so daß mit dem gepulsten Doppler ein Aliasing-Phänomen festzustellen ist. Die Flußgeschwindigkeit fällt jedoch frühdiastolisch schnell wieder ab, so daß eine Mitralklappenstenose ausgeschlossen werden kann. Diese Flußgeschwindigkeit würde dann entweder zu einem erhöhten Herzminutenvolumen oder zu einer bedeutsamen Mitralklappeninsuffizienz mit Erhöhung der Flußgeschwindigkeit während der Diastole, bedingt durch das Pendelblutvolumen, passen. Da die erste Ursache durch die dargestellte linksventrikuläre Kinetik unwahrscheinlich ist, muß eine Mitralklappeninsuffizienz vermutet werden. Durch ein Plazieren des Doppler-Meßvolumens oberhalb der Mitralklappe im linken Vorhof (B) läßt sich ein deutlicher systolischer Reflux nachweisen, der in der folgenden Bildsequenz (C und D) bis in die basisnahen Teile des linken Vorhofes zu verfolgen ist. Der Befund weist somit auf eine höhergradige Mitralklappeninsuffizienz hin.

7.1.2. Bioprothesen in Mitralklappenposition

Bei den heute implantierten Bioprothesen handelt es sich überwiegend um glutaraldehydfixierte Aorten- bzw. Heterotransplantate vom Schwein (Carpentier-Edwards und Hancock), glutaraldehydfixierte Perikard- bzw. Heterotransplantate vom Rind (Ionescu-Shiley) sowie glyzerinfixierte Duramater-Homotransplantate

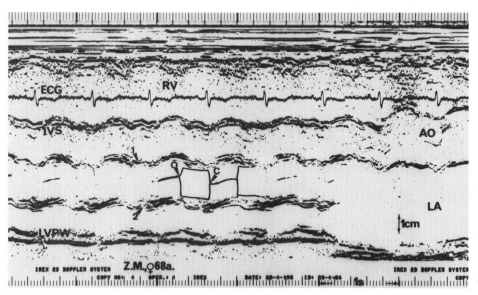

Abb. 7.2. 58jährige Patientin, Zustand nach Implantation einer Hancock-Bioprothese M27 in Mitralklappenposition. Zwischen Kammerscheidewand und der linksventrikulären Hinterwand sieht man den Prothesenring mit vorderer (1) und hinterer (2) Abgrenzung. Innerhalb des Prothesenrings sieht man während der Systole ein zartes Mittelecho, das sich parallel zum Prothesenring bewegt. Auch am Ende der Diastole ist die Schlußbewegung der Prothesensegel an den zarten Echos zu erkennen. In der vierten und fünften Diastole sind die Bewegungen der Prothesensegel mit Öffnung und Schluß eingezeichnet.

und vitale oder glutaraldehydfixierte Aortenklappen-Homotransplantate. Die drei Klappensegel sind an einem Gerüst mit drei Bügeln befestigt.

In Abb. 7.2 ist eine eindimensionale postoperative Darstellung bei einer Hancock-Bioprothese in Mitralklappenposition zu sehen. In der eindimensionalen Registrierung stellen sich zwei der drei Bügel (1 und 2) als zwei relativ kräftige, sich parallel zueinander bewegende Echos dar. Innerhalb dieser Echos kann man teilweise die zarten Klappenechos finden. Das Bewegungsmuster einer normal funktionierenden Prothese ähnelt dem einer milden Mitralklappenstenose (Raizada et al., 1983).

In einer großen Studie an 309 Patienten mit normal funktionierenden Prothesen und 59 Patienten mit Prothesendysfunktionen (sowohl in Aorten- als auch in Mitralklappenposition) zeigte sich ein systolisches Flattern der Mitralklappensegel (bzw. diastolisches Flattern der Aortenklappensegel) bei 28 von 34 Patienten mit Klappenleck (82%). Dieses Zeichen war bei keinem Patienten falsch-positiv. Alle regurgitierenden und stenosierten Klappen mit morphologischen Veränderungen im Sinne einer Fibrosierung oder Verkalkung waren durch eine echokardiographische Zunahme der Segeldicke auf 3 mm oder mehr gekennzeichnet (Alam et al., 1983). In dieser Studie lagen bei nur 4 von 12 Patienten mit infektiöser Endokardi-

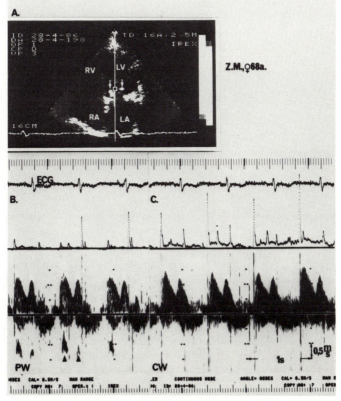

Abb. 7.3. A: Darstellung der Prothese im apikalen Vierkammerblick, zwei der drei vorhandenen Ausstülpungen der Prothese in den linksventrikulären Einflußtrakt (weiße senkrechte Pfeile) sind zu sehen. B: In der oben gezeigten Schallposition mit dem gepulsten Doppler ist das Flußprofil über der Prothese aufgezeichnet. C: Darstellung des Flußprofils mit dem kontinuierlichen Doppler.

tis und bei nur 1 von 5 Patienten mit paravalvulärer Regurgitation echokardiographische Klappenveränderungen vor.

Die zweidimensionale Echokardiographie eignet sich wegen ihres großen räumlichen Auflösungsvermögens besonders gut zur Beurteilung von Bioprothesen. Man kann mit der zweidimensionalen Methode zusätzlich zu einer Verdickung der Segel auch ein eventuelles Prolabieren der Segel in den linken Vorhof diagnostizieren (Alam et al., 1979). Das Bewegungsmuster der Segel (z.B. Oszillationen) ist jedoch häufig besser mit dem hohem zeitlichen Auflösungsvermögen der eindimensionalen Methode beurteilbar. Die Doppler-echokardiographische Untersuchung läßt sich von apikaler Schallposition aus bei fast allen Patienten gut durchführen.

In Abb. 7.3 (gleiche Patientin wie Abb. 7.2) ist das Strömungsprofil im apikalen Vierkammerblick (A) zuerst mit dem gepulsten Doppler (B) und dann mit dem kontinuierlichen Doppler (C) dargestellt. Man sieht mit dem gepulsten Doppler früh- und spätsystolische Flußgeschwindigkeiten über 1,2 m/s, es kommt somit bei beiden zum Aliasing-Phänomen (kleine schwarze Dreiecke). Mit dem kontinuierlichen Doppler betrug die maximale frühdiastolische Flußgeschwindigkeit 1,5 m/s und damit der entsprechende Druckgradient 9 mmHg. Der gemittelte Druckgradient lag bei etwa 4 mmHg, die berechnete Druckabfallhalbwertszeit bei 70 ms und die daraus zu berechnende Mitralklappenöffnungsfläche bei 3,1 cm^2.

In den Abb. 7.4a und b sind die beiden gleichen Registrierungen wie in den letzten Abbildungen zu sehen, hier jedoch bei einer Patientin mit Zustand nach Implantation einer Bioprothese in Mitralklappenposition vor sieben Jahren. Die

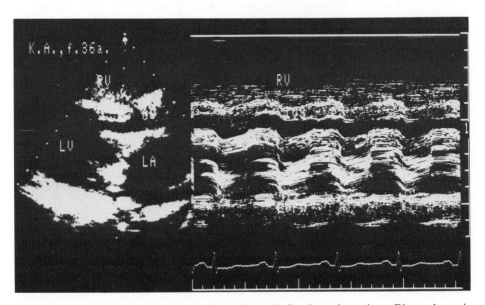

Abb. 7.4a. 36jährige Patientin mit Zustand nach Implantation einer Bioprothese in Mitralklappenposition vor 7 Jahren. *Links* ist die zweidimensionale Längsachse und *rechts* die eindimensionale Darstellung des Bewegungsmusters der Prothese zu sehen.

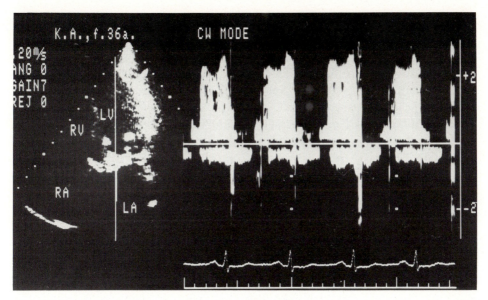

Abb. 7.4b. Gleiche Patientin. Apikaler Vierkammerblick mit Registrierung des Strömungsprofils über der Prothese mit dem kontinuierlichen Doppler.

Patientin wurde mit akutem Lungenödem aufgenommen. In Abb. 7.4a ist links in
der zweidimensionalen Längsachse von parasternal geschallt. Hier ist ein deutlich
vergrößerter linker Vorhof (LA) sowie die Bioprothese in Mitralklappenposition
mit zwei der drei Bügel zu sehen. Im Bereich der Segel erkennt man erheblich
vermehrte Echos. In der eindimensionalen Darstellung (rechts im Bild) sieht man
einen Befund wie bei hochgradiger verkalkter Mitralklappenstenose.

In Abb. 7.4b wird das Flußprofil über dieser Prothese im apikalen Vierkammerblick dargestellt. Bei einem tachykarden Sinusrhythmus findet man mit dem
kontinuierlichen Doppler frühdiastolische Flußgeschwindigkeiten bis zu 2,3 m/s
mit weiterer Erhöhung der Flußgeschwindigkeit bei der Vorhofkontraktion. Die
enddiastolische Flußgeschwindigkeit beträgt etwa 2,5 m/s, daraus errechnet sich
ein enddiastolischer Druckgradient von 25 mmHg. Die Druckabfallhalbwertszeit
und somit die Mitralklappenöffnungsfläche ist bei der vorliegenden Tachykardie
nicht exakt zu bestimmen. Anhand der Flußgeschwindigkeiten kann jedoch sicher
eine hochgradige Restenosierung der Prothese diagnostiziert werden. Die Patientin ist notfallmäßig operiert worden, die Diagnose wurde intraoperativ bestätigt.

Bei Bioprothesen ist die zweidimensionale Echokardiographie der eindimensionalen Methode wegen ihrer besseren räumlichen Darstellung von Klappensegel
und Klappenstützen überlegen (Schapira et al., 1972). Mit der Methode lassen sich
Dicke und Beweglichkeit der Segel relativ gut beurteilen, thrombotisches Material
und Vegetationen im Bereich der Klappe können nachgewiesen werden. Die
Doppler-Echokardiographie bietet besonders bei diesem Prothesentyp eine erhebliche Erweiterung der diagnostischen Möglichkeiten (Simpson et al., 1986).

7.1.3. Doppelflügelprothese (Saint-Jude-Medical-Prothese) in Mitralklappenposition

Die Doppelflügelprothese (Saint-Jude-Medical-Prothese) wird seit der Einführung im Jahre 1977 wegen ihrer günstigen Hämodynamik zunehmend implantiert. Die zwei Scheiben haben einen Öffnungswinkel von etwa 85 Grad und stehen somit in Öffnungsposition fast parallel zur Flußrichtung des Blutes. Dies führt zu einem überwiegend zentralen laminaren Fluß. Der Schließungswinkel beträgt etwa 30–35 Grad, je nach Größe der Klappe (Amann et al., 1981).

In Abb. 7.5 sieht man rechts im Bild in der parasternalen Längsachse die Doppelflügelprothese in Öffnungsposition. Die beiden Scheiben (zwei weiße Pfeile) stehen parallel zueinander und auch zur Kammerscheidewand (IVS) sowie zur linksventrikulären Hinterwand. Im linken Teil des Bildes wird dann das Bewegungsmuster der Scheiben mit der eindimensionalen Echokardiographie dargestellt. In der Systole sind die Prothesenscheiben innerhalb des Prothesenrings verborgen, und erst bei Öffnung der Prothese (MO) sind die zwei Parallelechos der Scheiben innerhalb des Prothesenrings zu sehen, um dann beim Schluß der Prothese (MC) wieder abrupt zu verschwinden. In diesem Beispiel bewegen sich beide Scheiben während der gesamten Diastole parallel zueinander.

Bei einer absoluten Arrhythmie infolge Vorhofflimmerns und besonders bei längerer Diastolendauer sieht man häufig einen frühdiastolischen Schluß der hinteren Scheibe (s. Abb. 7.6). Auch bei einem bradykarden Sinusrhythmus kann bei einigen Patienten ein mittdiastolischer Schluß der Scheiben mit erneuter Öffnung bei der Vorhofkontraktion beobachtet werden. Bei den meisten Saint-

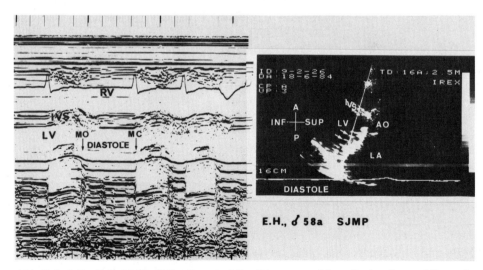

Abb. 7.5. Saint-Jude-Medical-Prothese in Mitralklappenposition. *Rechts* die zweidimensionale Längsachse von parasternal. Hier sieht man auch, wie die Schnittebene für die eindimensionale Registrierung *(links)* angelegt wurde.

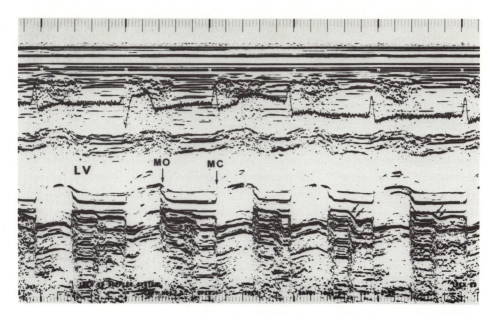

Abb. 7.6. Gleiche Patientin wie in Abb. 7.5. Eindimensionale Darstellung des Bewegungsmusters einer normal funktionierenden Saint-Jude-Medical-Prothese in Mitralklappenposition.

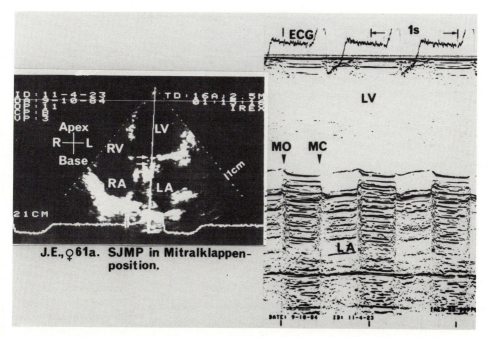

Abb. 7.7. Saint-Jude-Medical-Prothese in Mitralklappenposition. (Siehe auch Text.)

Jude-Medical-Prothesen in Mitralklappenposition kann man das Bewegungsmuster beider Scheiben von linksparasternal in der Längsachse oder in der kurzen Achse beurteilen. Bei einigen Patienten ist die senkrechte Anlotung der beiden Scheiben in ihrer Öffnungsposition von linksparasternal zur Darstellung des typischen Bewegungsmusters nicht möglich. Auf jeden Fall sollte man auch von anderer Schallposition, z.B. von apikal, untersuchen.

Abb. 7.7 zeigt das Echokardiogramm einer Patientin, bei der wegen Dysfunktion einer ehemaligen Bioprothese in Mitralposition die neu implantierte Saint-Jude-Medical-Prothese nicht mehr »echogerecht« implantiert werden konnte. Das typische Bewegungsmuster der beiden Kippscheiben konnte nur von apikaler Schallposition dargestellt werden. Im apikalen Vierkammerblick (links) sind die zwei Scheiben in Öffnungsposition mit zwei Pfeilen markiert. Die Öffnung zeigt gegen die Kammerscheidewand. In dieser Position konnte mit der eindimensiona-

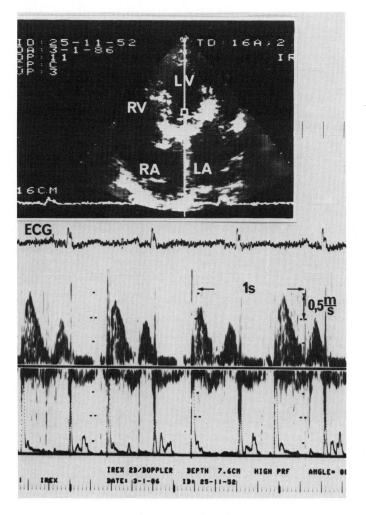

Abb. 7.8. Saint-Jude-Medical-Prothese in Mitralklappenposition. *Oben:* Apikaler Vierkammerblick mit Lage des Meßvolumens (kleines Quadrat) kurz oberhalb der zwei Prothesenscheiben im linksventrikulären Einflußtrakt. *Unten:* Normales Strömungsprofil mit dem gepulsten Doppler.

len Methode (rechts) das Bewegungsmuster beider Scheiben wie in den vorhergehenden Abbildungen gut dargestellt werden.

In Abb. 7.8 ist im apikalen Vierkammerblick (oben) bei einer normal funktionierenden Doppelflügelprothese mit dem gepulsten Doppler das Strömungsprofil dargestellt. Es liegt ein normofrequenter Sinusrhythmus vor. Man sieht ein positives frühdiastolisches Strömungsprofil mit einer Flußgeschwindigkeit bis etwa 1,5 m/s. Nach dem frühdiastolischen Gipfel fällt die Flußgeschwindigkeit schnell wieder ab, und nach der Vorhofkontraktion kommt es zu einem zweiten Gipfel mit einer Flußgeschwindigkeit bis 1 m/s. In der Amplitudendarstellung (unten) können senkrechte »Spikes« zum Zeitpunkt von Öffnung und Schluß der Prothese registriert werden. Anhand des Flußprofils errechnet sich ein maximaler Druckgradient von 8 mmHg und ein mittlerer Druckgradient von 2 mmHg. Die Druckabfallhalbwertszeit beträgt 65 ms, daraus berechnet sich eine Mitralklappenöffnungsfläche von 3,4 cm². Ein systolischer Reflux konnte nicht nachgewiesen werden.

In Abb. 7.9a ist die parasternale Längsachse bei einer jungen Patientin mit Zustand nach Implantation einer Saint-Jude-Medical-Prothese in Mitralklappenposition wegen kombiniertem Mitralklappenvitium zu sehen. Postoperativ bestand weiterhin ein Systolikum. In der parasternalen Längsachse konnte man wegen einer Drehung der Klappe die zwei Scheiben nicht ausreichend beurteilen.

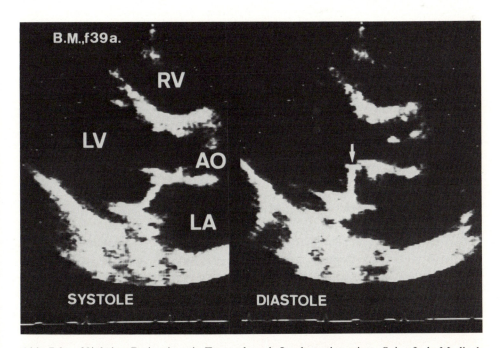

Abb. 7.9a. 39jährige Patientin mit Zustand nach Implantation einer Saint-Jude-Medical-Prothese in Mitralklappenposition. In der parasternalen Längsachse ist ein diastolisches Kippen der anterioren Teile der Prothese (senkrechter weißer Pfeil) in den linken Ventrikel hinein zu erkennen.

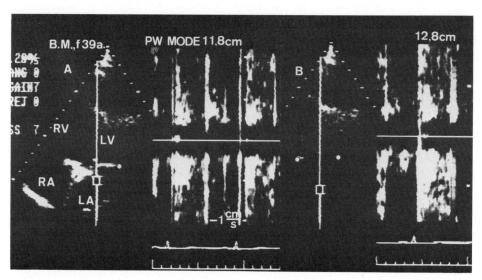

Abb. 7.9 b. Gleiche Patientin. Im apikalen Vierkammerblick kann mit dem gepulsten Doppler (Meßvolumen = kleines Quadrat) ein deutlich negativer Fluß mit Aliasing-Phänomen nachgewiesen werden.

Darüber hinaus fiel auf, daß in der Diastole die anterioren Teile der Prothese (senkrechter weißer Pfeil) in den linken Ventrikel hinein kippten.

Abb. 7.9 b zeigt, wie man mit dem gepulsten Doppler einen Reflux über der Prothese weit in den linken Vorhof hinein verfolgen kann. Der Reflux ließ sich im anterioren Bereich der Prothese lokalisieren. Die Position der Prothese ist mit zwei weißen Punkten markiert. Im rechten Bildteil (B) sieht man, wie bei einer Meßtiefe von 12,8 cm weiterhin ein deutlicher systolischer Reflux mit Aliasing-Phänomen als Hinweis auf eine bedeutsame Mitralinsuffizienz registriert wird. Typisch ist auch hier, daß man trotz schlechtem zweidimensionalem Echobild ein gutes Doppler-Signal erhalten kann. Der Doppler-Befund ist somit ein Hinweis auf ein Randleck im anteromedialen Bereich der Prothese bei Nahtdehiszenz, der intraoperativ bestätigt werden konnte. Nach erneutem Annähen der Prothese war im weiteren Verlauf ein unauffälliger kardialer Befund zu erheben.

In Abb. 7.10 a ist eine ähnliche Situation wie bei der letzten Patientin gegeben. Auch hier war einige Monate postoperativ ein systolisches Geräusch über der Herzspitze nachweisbar. Die Abbildung zeigt einen eindimensionalen Sweep in der parasternalen Längsachse mit Darstellung beider Scheiben. Während der Diastole sieht man, daß sich die beiden Scheiben nach posterior (schwarze Dreiecke) bewegen. Dieses Bewegungsmuster kann durch eine zusätzliche Bewegung der gesamten Prothese während der Diastole erklärt werden, z.B. durch ein Kippen der Prothese mit Verlagerung nach dorsal. Linker Vorhof (LA) und linker Ventrikel (LV) sind vergrößert, und die linksventrikuläre Hinterwand weist eine Hyperkinesie auf, was auf eine vermehrte Volumenbelastung des linken Ventrikels bei

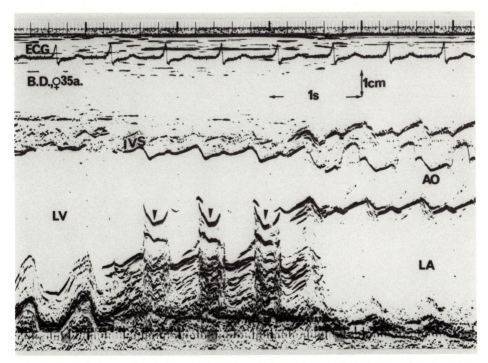

Abb. 7.10a. Eindimensionale Darstellung einer Saint-Jude-Medical-Prothese in Mitralklappenposition. Es liegt eine Nahtdehiszenz der Prothese im anterioren Klappenbereich mit Kippen der gesamten Prothese nach posterior (schwarze Dreiecke) zum Zeitpunkt der Diastole vor.

Klappenleck hinweisen kann. Das feine systolische Oszillieren der Aortenklappensegel wäre ein weiterer indirekter Hinweis für eine Mitralinsuffizienz.

In Abb. 7.10b ist das Strömungsprofil von apikaler Schallposition mit dem kontinuierlichen (CW) wie mit dem gepulsten Doppler (PW) dargestellt. Links im Bild findet man mit dem kontinuierlichen Doppler eine erhöhte frühdiastolische Flußgeschwindigkeit mit einem Maximalwert von 2,1 m/s. Die Flußgeschwindigkeit fällt dann im weiteren Verlauf schnell wieder ab. In der zweiten Diastole ist eine Tangente zum Abfall der Flußgeschwindigkeitskurve angelegt. Es errechnet sich ein maximaler Druckgradient von 18 mmHg, ein mittlerer Druckgradient von 6 mmHg sowie eine Druckabfallhalbwertszeit von 70 ms. Aus der Druckabfallhalbwertszeit berechnet sich eine Mitralklappenöffnungsfläche von 3,1 cm². Diese Befunde sprechen gegen eine Obstruktion der Prothese. Auffällig ist aber die deutlich erhöhte frühdiastolische Flußgeschwindigkeit, wie man sie bei Klappeninsuffizienz bzw. gesteigertem Herzminutenvolumen findet. Nach einer kleinen Änderung der Position des Doppler-Strahls ließ sich ein systolischer Reflux (drei schwarze Pfeile) mit einer maximalen Flußgeschwindigkeit von über 5 m/s registrieren. Mit dem gepulsten Doppler in Höhe des Prothesenrings ist in einer Meßtiefe von 9,3 cm kein Reflux nachweisbar. Nach Bewegen des Doppler-

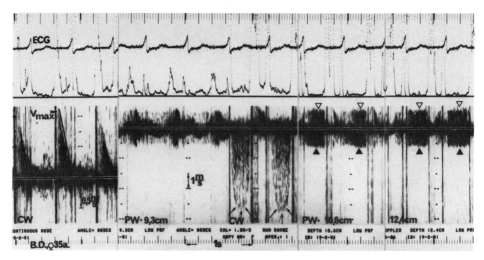

Abb. 7.10b. Gleiche Patientin. Registrierung des Flußprofils über der Prothese von apikaler Schallposition aus mit dem kontinuierlichen und dem gepulsten Doppler. (Siehe auch Text.)

Meßvolumens oberhalb der Klappe in den linken Vorhof hinein läßt sich ein Reflux bis zu einer Meßtiefe von 12,4 cm verfolgen (kleine schwarze Dreiecke). Durch die hohe Flußgeschwindigkeit bis in den basisnahen Teil des linken Vorhofs läßt sich überall ein ausgeprägtes Aliasing-Phänomen nachweisen (kleine offene Dreiecke). Damit bestätigt sich der Verdacht auf eine höhergradige Klappeninsuffizienz bei Randleck der Prothese. Der Befund konnte angiographisch gesichert werden. Dabei ist charakteristisch, daß die maximale Flußgeschwindigkeit während der Diastole und die maximale negative Flußgeschwindigkeit während der Systole nicht in der gleichen Schallebene liegen. Bei Vorliegen von suspekt hohen Flußgeschwindigkeiten während der Diastole und klinischem Verdacht muß ein systematisches Absuchen des Klappenrings von mehreren Schallpositionen aus erfolgen, wobei häufig atypische Schallpositionen benutzt werden müssen.

Die Doppler-Echokardiographie bietet wichtige zusätzliche Informationen bezüglich der Prothesenfunktion. In einigen Fällen läßt sich auch eine Dysfunktion schon anhand einer zweidimensionalen Darstellung vermuten (Hidajat et al., 1980; Weinstein et al., 1983).

7.1.4. Kippscheibenprothesen in Mitralklappenposition

Die Kippscheibenprothesen (Lillehei-Kaster, Björk-Shiley, Omni-Science, Medtronic-Hall) lassen sich echokardiographisch meistens sowohl von parasternaler als auch von apikaler Schallposition gut beurteilen. Bevorzugt wurde bisher von linksparasternal in der Längsachse des Herzens untersucht.

Mit der Echokardiographie kann der Prothesenring eingesehen werden, wobei bei allen künstlichen Prothesen die Beurteilung durch prothesenbedingte Störechos erschwert wird. Das hohe zeitliche Auflösungsvermögen der eindimensionalen Methode ermöglicht eine gute Beurteilung des Bewegungsmusters der Scheibe. Dies gilt praktisch für alle Kippscheibenprothesentypen.

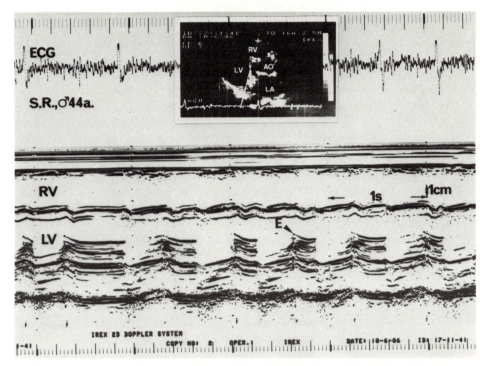

Abb. 7.11a. 44jähriger Patient mit Medtronic-Hall-Prothese in Mitralklappenposition. Kippscheibe der Prothese in Öffnungsstellung (weißer Pfeil) in der parasternalen Längsachse. Man erkennt die Einstellung der eindimensionalen Schnittebene zur Darstellung des Bewegungsmusters der Scheibe. Im eindimensionalen Bild *(unten)* ist das Bewegungsmuster dargestellt.

In Abb. 7.11a ist oben die zweidimensionale Längsachse eingeblendet und unten das eindimensionale Bild einer Medtronic-Hall-Prothese in Mitralklappenposition dargestellt. Das zweidimensionale Bild zeigt die Prothese in Öffnungsposition, die Scheibe ist mit einem weißen Pfeil markiert. In der eindimensionalen Darstellung sieht man eine abrupte Öffnung der Prothese am Anfang der Diastole. Der Winkel zum Zeitpunkt der frühdiastolischen Öffnung (E-Punkt) ist bei einer normalen Prothese spitz und nicht abgerundet. Die Prothese befindet sich dann während der Diastole in Öffnungsposition und schließt sich am Ende der Diastole wieder abrupt.

In Abb. 7.11b (gleicher Patient) wird das Bewegungsmuster von apikaler Schallposition aus dargestellt. Man sieht hier ein ähnliches Bewegungsmuster mit

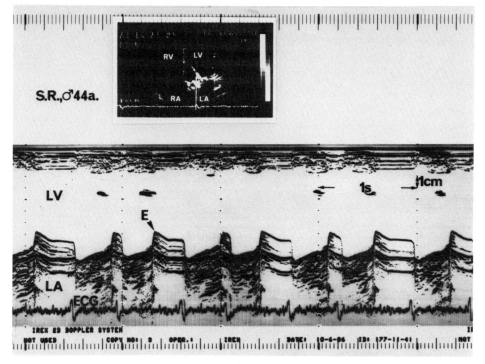

Abb. 7.11 b. Die gleiche Registrierung im apikalen Vierkammerblick.

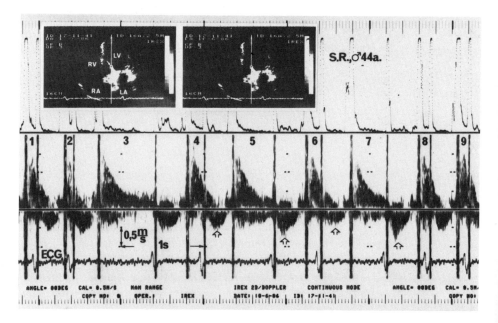

Abb. 7.11 c. Im apikalen Vierkammerblick ist das Strömungsprofil über der Prothese mit dem kontinuierlichen Doppler aufgezeichnet. (Siehe auch Text.)

abrupter Öffnung und Schluß der Prothese sowie einen spitzen Winkel am Ende der frühdiastolischen Öffnung.

In Abb. 7.11c (gleicher Patient) wird im apikalen Vierkammerblick das Strömungsprofil über einer Medtronic-Hall-Prothese dargestellt. Im oben einge-blendeten apikalen Vierkammerblick ist die Lage des Doppler-Strahls zu sehen. Die Öffnung der Prothesenscheibe ist mit einem weißen Pfeil markiert. Sowohl in der Spektralkurve als auch in der Amplitudendarstellung sieht man bei Öffnung und Schluß der Prothese senkrechte »Spikes«. Die frühdiastolische maximale Flußgeschwindigkeit liegt zwischen 1,3 und etwa 1,5 m/s, darauf folgt ein schneller Abfall der Flußgeschwindigkeitskurve, die enddiastolische Flußgeschwindigkeit liegt je nach Diastolendauer zwischen 0,3 (Diastole 3) und etwa 1,0 m/s (Diastole 8 und 9). Daraus errechnet sich ein maximaler Druckgradient über der Prothese von etwa 9 mmHg und ein mittlerer Druckgradient zwischen 1 mmHg und 3 mmHg. Die Berechnung der Druckabfallhalbwertszeit, bei der man die Tangente zum Abfall der Flußgeschwindigkeitskurve anlegen muß, ist nur in den Diastolen 3, 5

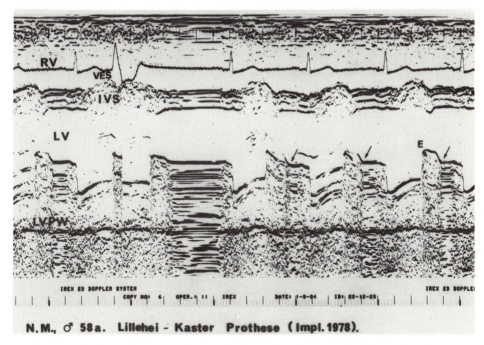

N.M., ♂ 58 a. Lillehei - Kaster Prothese (Impl. 1978).

Abb. 7.12. Lillehei-Kaster-Prothese in Mitralposition. Im EKG normofrequenter Sinus-rhythmus, mit einzelnen VES. In der eindimensionalen Darstellung der Kippscheibenpro-these ist bei der zweiten Diastole ein durch eine ventrikuläre Extrasystole verursachter vorzeitiger Schluß der Prothese zu erkennen. Daraufhin folgt eine verlängerte Diastole, während der die Prothese die ganze Zeit geöffnet ist. In den anderen Diastolen sieht man mittdiastolisch eine vorzeitige Schlußbewegung der Kippscheibenprothese. Der E-Punkt der Prothese ist spitzwinkelig bis diskret abgerundet. Mittdiastolisch kommt es zu einer vorzeitigen Schlußbewegung der Prothese (schwarze Pfeile) als Hinweis auf einen vermin-derten Fluß durch die Prothese.

und 6 gut möglich. Bei der Berechnung der Druckabfallhalbwertszeit in den Diastolen 3, 5 und 6 bekommt man Werte um 75 ms, die entsprechende Öffnungsfläche beträgt 2,9 cm². Die mit offenen Pfeilen markierten negativen Strömungsprofile während der Systole entsprechen dem systolischen Fluß im linksventrikulären Cavum bzw. linksventrikulären Ausflußtrakt und nicht dem einer Protheseninsuffizienz.

Besonders bei absoluter Arrhythmie und auch bei längerer Diastolendauer erkennt man häufig einen frühzeitigen Schluß der Kippscheibe mit eventueller erneuter Öffnung am Ende der Diastole (s. Abb. 7.12). Bei gleichzeitiger Registrierung des Phonokardiogramms kann man die Zeit vom Schluß der Aortenklappe bis zur Öffnung der Prothese bestimmen. Dieses Zeitintervall, das früher häufiger benutzt wurde, um die Prothesenfunktion zu beurteilen (Chuna et al., 1980; De Leon, 1984; Kupari et al., 1985; Assanelli et al., 1986), beträgt normalerweise für eine Mitralklappenprothese zwischen 70 und 140 ms (A2/MVO-Intervall) (Chuna et al., 1980). Bei paravalvulären Lecks bzw. bei einer Fehlfunktion der Prothese durch eine Thrombosierung kommt es zu einer Verlängerung dieses Zeitintervalls. Eine Verlängerung findet man auch bei einer linksventrikulären Dysfunktion. Das Zeitintervall wird auch vom Schlagvolumen, von der Herzfrequenz, dem zusätzlichen Vorliegen eines Aortenklappenvitiums und AV-Block ersten Grades beeinflußt und ist daher mit Vorsicht zu bewerten (Brodie et al., 1976).

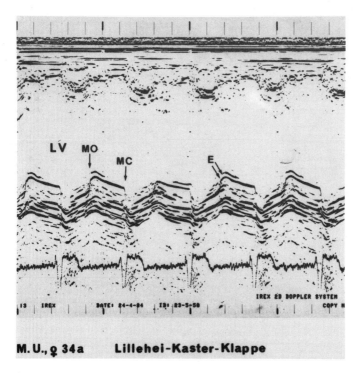

Abb. 7.13. 34jährige Patientin, Zustand nach Implantation einer Lillehei-Kaster-Prothese in Mitralposition. Jetzt paravalvuläres Leck. In der eindimensionalen Darstellung deutlich abgerundeter E-Punkt bei der frühdiastolischen Öffnung der Kippscheibe.

Auch die Öffnungs- und Schlußgeschwindigkeit der Kippscheibenprothese sowie die Öffnungsamplitude sind Parameter, die von Schallwinkel, Herzfrequenz, Herzminutenvolumen und linksventrikulärer Kinetik abhängig sind. Folglich sind diese Parameter auch mehr oder weniger unzuverlässig zur Beurteilung der Prothesenfunktion.

Eine Abrundung des normalerweise spitzen Winkels bei der frühdiastolischen Öffnung der Kippscheibe (E-Punkte), stellt einen wesentlichen Hinweis auf ein Klappenleck bzw. eine Thrombosierung der Prothese dar. In Abb. 7.13 sieht man einen abgerundeten E-Punkt bei einer Lillehei-Kaster-Prothese infolge eines Klappenlecks, Abb. 7.14 zeigt die Abrundung des E-Punktes einer Björk-Shiley-Prothese bei Thrombosierung der Klappe.

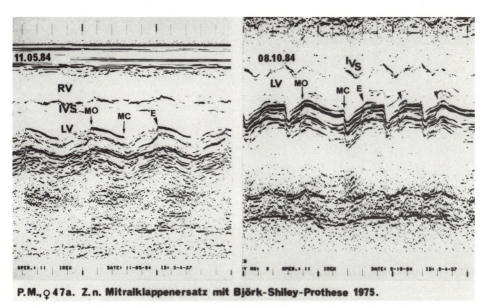

P.M., ♀ 47a. Z. n. Mitralklappenersatz mit Björk-Shiley-Prothese 1975.

Abb. 7.14. Patientin mit Zustand nach Implantation einer Björk-Shiley-Prothese 1975 in Mitralposition wegen kombiniertem Mitralklappenvitium. Im September/Oktober 1984 kam es dann zur Verschlechterung, und bei der Untersuchung am 8. 10. 1984 sieht man im Vergleich zur Voruntersuchung einen deutlich abgerundeten E-Punkt sowie vermehrte Echos im Bereich der Kippscheibe. Diese Veränderungen deuten auf Thromben im Bereich der Prothese hin, ein Befund, der intraoperativ bestätigt wurde.

Ein Beispiel einer restenosierten Lillehei-Kaster-Prothese 8 Jahre nach Implantation zeigt Abb. 7.15. Links oben ist ein apikaler Vierkammerblick zu sehen, die geöffnete Scheibe ist mit einem weißen Pfeil markiert. Unten die eindimensionale Darstellung, in welcher eine abrupte Öffnung und Schließung der Klappe zu sehen ist. Der E-Punkt ist nicht abgerundet, des weiteren sind keine eindeutig vermehrten Echos im Bereich der Prothese nachweisbar. Rechts im Bild ist das Strömungsprofil, registriert mit dem kontinuierlichen Doppler (CW), dargestellt. Die maximale Flußgeschwindigkeit ist mit 1,7 m/s nicht wesentlich erhöht, jedoch fällt

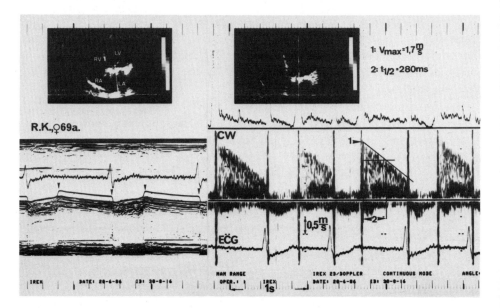

Abb. 7.15. Restenosierte Lillehei-Kaster-Prothese in Mitralposition 8 Jahre nach Implanta-tion. *Links:* Darstellung des Scheibenbewegungsmusters von apikaler Schallposition aus mit normaler Öffnungs- und Schlußbewegung der Prothese (kleines schwarzes Dreieck). *Rechts:* Darstellung des Flußprofils über der Prothese von apikaler Schallposition aus. (Siehe auch Text.)

die Flußgeschwindigkeitskurve während der Diastole verlangsamt ab. Die Druck-abfallhalbwertszeit ist mit 280 ms deutlich verlängert, die entsprechende Mitral-klappenöffnungsfläche mit 0,8 cm^2 vermindert. Der gemittelte Druckgradient beträgt etwa 6 mmHg. Bei verminderter linksventrikulärer Kinetik und reduzier-tem Herzminutenvolumen wird der Druckgradient über der Klappe kaschiert. Eine Restenosierung der Klappe konnte anhand der Druckabfallhalbwertszeit diagnostiziert werden. Aus diesem Beispiel geht hervor, wie wichtig die Auswer-tung der Druckabfallhalbwertszeit einer Klappenprothese zur Diagnosestellung der Restenosierung ist. Die ein- und zweidimensionale Beurteilung ergab keinen sicheren Hinweis auf eine Thrombosierung der Prothese.

In Abb. 7.16a ist die eindimensionale Darstellung einer thrombosierten Lille-hei-Kaster-Prothese in Mitralklappenposition zu erkennen. Man sieht vermehrte Echos im Bereich der Prothese mit abgerundetem E-Punkt in der Scheibenbewe-gung. Die Doppler-echokardiographische Registrierung (Abb. 7.16b) ergab eine frühdiastolische Flußgeschwindigkeit bis 2,0 m/s und eine enddiastolische Flußge-schwindigkeit bis maximal 1,3 m/s. Daraus errechnet sich ein frühdiastolischer Druckgradient von 16 mmHg und ein enddiastolischer Druckgradient um 7 mmHg; der gemittelte Druckgradient betrug etwa 8–9 mmHg. Die Berechnung der Druckabfallhalbwertszeit während der ersten vier Diastolen erbrachte Werte zwischen 220 und 255 ms, die entsprechenden Prothesenöffnungsflächen betrugen 1,0 und 0,86 cm^2. Für eine Protheseninsuffizienz ergab sich kein Hinweis.

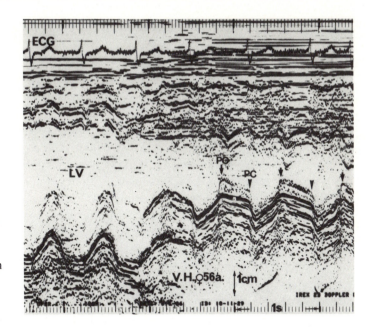

Abb. 7.16a. 56jährige Patientin mit einer thrombosierten Lillehei-Kaster-Prothese in Mitralposition, eindimensionale Darstellung.

Durch eine Tachykardie kann die Berechnung der Druckabfallhalbwertszeit erschwert sein, eine erneute Doppler-Registrierung nach Karotisdruckversuch oder Valsalva-Manöver kann in diesen Fällen hilfreich sein.

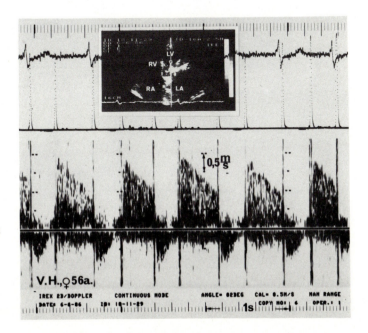

Abb. 7.16b. Gleiche Patientin. Im apikalen Vierkammerblick mit dem kontinuierlichen Doppler dargestelltes Strömungsprofil über der Prothese. (Siehe auch Text.)

7.1.5. Kugelprothesen in Mitralklappenposition

Die Kugelprothesen bestehen aus einem Nahtring mit Käfig und Kugel. Eine eindimensionale Darstellung des Bewegungsmusters der Kugel läßt sich am besten von apikal aus durchführen, weil man von hier aus axial zur Bewegungsrichtung anloten kann.

In Abb. 7.17 ist im apikalen Vierkammerblick (oben) eine Starr-Edwards-Ballprothese in Mitralklappenposition zu sehen. Das zweidimensionale Bild ist während der Systole registriert, der Ball befindet sich in Schlußposition, oberhalb des Balls sieht man Echos des Klappenkäfigs. In der eindimensionalen Darstellung (unten) erkennt man die abrupte Öffnung (PO) und den ebenso abrupten Schluß (PC) der Klappe, wobei die Struktur 2 der Reflexion der vorderen Abgrenzung des Balls entspricht. Die echodichte Struktur 1 entspricht der Reflexion des Käfigs. Rechts im Bild wird mit dem kontinuierlichen Doppler das Strömungsprofil über der Klappe dargestellt. Bei Ballprothesen fließt das Blut seitlich an der Kugel vorbei, so daß hier der Doppler-Meßstrahl entsprechend positioniert werden muß. Die maximale Flußgeschwindigkeit wird dann mit Hilfe des Audiosignals und der Aufzeichnung der Spektralkurve gefunden. Die maximale Flußgeschwindigkeit über der Prothese betrug in diesem Fall 1,7 m/s, der maximale bzw. der mittlere Druckgradient lag bei 12 mmHg bzw. 5 mmHg. Die entsprechende Druckabfallhalbwertszeit berechnete sich zu 140 ms, entsprechend einer Prothesenöffnungsfläche von 2,1 cm^2.

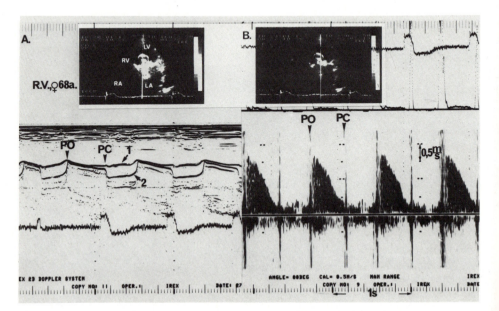

Abb. 7.17. Darstellung des Bewegungsmusters (A) und des Flußprofils (B) über einer Kugelprothese von apikaler Untersuchungsposition mit dem kontinuierlichen Doppler-Verfahren. Oben eingeblendet die entsprechende zweidimensionale Darstellung.

Echokardiographisch läßt sich eventuell eine verminderte Beweglichkeit der Kugel nachweisen, z.B. verursacht durch Einwachsen von Gewebe, thrombotischem Material oder Vegetationen bzw. durch eine Schwellung der Kugel. Die Diagnose ist echokardiographisch wegen erheblich vermehrter klappenbedingter Störechos häufig schwierig zu stellen.

Die Doppler-echokardiographische Untersuchung erfordert ein sorgfältiges Suchen mit Hilfe von Audiosignal und Spektralkurve, um eine möglichst optimale Registrierung der Flußkurve zu bekommen. Prothesenlecks lassen sich durch Nachweis von systolischen Turbulenzen im linken Vorhof diagnostizieren, wobei wie bei allen künstlichen Klappen der Doppler-Meßstrahl schräg seitlich der Prothese verlaufen muß, da die Prothese in Schlußposition keine Doppler-Impulse durchläßt (Dennig, 1986).

7.2. Beurteilung von Aortenklappenprothesen

Die Aortenklappenprothesen sind im allgemeinen echokardiographisch wesentlich schwieriger zu beurteilen, da das Bewegungsmuster der Prothesenscheiben schwer darzustellen ist. Die eindimensionale Darstellung erfolgt in der parasternalen Längsachse. Die zweidimensionale Beurteilung erfolgt in den parasternalen Schallebenen sowie im apikalen Fünf- und apikalen Zweikammerblick (RAO-Äquivalent). Die Aortenklappenprothesen lassen sich zusätzlich von suprasternal beurteilen (Kasper et al., 1983).

Bei sog. echogerechter Implantation der Prothese und guter Beschallbarkeit lassen sich ähnliche echokardiographische Bewegungsmuster wie bei Prothesen in Mitralklappenposition erfassen.

Die Doppler-echokardiographische Bestimmung der maximalen Flußgeschwindigkeiten über der Prothese erfolgt, wie bei einer nativen Klappe, von apikaler, suprasternaler sowie rechtsparasternaler Position. Wichtig ist es auch hier, wie bei den Aortenklappenstenosen mehrere Schallpositionen zu benutzen, um eine möglichst parallele Anordnung des Doppler-Strahls zur Flußrichtung des Blutes zu erreichen. Zusätzlich sollte in einer parasternalen Längs- bzw. kurzen Achse geschallt werden, um diastolische Turbulenzen im linksventrikulären Ausflußtrakt bzw. im linksventrikulären Cavum als Hinweis auf eine Protheseninsuffizienz nachzuweisen.

Wie schon bei den Prothesen in Mitralklappenposition beschrieben, erhält man bei Öffnung und Schluß der Prothese relativ kräftige senkrechte Signale sowohl in der Amplitudendarstellung als auch im Spektrum. Diese Signale können bei simultaner EKG-Registrierung zur zeitlichen Einordnung von Prothesenöffnung und Schluß benutzt werden. Besonders bei Patienten mit gleichzeitigem Vorliegen von Prothesen in Aorten- und Mitralklappenposition sind diese Signale wichtig, um von apikaler Schallposition aus die Restenose einer Aortenklappenprothese von der Insuffizienz einer Mitralklappenprothese unterscheiden zu können.

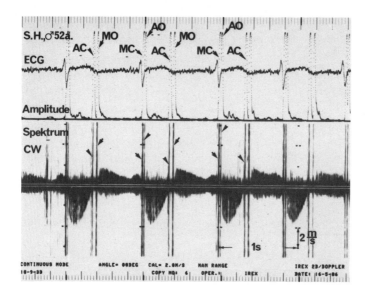

Abb. 7.18. 52jähriger Patient mit Zustand nach Implantation von je einer Omnisience-Prothese in Aorten- und Mitralposition. Gleichzeitige Darstellung des Strömungsprofils über der Aorten- und Mitralklappenprothese mit dem kontinuierlichen Doppler von apikaler Schallposition aus. (Siehe auch Text.)

Abb. 7.18 zeigt das Doppler-echokardiographische Bild nach Implantation zweier Omniscience-Prothesen, einmal in Aorten- und einmal in Mitralklappenposition. Von apikaler Schallposition aus lassen sich Öffnung und Schluß von Aorten- und Mitralklappenprothese in der gleichen Registrierung darstellen. Bei Sinusrhythmus sieht man ein zweigipfliges positives Strömungsprofil über der Mitralklappe. Kurz nach Schluß der Mitralklappe (MC) erscheint der Spike vor der Öffnung der Aortenklappe (AO), erst dann ist ein negatives Strömungsprofil als Hinweis auf einen Fluß über der Aortenklappe erkennbar. Am Ende dieses Strömungsprofils [Schluß der Aortenklappe (AC)] und nach einem etwas längeren Intervall, das der isovolumetrischen Erschlaffungsphase des linken Ventrikels entspricht, kommt nach Öffnung der Mitralklappe (MO) erneut ein positiver diastolischer Fluß zustande. Anhand dieser Signale (Spikes) lassen sich Füllungs- und Austreibungszeit des linken Ventrikels gut abgrenzen.

Im folgenden sind einige Beispiele einer Dysfunktion von in Aortenposition implantierten Klappenprothesen aufgeführt.

7.2.1. Bioprothesen in Aortenklappenposition

Die Echos der normalen Prothesensegel sind zart und weisen eine gute Beweglichkeit auf. Mit zunehmendem Alter der Prothese kommt es zu einer Verdickung der Segel. Bei Prothesendysfunktion infolge einer Degeneration (Fibrosierung bis Verkalkung) ist die Dicke der Segelechos fast immer stärker als 3 mm (Alam et al., 1983) (s. Kapitel 7.1.2).

In Abb. 7.19a ist die parasternale Längsachse in Diastole und Systole bei einem Patienten mit Zustand nach Aortenklappenersatz vor 8 Jahren dargestellt. Man

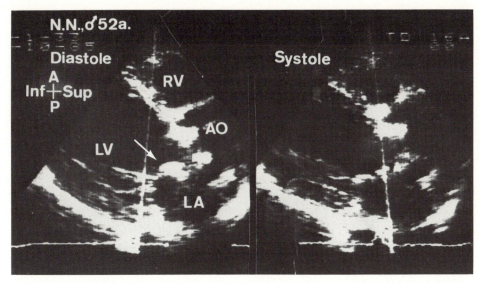

Abb. 7.19a. 52jähriger Patient, Zustand nach Implantation einer Bioprothese in Aortenposition 1978. Jetzt Verdacht auf Klappendysfunktion. In der parasternalen Längsachse ist ein diastolischer Prolaps eines der drei Segel der Aortenprothese (weißer Pfeil) zu erkennen.

findet hier vermehrte Echos im Bereich der Prothese. In der Diastole prolabiert eines der drei Segel in den linksventrikulären Ausflußtrakt (weißer Pfeil).

Abb. 7.19b zeigt die entsprechende eindimensionale Darstellung in der parasternalen Längsachse. Am Übergang der Aortenwurzel zum linken Ventrikel sieht

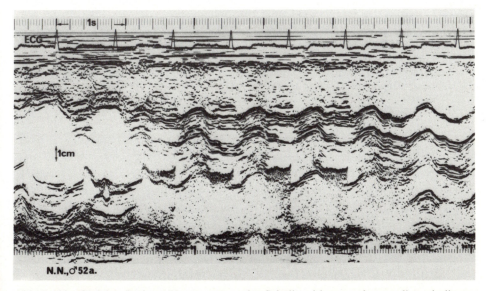

Abb. 7.19b. Gleicher Patient. Von parasternaler Schallposition aus dargestelltes eindimensionales Echokardiogramm vom Aortenwurzelbereich bis zum linken Ventrikel.

man einen Prolaps eines Aortenklappensegels. Zum Zeitpunkt der Diastole sind oberhalb des vorderen Mitralklappensegels dicke Echostrukturen zu erkennen. Der linke Ventrikel ist mit einem enddiastolischen Durchmesser von über 80 mm erheblich vergrößert, Kammerscheidewand und linksventrikuläre Hinterwand weisen eine gute Kontraktilität auf.

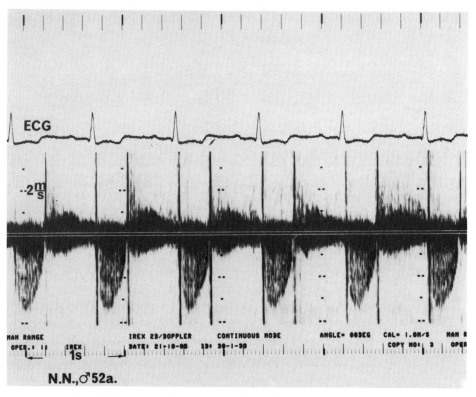

Abb. 7.19 c. Gleicher Patient. Mit dem kontinuierlichen Doppler von apikaler Position aus dargestelltes Strömungsprofil über der Prothese. (Siehe auch Text.)

In Abb. 7.19 c wird von apikaler Schallposition aus das Strömungsprofil über dieser Prothese registriert. Die maximale Flußgeschwindigkeit während der Systole ist mit 3,5 m/s relativ hoch. Das Maximum wird jedoch frühsystolisch erreicht, und während der Diastole sieht man nach Schluß der Klappe ein positives Strömungsprofil als Hinweis auf eine Protheseninsuffizienz. Die hohe Flußgeschwindigkeit in der Systole ist wahrscheinlich durch das große Pendelblutvolumen bei guter linksventrikulärer Funktion zu erklären. Die Tatsache, daß die maximale Flußgeschwindigkeit relativ frühsystolisch erreicht wird, spricht gegen eine bedeutsame Stenose der Prothese. Hier soll auch erwähnt werden, daß wir auch postoperativ bei Bioprothesen Flußgeschwindigkeiten um 3,8 bis 4,0 m/s gesehen haben, dies vor allem bei relativ kleiner Prothese und guter Kontraktilität des

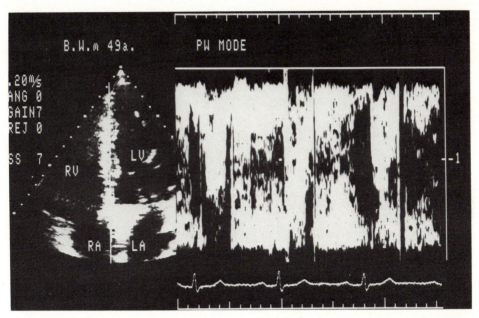

Abb. 7.20. Apikaler Fünfkammerblick bei einem Patienten mit Zustand nach Implantation einer Bioprothese in Aortenposition vor 4 Jahren. Jetzt klinisch Hinweis auf ein Klappenleck. (Siehe auch Text.)

linken Ventrikels. Aus Abb. 7.20 ist zu ersehen, wie im apikalen Fünfkammerblick mit dem gepulsten Doppler und Lage des Doppler-Meßvolumens unterhalb der Aortenklappe im linksventrikulären Ausflußtrakt ein Reflux über einer Aortenklappenprothese nachgewiesen werden kann. In diesem Fall ist die Grundlinie der Spektralkurve ganz nach oben verschoben, d. h., der negative systolische Fluß wird von der oberen Begrenzung nach unten und der positive Reflux vom unteren Teil der Abgrenzung nach oben dargestellt.

In Abb. 7.21a ist eine ähnliche Situation wie in Abb. 7.19b zu sehen. Bei einem jungen Patienten mit Zustand nach Implantation einer Bioprothese in Aortenposition vor mehreren Jahren und jetzt klinischem Hinweis auf eine Aortenklappeninsuffizienz konnten in der eindimensionalen Darstellung Fremdechos während der Diastole zwischen der geöffneten Mitralklappe und der Kammerscheidewand nachgewiesen werden (offener Pfeil). Diese Fremdechos weisen auf ein Prolabieren eines der Aortenklappensegel in den linksventrikulären Ausflußtrakt hin.

In Abb. 7.21b sind im apikalen Zweikammerblick (RAO-Äquivalent) mit dem gepulsten Doppler und Lage des Meßvolumens unterhalb der Mitralklappe im linksventrikulären Ausflußtrakt vermehrte Turbulenzen während der Diastole als Hinweis auf eine Aortenklappeninsuffizienz zu erkennen.

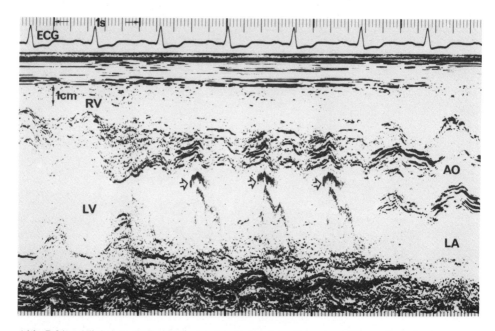

Abb. 7.21 a. 26jähriger Patient, Zustand nach Implantation einer Bioprothese in Aortenposition. Eindimensionale Darstellung, Fremdechos zwischen Mitralklappe und Kammerscheidewand als Hinweis auf ein Prolabieren eines der drei Aortenklappensegel in den linksventrikulären Ausflußtrakt hinein.

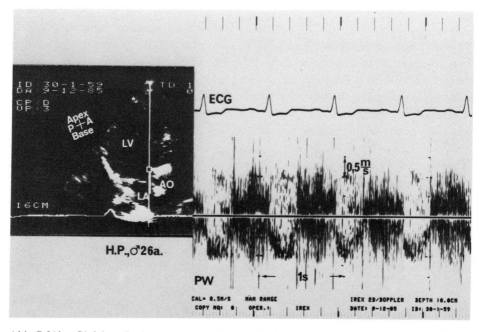

Abb. 7.21 b. Gleicher Patient. Untersuchung mit dem gepulsten Doppler. Im apikalen Zweikammerblick (RAO-Äquivalent) Hinweis auf Prothesenleck. (Siehe auch Text.)

7.2.2. Doppelflügelprothesen (Saint-Jude-Medical-Prothese) in Aortenposition

Bei den wenigsten Patienten mit Doppelflügelprothesen in Aortenposition läßt sich das Bewegungsmuster beider Klappenflügel ausreichend darstellen, um die Funktion der Prothese zu beurteilen. In der zweidimensionalen kurzen Achse durch die basisnahen Herzabschnitte ist manchmal das Bewegungsmuster beider Scheiben zu sehen.

In Abb. 7.22 ist die zweidimensionale Längsachse des Herzens bei einem Patienten mit Aorten- und Mitralprothese sowie Zustand nach Absetzen von Marcumar wegen Marcumarblutung und im folgenden Verlauf neu aufgetretenem Diastolikum dargestellt. In der Diastole sind die Scheiben beider Prothesen in Öffnungsposition zu sehen. Man muß unterstellen, daß thrombotisches Material den Schluß der Aortenprothesenscheiben verhindert.

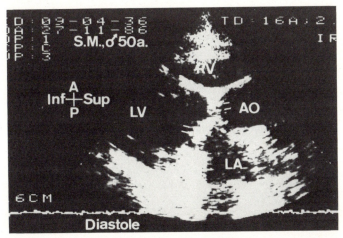

Abb. 7.22. 50jähriger Patient mit Saint-Jude-Medical-Prothese in Aorten- und Mitralposition. Thrombosierung der Aortenklappenprothese mit Einschränkung des Prothesenschlusses. Zweidimensionale kurze Achse zum Zeitpunkt der Diastole. Hier befinden sich beide Prothesen in Öffnungsposition (weiße Striche markieren die Prothesenscheiben).

In Abb. 7.23 werden in der parasternalen Längsachse bei dem gleichen Patienten mit dem gepulsten Doppler und Lage des Meßvolumens unterhalb der Aortenprothese im linksventrikulären Ausflußtrakt vermehrte Turbulenzen während der Diastole nachgewiesen, welche als Hinweis auf eine Regurgitation über der Prothese gelten können. Die Turbulenzen waren jedoch nur im linksventrikulären Ausflußtrakt darstellbar, so daß nur von einem geringgradigen Klappenleck ausgegangen werden muß. Im rechten Teil der Abbildung erkennt man den Reflux, dargestellt mit dem kontinuierlichen Doppler (CW) von apikaler Schallposition. Der eingeschränkte Schluß der Doppelflügelprothese konnte bei Durchleuchtung bestätigt werden, und bei der Aortographie ergab sich eine leichtgradige Aortenklappeninsuffizienz.

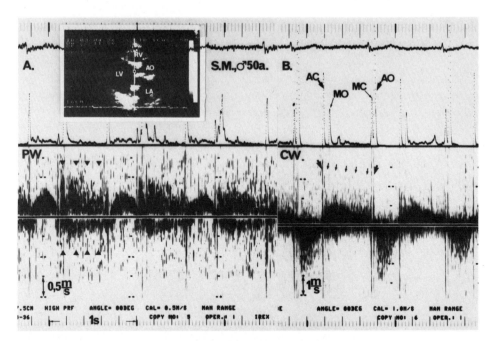

Abb. 7.23. *Links* (A): Nachweis eines Refluxes über der Saint-Jude-Medical-Prothese in Aortenposition in der parasternalen Längsachse mit dem gepulsten Doppler-Verfahren und Lage des Meßvolumens im linksventrikulären Ausflußtrakt. Man erkennt hier vermehrte Turbulenzen zum Zeitpunkt der Diastole (schwarze Dreiecke). *Rechts* (B): Von apikaler Schallposition aus dargestelltes Flußmuster über der Prothese. Gleich nach Schluß der Prothese und vor Öffnung der Mitralklappenprothese ist ein positives Strömungsprofil mit einer Flußgeschwindigkeit von etwa 3 m/s zu beobachten, das während der ganzen Diastole bis zur Öffnung der Aortenprothese andauert und auf ein Prothesenleck hinweist.

7.3. Beurteilung von Trikuspidalklappenprothesen

In Trikuspidalklappenposition werden überwiegend Bioprothesen implantiert, die sich am besten mit der zweidimensionalen Echokardiographie von apikaler Schallposition aus bzw. leicht medial davon beurteilen lassen. Weitere brauchbare Anschallpositionen sind in der kurzen Achse von linksparasternal sowie von subkostaler Schallposition aus. Doppler-echokardiographisch läßt sich, ähnlich wie bei Bioprothesen in Mitralklappenposition, von apikaler Schallposition aus das Flußprofil über der Prothese darstellen.

Die Beurteilung von Restenosierungen bzw. Klappenlecks erfolgt ähnlich wie bei Mitralklappenprothesen, jedoch sind respiratorische Schwankungen der Flußgeschwindigkeit zu berücksichtigen.

7.4. Farb-Doppler-Echokardiographie
bei Herzklappenprothesen

Zur Einführung s. Kapitel 1.2.7 und 2.2.6. Anhand einiger Beispiele sollen in diesem Abschnitt ein paar charakteristische Befunde gezeigt werden.

In Abb. 7.24 (s. S. 294) wird von apikaler Schallposition aus mit dem Farb-Doppler in Kombination mit dem kontinuierlichem Doppler eine Lillehei-Kaster-Prothese in Mitralklappenposition untersucht. Der Sitz der Prothese ist mit zwei waagrechten weißen Pfeilen markiert. Das zweidimensionale Farb-Doppler-Bild entstand während der Diastole. Man sieht eine ellipsoide rote Echowolke, die sich von der Prothese bis zur Spitze des linken Ventrikels (LV) erstreckt. Da die Flußgeschwindigkeit über der Prothese die bei der Farb-Doppler-Echokardiographie meßbare maximale Flußgeschwindigkeit übersteigt, kommt es in der Mitte zu einem Farbumschlag in Blau-Grün als Hinweis auf ein Aliasing-Phänomen. Links oben erkennt man die entsprechende Darstellung des Strömungsprofils mit dem kontinuierlichen Doppler.

Abb. 7.25a (s. S. 295) zeigt den zwei- und eindimensionalen Befund bei einer Patientin mit Zustand nach Restenosierung einer Kippscheibenprothese in Mitralklappenposition. In der zweidimensionalen Darstellung (rechts) sind vermehrte Echos im Bereich der Prothese zu erkennen. In der eindimensionalen Darstellung (links) ähnelt das Bewegungsmuster der Prothese dem einer hochgradigen Mitralklappenstenose.

Abb. 7.25b (s. S. 295) zeigt den Befund der kombinierten Farb-Doppler-Echokardiographie und des kontinuierlichen Doppler-Verfahrens. Im zweidimensionalen Bild erkennt man zum Zeitpunkt der Diastole eine gelblich-orange Farbwolke vom linken Vorhof durch die Prothese in Richtung Kammerscheidewand (IVS) sowie einen zweiten Jet über der Aortenklappe in Richtung linken Ventrikel als Hinweis auf eine Aortenklappeninsuffizienz. Durch Kenntnis der diastolischen Flußrichtung durch die Mitralklappenprothese konnte der Doppler-Meßstrahl für den kontinuierlichen Doppler gezielt plaziert werden. Hier ließ sich eine maximale Flußgeschwindigkeit über der Mitralklappenprothese von 2,61 m/s darstellen. Es folgte ein sehr verlangsamter Abfall der Flußgeschwindigkeit während der Diastole. Zusätzlich ließ sich ein systolischer Reflux (weiße Pfeile) in der Spektralkurve darstellen. Anhand der maximalen diastolischen Flußgeschwindigkeit errechnet sich ein maximaler Druckgradient von 27 mmHg über der Prothese. Die schwer dyspnoische Patientin mit ausgeprägten Stauungs-RGs wurde ohne weitere invasive Diagnostik anhand dieses Befundes operiert. Der Befund wurde intraoperativ bestätigt, wobei sich eine fast vollständig thrombosierte Mitralklappenprothese fand.

Aus Abb. 7.26a (s. S. 295) ist der zwei- und eindimensionale Befund bei einem Patienten mit Zustand nach Implantation einer Bioprothese in Aortenposition vor 8 Jahren zu ersehen. Klinisch lagen Hinweise auf eine Aortenklappeninsuffizienz vor. In der zweidimensionalen Darstellung sieht man während der Diastole, wie eines der Aortenklappensegel in den linksventrikulären Einflußtrakt prolabiert (weißer Pfeil). Dieses Gebilde ist in der eindimensionalen Echokardiographie noch einmal dargestellt.

In Abb. 7.26b (s. S. 296) sieht man mit der kombinierten zwei- und eindimensionalen Farb-Doppler-Echokardiographie in der parasternalen Längsachse während der Diastole eine bläulich-grünliche Farbwolke zwischen dem vorderen Mitralklappensegel (AML) und der Kammerscheidewand (IVS). In der zweidimensionalen Darstellung (rechts) erkennt man zusätzlich Artefakte der Prothese. Von apikaler Schallposition aus ließ sich in einem modifizierten Fünfkammerblick ein ähnlicher Reflux während der Diastole von der Aortenklappe aus darstellen (Abb. 7.26c, s. S. 296). Hier ist ein Fluß in den Farbtönen Rötlich-Gelb mit Umschlag in Blau im Bereich der Spitze, wo das Strömungsprofil in eine andere Richtung vom Schallkopf weg abdreht, zu sehen. Zusätzlich ist ein normaler diastolischer Fluß im linken Vorhof (LA) und über der Mitralklappe zu erkennen. Im zweidimensionalen Bild wurde dann gezielt das Meßvolumen des gepulsten Dopplers plaziert; oben links ist der Doppler-echokardiographische Befund einer Aortenklappeninsuffizienz dargestellt.

7.5. Zusammenfassung

In diesem Kapitel wurden mehrere ein- und zweidimensionale echokardiographische Beispiele einer normalen Prothesenfunktion sowie mehr oder weniger charakteristische Befunde bei Prothesendysfunktion beschrieben. Einige Befunde sind kaum zu übersehen, andere sind besonders bei Grenzsituationen mit der ein- und zweidimensionalen Echokardiographie sehr schwer zu beurteilen. Mit der Doppler-Echokardiographie steht zusätzlich eine wertvolle Methode zur Verfügung, mit Hilfe derer man durch Bestimmung der Flußgeschwindigkeit über der Prothese und der Möglichkeit des Nachweises von Klappenlecks Prothesendysfunktionen relativ zuverlässig diagnostizieren kann. Bei entsprechender Erfahrung in der Methode kann eventuell in einzelnen Fällen auf eine invasive Diagnostik verzichtet werden. Die Farb-Doppler-Echokardiographie bietet durch den Nachweis von Flußphänomenen innerhalb der Herzhöhlen wichtige Sofortinformationen, die es erlauben, in der Kombination mit der konventionellen Doppler-Echokardiographie (durch gezielte Positionierung des Doppler-Meßstrahls) eine Verkürzung der sonst relativ langen Untersuchungszeiten zu erreichen.

Entscheidend für die Beurteilung der kardialen Prothesen ist der weitere klinische Verlauf. Hierbei ist es von außerordentlicher Bedeutung, daß jeder Patient in der postoperativen Phase einer kombinierten ein- und zweidimensionalen echokardiographischen und Doppler-echokardiographischen Untersuchung unterzogen wird, um die für seine Prothese spezifischen Normalwerte und Funktionsabläufe festzuhalten.

Literatur

(1) Alam, M., A. C. Madrazo, D. J. Magilligan, S. Goldstein: M-mode and two-dimensional echocardiographic features of porcine valve dysfunction. Am. J. Cardiol. *43:* 502–509 (1979).

(2) Alam, M., J. B. Lakier, S. D. Pickard, S. Goldstein: Echocardiographic evaluation of porcine bioprosthetic valves: experience with 309 normal and 59 dysfunctioning valves. Am. J. Cardiol. *52:* 309–315 (1983).

(3) Amann, F. W., D. Burckhardt, J. Hasse, E. Grädel: Echocardiographic features of the correctly functioning St. Jude Medical Valve prosthesis. Am. Heart J. *101:* 45–51 (1981).

(4) Amann, F. W., D. Burckhardt, H.-R. Jenzer, P. Stulz, J. Hasse, E. Grädel: Echocardiographic findings in prosthetic mitral valve dysfunction. Am. Heart J. *108:* 1573–1577 (1984).

(5) Assanelli, D., M. Aquilina, S. Marangoni, G. L. Morgagni, O. Visioli: Echo-phonocardiographic evaluation of the Björk-Shiley Mitral Prosthesis. Am. J. Cardiol. *57:* 165–170 (1986).

(6) Brodie, B. R., W. Grossman, L. McLaurin, P. J. Starek, E. Craige: Diagnosis of prosthetic mitral valve malfunction with combined echo-phonocardiography. Circulation *53:* 93–100 (1976).

(7) Caputo, G. R., A. S. Pearlman, D. Namay, F. K. Dooley: Detecting of prosthetic valve incometence using pulsed Doppler echocardiography. Circulation *62* (Suppl. III): 252 (1980, Abstr.).

(8) Cunha, C. L. P., E. R. Giuliani, J. A. Callahan, J. R. Pluth: Echophonocardiographic findings in patients with prosthetic heart valve malfunction. Mayo Clin. Proc. *55:* 231–242 (1980).

(9) Curtius, J. M., H. Pawelzik, B. Mittmann, H.-W. M. Breuer, F. Loogen: Doppler-echokardiographische Normwerte für verschiedene Mitralprothesentypen. Z. Kardiol. *74* (Suppl. 5): 22 (1985, Abstr.).

(10) Curtius, J. M., B. Mittmann, H. Pawelzik, H.-W. M. Breuer, F. Loogen: Wertigkeit der Doppler-Echokardiographie in der Erkennung von Dysfunktion von Mitralprothesen. Z. Kardiol. *74* (Suppl. 5): 22 (1985, Abstr.).

(11) Curtius, J. M., H. Pawelzik, B. Mittmann, H.-W. M. Breuer, F. Loogen: Doppler-echokardiographische Normalwerte für verschiedene Mitralprothesentypen. Z. Kardiol. *76:* 25–29 (1987).

(12) De Leon, A. C.: How to recognize prosthetic valve dysfunction. J. Cardiocasc. Med. *9:* 631–646 (1984).

(13) Dennig, K.: State-of-the-art: valvular prostheses. Proceeding of International Symposium on Doppler Echocardiography; pp. 15–15a. Munich, July 3–5, 1986.

(14) Gabrielsen, F. G., D. W. Behrenbeck, E. Schwarzenbart, B. Niehues, V. Hombach, H. H. Hilger: Zweidimensionale Doppler-echokardiographische Beurteilung der St. Jude-Medical-Prothese und der Medtronic-Hall-Prothese in Mitralposition. Z. Kardiol. *74* (Suppl. 5): 22 (1985, Abstr.).

(15) Hatle, L.: Combined 2D-Echo and Doppler compared to Doppler without imaging. Assessment of prosthetic valves. In: Spencer, M. P. (ed.): Cardiac Doppler Diagnosis; pp. 327–335. Martinus Nijhoff, The Hague 1983.

(16) Hidajat, H. C., M. G. Gottwik, J. Thormann, M. Schlepper: Echocardiographic identification and analysis of function of the St. Jude Medical heart valve prosthesis. Eur. J. Cardiol. *12:* 167–176 (1980).

(17) Hoffmann, A., F. W. Amann, E. Grädel, D. Burckhardt: Nicht-invasive Bestimmung von Druckgradienten an Herzklappenprothesen mit Doppler-Ultraschall. Schweiz. med. Wschr. *112:* 1600–1603 (1982).

(18) Holen, J., S. Nitter-Hauge: Evaluation of obstructive characteristics of mitral disc valve implants with ultrasound Doppler techniques. Acta Med. Scand. *201:* 429–434 (1977).

(19) Holen, J., J. Höie, B. Semb: Obstructive characteristica of Björk-Shiley, Hancock, and Lillehei-Kaster prosthetic mitral valves in the immediate postoperative period. Acta Med. Scand. *204:* 5–10 (1978).

(20) Holen, J.: Quantification of flow obstruction in mitral stenosis and prosthetic mitral valves with Doppler ultrasound. In: Spencer, M. P. (ed.): Cardiac Doppler Diagnosis; pp. 337–342. Martinus Nijhoff, The Hague 1983.

(21) Kasper, W., N. Treese, V. Kageneck, T. Pop, T. Meinertz: The suprasternal approach to recording aortic valve prostheses: a comparison with the precordial and subxiphoid approaches. Int. J. Cardiol. *3:* 191–202 (1983).

(22) Kisslo, J.: Color flow and conventional Doppler ultrasound examination flow behind prosthetic valves. Proceeding of International Symposium on Doppler Echocardiography; p. 16. Munich, July 3–5, 1986.

(23) Kupari, M., K. J. Tötterman, M. Ventilä, A. Harjula, S. Mattila: Auscultatory and echophonocardiographic characteristics of the normally functioning Medtronic-Hall aortic valve prosthesis. Eur. Heart J. *6:* 779–785 (1985).

(24) Kupari, M., A. Harjula, S. Mattila: Auscultatory characteristics of normally functioning Lillehei-Kaster, Björk-Shiley, and St. Jude heart valve prostheses. Br. Heart J. *55:* 364–370 (1986).

(25) Mikell, F. L., R. W. Asinger, T. Rourke, M. Hodges, B. Sharma, G. S. Francis: Two-dimensional echocardiographic demonstration of left atrial thrombi in patients with prosthetic mitral valves. Circulation *60:* 1183–1190 (1979).

(26) Mintz, G. S., I. P. Panidis, J. Ross: Normal and abnormal prosthetic valve function as assessed by Doppler echocardiography. Proceeding of International Symposium on Doppler Echocardiography; p. 18. Munich, July 3–5, 1986.

(27) Nitter-Hauge, S.: Doppler echocardiography in the study of patients with mitral disc valve prostheses. Br. Heart J. *51:* 61–69 (1984).

(28) Omoto, R.: Analysis of blood flow dynamics in mitral valve replacement by Doppler color-flow mapping. Proceeding of International Symposium on Doppler Echocardiography; p. 15. Munich, July 3–5, 1986.

(29) Raizada, V., T. W. Hoyt, S. Corlew, J. Abrams: A study of the diastolic flow velocity profile of the clinically uncomplicated mitral porcine bioprosthesis using an echo-Doppler technique. Jpn. Heart J. *24:* 59–66 (1983).

(30) Schapira, J. N., R. P. Martin, R. E. Fowles, H. Rakowski, E. B. Stinson, J. W. French, N. E. Shumway, R. L. Popp: Two dimensional echocardiographic assessment of patients with bioprosthetic valves. Am. J. Cardiol. *43:* 510–519 (1972).

(31) Seitz, W. S., J. D. Hosenpud, R. Schutz: An orifice formula independent of mitral pressure gradient for the evaluation of prosthetic mitral valve obstruction. Eur. Heart J. *5:* 932–940 (1986).

(32) Sharkey, S. W., R. W. Asinger, F. L. Mikell, L. Michaud: Abnormal systolic sound associated with mobile prosthetic mitral valve vegetation. Am. Heart J. *108:* 1565–1567 (1984).

(33) Simpson, I. A., I. J. Reece, A. B. Houston, I. Hutton, D. J. Wheatley, S. M. Cobbe: Non-invasive assessment by Doppler ultrasound of 155 patients with bioprosthetic valves: a comparison of the Wessex porcine, low profile Ionescu-Shiley, and Hancock pericardial bioprostheses. Br. Heart J. *56:* 83–88 (1986).

(34) Veenendaal, M., N. C. Nanda: Noninvasive diagnosis of mitral prosthesis malfunction. Am. J. Med. *69:* 458 (1980).

(35) Veyrat, C., N. Cholot, G. Abitbol, D. Kalamanson: Non-invasive diagnosis and assessment of aortic valve disease and evaluation of aortic prosthesis function using echo pulsed Doppler velocimetry. Br. Heart J. *43:* 393–413 (1980).

(36) Veyrat, C., S. Witchitz, A. Lessana, A. Ameur, G. Abitbol, D. Kalamanson: Valvar prosthetic dysfunction. Localisation and evaluation of the dysfunction using the Doppler technique. Br. Heart J. *54:* 273–284 (1985).

(37) Weinstein, I. R., J. P. Marbarger, J. E. Perez: Ultrasonic assessment of the St. Jude prosthetic valve: M-mode, two-dimensional, and Doppler echocardiography. Circulation *68:* 897–905 (1983).

(38) Williams, G. A., A. J. Labovitz: Doppler hemodynamic evaluation of prosthetic (Starr-Edwards and Björk-Shiley) and bioprosthetic (Hancock and Carpentier-Edwards) cardiac valves. Am. J. Cardiol. *56:* 325–332 (1985).

(39) Young, J. B., M. A. Quinones, A. D. Waggoner, R. R. Miller: Diagnosis and quantification of aortic stenosis with pulsed Doppler echocardiography. Am. J. Cardiol. *45:* 987–994 (1980).

8. Angeborene Herzerkrankungen im Erwachsenenalter

In diesem Kapitel werden anhand einiger Beispiele charakteristische Befunde angeborener Herzerkrankungen beim Erwachsenen gezeigt. Herzklappenerkrankungen wie Klappeninsuffizienzen, Stenosen und Klappenprolapses werden hier nicht behandelt; bezüglich dieser Erkrankungen wird auf die entsprechenden früheren Kapitel verwiesen.

8.1. Vorhofseptumdefekt

Mit der eindimensionalen Echokardiographie kann man indirekte Zeichen eines Vorhofseptumdefekts erhalten. Durch die vermehrte Volumenbelastung kommt es zu einer Vergrößerung der rechten Herzabschnitte und zu einer paradoxen Septumbewegung (McCann et al., 1972; Tajik et al., 1972). Mit der zweidimensionalen Echokardiographie ist eine Kontinuitätsunterbrechung der Vorhofscheidewand in verschiedenen Schallebenen nachweisbar, so daß ein Vorhofseptumdefekt direkt diagnostiziert werden kann (Schapira et al., 1979; Lange et al., 1979).

Besonders die subkostale Schallebene ist für den Nachweis eines Vorhofseptumdefekts geeignet, da die Vorhofscheidewand von dieser Schallposition aus einigermaßen senkrecht angelotet werden kann. Die apikale Schallposition ist etwas weniger brauchbar, da die Vorhofscheidewand hier fast parallel zur Schallrichtung verläuft. So entstehen besonders im Bereich der Fossa ovalis häufig »drop outs«, die als Vorhofseptumdefekt fehlgedeutet werden können.

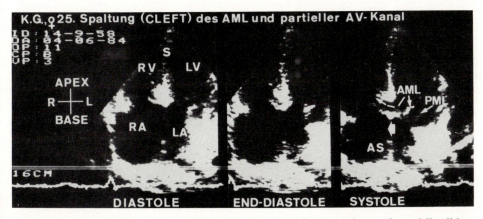

Abb. 8.1a. Junge Patientin mit partiellem AV-Kanal und Spaltung des vorderen Mitralklappensegels, apikaler Vierkammerblick.

Bei einem hohen Prozentsatz der Patienten mit Vorhofseptumdefekt läßt sich mit Hilfe der Kontrastechokardiographie ein negativer Kontrasteffekt im rechten Vorhof als Zeichen eines Links-Rechts-Shunts nachweisen (Weymann et al., 1979). Bei ca. 70% aller Vorhofseptumdefekte liegt ein Defekt vom Sekundumtyp, das heißt ein hochsitzender Vorhofseptumdefekt, vor. Beim Vorhofseptumdefekt vom Primumtyp sitzt der Defekt tief, und zwar kurz oberhalb der Insertion von Mitral- und Trikuspidalklappe. Hier gibt es einen fließenden Übergang zum partiellen AV-Kanal.

Abb. 8.1a zeigt einen apikalen Vierkammerblick bei einer Patientin mit partiellem AV-Kanal. Der Vorhofseptumdefekt vom Primumtyp ist deutlich zu erkennen (weiße Pfeile); in der Systole (rechts im Bild) ist zu sehen, wie das anteriore Mitralklappensegel auf der rechten Seite des Ventrikelseptums inseriert. In Abb. 8.1b sieht man in der zweidimensionalen kurzen Achse (links), daß ein großer Spalt des vorderen Mitralklappensegels vorliegt. In der eindimensionalen Darstellung (rechts) lassen sich während der Systole beide Mitralklappensegel parallel zueinander verlaufend darstellen. In der Diastole verschwindet das vordere Mitralklappensegel aus der Schallinie, während sich das Bewegungsmuster des posterioren Mitralklappensegels normal darstellt.

Doppler-echokardiographisch kann das Strömungsprofil eines Vorhofseptumdefekts rechtsatrial über die Vorhofscheidewand in der parasternalen kurzen Achse bzw. auch von subkostaler Schallposition aus dargestellt werden.

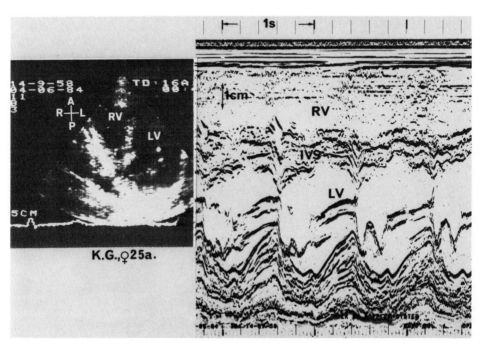

Abb. 8.1b. Gleiche Patientin. Parasternale kurze Achse und eindimensionale Darstellung des Bewegungsmusters der Mitralklappe. (Siehe auch Text.)

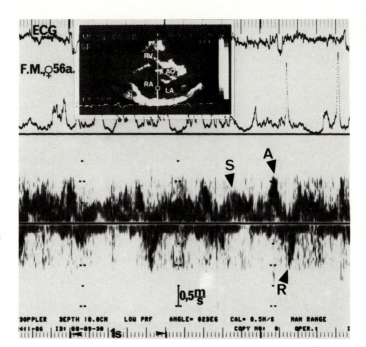

Abb. 8.2. 56jährige Patientin mit Vorhofseptumdefekt und Links-Rechts-Shunt. Untersuchung mit dem gepulsten Doppler in der parasternalen kurzen Achse und Lage des Meßvolumens rechtsatrial an der Vorhofscheidewand. (Siehe auch Text.)

In Abb. 8.2 ist bei einer Patientin mit einem Vorhofseptumdefekt vom Sekundumtyp und Links-Rechts-Shunt in der parasternalen kurzen Achse mit dem gepulsten Doppler das Strömungsprofil zu sehen. Das Doppler-Meßvolumen liegt rechtsatrial jenseits der Vorhofscheidewand. Ab Beginn der Systole ist bis in die Diastole ein Strömungsprofil zum Schallkopf hin vorhanden (S) mit erneuter Zunahme der Flußgeschwindigkeiten zum Zeitpunkt der atrialen Kontraktion (A). Nach der Vorhofkontraktion, kurz vor der Ventrikelsystole, sieht man kurzfristig eine Flußumkehr (R). Dieses Flußprofil ist charakteristisch für einen Vorhofseptumdefekt mit Links-Rechts-Shunt und spiegelt die Druckverhältnisse zwischen linkem und rechtem Vorhof wider. Der Druckunterschied zwischen den beiden Vorhöfen wird ab der Öffnung der AV-Klappen geringer und steigt zum Zeitpunkt der atrialen Kontraktion wieder an.

Die Flußgeschwindigkeit durch einen Vorhofseptumdefekt nimmt bei Inspiration ab. Bei der Inspiration kommt es zu einer vermehrten venösen Füllung des rechten Vorhofs mit Verminderung des Druckgradienten zwischen linkem und rechtem Vorhof und entsprechender Verlangsamung der Flußgeschwindigkeit. Dieses Verhalten hilft entscheidend, das Flußprofil eines Vorhofseptumdefekts von dem der Vena cava superior zu differenzieren. Das Flußprofil in der Vena cava superior kann dem eines Vorhofseptumdefekts ähneln, jedoch kommt es hier bei Inspiration zu einer Zunahme der Flußgeschwindigkeit.

Bei einem Vorhofseptumdefekt mit Links-Rechts-Shunt findet man auch eine Erhöhung der Flußgeschwindigkeit über der Trikuspidal- und der Pulmonalklappe. Dieses Phänomen kann jedoch auch bei Insuffizienz der entsprechenden Klappen, bei fehleinmündender Lungenvene mit Links-Rechts-Shunt sowie bei erhöhtem Herzminutenvolumen festgestellt werden.

Durch Berechnung des Flusses in der Arteria pulmonalis und der Aorta ascendens sowie deren Verhältnis sollte es möglich sein, zwischen kleineren, mittleren und größeren Shunts zu differenzieren (Meyer et al., 1982; Stevenson und Kawabori, 1982). Im Normalfall ist das Verhältnis zwischen den Flußgeschwindigkeiten von rechts zu links sowohl über den beiden AV-Klappenebenen als auch über der Arteria pulmonalis und der Aorta ascendens etwa 0,6. Bei Vorhofseptumdefekt kann die Flußgeschwindigkeit über dem Trikuspidalklappenostium die der Mitralklappe übersteigen, und die Flußgeschwindigkeit in der Arteria pulmonalis kann zwei- bis dreimal höher sein als die Flußgeschwindigkeit in der Aorta (Hatle und Angelsen, 1985).

Die Sensitivität des Nachweises von Flußströmungen im Bereich der Vorhofscheidewand für die Diagnose eines Vorhofseptumdefekts liegt bei 93%, die Spezifität bei 94% (Stevenson, 1985).

Mit der simultanen Darstellung von Morphologie und Flußphänomenen durch die Farb-Doppler-Echokardiographie kann man den Fluß durch einen Vorhofseptumdefekt direkt darstellen. In Abb. 8.3a (s. S. 296) ist in der parasternalen kurzen Achse zum Zeitpunkt der Systole bei einer Patientin mit Vorhofseptumdefekt vom Sekundumtyp ein deutlicher Fluß vom linken zum rechten Vorhof zu erkennen. Da der Fluß zum Schallkopf hin verläuft, wird er rot codiert.

Abb. 8.3b (s. S. 297) zeigt von subkostaler Schallposition aus (rechts) den Fluß in einer relativ senkrecht verlaufenden Vena hepatica zum Zeitpunkt der atrialen Kontraktion; hier ist ein Fluß zum Schallkopf hin erkennbar. Oben links sind mit dem gepulsten Doppler die Flußphänomene zu den verschiedenen Zeitpunkten registriert. Man sieht eine relativ betonte S-Welle (Fluß zum Zeitpunkt der ventrikulären Kontraktion zum rechten Vorhof hin), die unten in der eindimensionalen Farb-Doppler-Registrierung blau codiert ist. Der Fluß zum rechten Vorhof zum Zeitpunkt der frühdiastolischen Füllung des rechten Ventrikels ist relativ gering (D), die Flußumkehr zum Zeitpunkt der atrialen Kontraktion (A) betont. Die invasive Untersuchung ergab bei dieser Patientin einen Links-Rechts-Shunt von 70% des kleinen Kreislaufminutenvolumens.

Bei Patienten mit hämodynamisch bedeutsamem Vorhofseptumdefekt wird über eine hochpositive A-Welle sowie über eine eventuell vorhandene positive Welle zwischen den beiden negativen Flußwellen (S und D) berichtet. Ein solcher Befund ist aber in unserem Beispiel nicht zu sehen.

In Abb. 8.3c (s. S. 297) ist der Fluß in der Arteria pulmonalis bei einer Patientin mit Links-Rechts-Shunt registriert, dadurch liegt hier eine erhöhte Flußgeschwindigkeit vor.

In Abb. 8.4a (s. S. 297) ist ein kleiner Vorhofseptumdefekt vom Primumtyp zu sehen. Abb. 8.4b (s. S. 298) zeigt zum Zeitpunkt der atrialen Kontraktion (rechts im Bild) mit der zweidimensionalen Farb-Doppler-Echokardiographie einen Fluß vom linken zum rechten Vorhof (rot codiert), des weiteren einen deutlichen Fluß vom rechten Vorhof über die Trikuspidalklappe in den rechten Ventrikel hinein.

Die Untersuchung wurde in der parasternalen kurzen Achse durchgeführt. Oben links im Bild ist das Strömungsprofil mit dem gepulsten Doppler mit Lage des Doppler-Meßvolumens im rechten Vorhof in der Nähe des Septumdefekts aufgezeichnet. Wie bereits in Abb. 8.2 gesehen, findet sich auch hier ein positiver Fluß, der schon in der Systole anfängt und bis in die Diastole hinein vorhanden ist, jedoch hier eine Abnahme der Flußgeschwindigkeit und dann einen erneuten Anstieg der Flußgeschwindigkeit zum Zeitpunkt der atrialen Kontraktion aufweist. Nach der Farbstoffverdünnungskurve lag bei dieser Patientin ein Links-Rechts-Shunt von etwa 30% vor. Die ein- und zweidimensionale Echokardiographie ergab als weiteren Befund eine Spaltung des vorderen Mitralklappensegels (Abb. 8.4c, s. S. 298).

Auf die beschriebene Weise ist es möglich, mit der zweidimensionalen Farb-Doppler-Echokardiographie innerhalb kürzester Zeit einen Vorhofseptumdefekt nachzuweisen. Die Methode ist hochsensitiv und spezifisch (98 bzw. 96%) und eignet sich somit ausgezeichnet zur Beurteilung dieser Herzfehler (Grube et al., 1986; Preusler et al., 1986; Redel et al., 1986).

8.2. Ventrikelseptumdefekt

Der Ventrikelseptumdefekt ist der am meisten vorkommende angeborene Herzfehler. Es gibt verschiedene Formen, von denen am häufigsten der infrakristale oder membranöse bzw. der meist kleinere muskuläre perimembranöse Defekt vorkommt. Die seltenere Form ist der muskuläre Defekt, der auch multipel angelegt sein kann und relativ apexnahe liegt. Dazu kommt der konotrunkale Defekt, der unterhalb der Aorta bzw. der Pulmonalarterie liegt und meist bei komplexen Herzfehlern zu beobachten ist, sowie der AV-Kanaldefekt, der im Bereich der rechten Einstrombahn unterhalb des septalen Trikuspidalklappensegels nahe der Herzbasis zu finden ist.

Mit der eindimensionalen Echokardiographie läßt sich nur die Volumenbelastung der betroffenen Herzabschnitte beurteilen. Man findet bei bedeutsamem Links-Rechts-Shunt eine Zunahme des Durchmessers des linken Vorhofs, im weiteren Verlauf mit Druckanstieg auch des rechtsventrikulären Ausflußtraktes bzw. des rechten Ventrikels. Die Dimension des linken Ventrikels liegt meistens im oberen Normbereich, wobei die Kinetik der Kammerscheidewand und der linksventrikulären Hinterwand durch die vermehrte Volumenbelastung erhöht ist.

Bei Säuglingen sind Ventrikelseptumdefekte mit einer Größe von 4 mm mit der zweidimensionalen Echokardiographie nachgewiesen worden. Bei Erwachsenen müssen die Defekte im allgemeinen noch deutlich größer sein, ehe sie dargestellt werden können, was unter anderem daher kommt, daß mit zunehmender Entfernung vom Schallkopf das laterale Auflösungsvermögen schlechter wird (Cheatham et al., 1981; Biamino und Lange, 1983).

Für die zweidimensionale Beurteilung sind besonders die parasternale Längsachse sowie die parasternalen kurzen Achsen und der subkostale Vierkammerblick von besonderer Wichtigkeit. Von diesen Schallpositionen aus kann man die Kammerscheidewand einigermaßen senkrecht anloten.

Mit der Doppler-Echokardiographie kann man die Flußgeschwindigkeit des Blutes durch den Septumdefekt direkt bestimmen. Am besten wird in der parasternalen Längsachse bzw. in der parasternalen kurzen Achse untersucht.

Eine weitere Möglichkeit bietet auch hier der subkostale Vierkammerblick. Eine möglichst parallele Anlotung des Doppler-Strahls zur Flußrichtung des Blutes ist bei diesem Vorgehen ebenfalls von größter Wichtigkeit. Das Septum wird z. B. erst in der parasternalen Längsachse systematisch auf pathologische Strömungs- phänomene hin untersucht. Da im linken Ventrikel normalerweise ein deutlich höherer systolischer Druck als im rechten Ventrikel herrscht, findet man von parasternaler Schallposition aus einen Fluß zum Schallkopf hin, wobei die Flußgeschwindigkeit vom Druckunterschied zwischen den Kammern abhängig ist. Die meisten Septumdefekte im membranösen Teil lassen sich so gut erfassen, schwieriger kann es bei kleinen Septumdefekten im muskulären Teil sein.

Abb. 8.5a zeigt einen eindimensionalen Sweep bei einer 23jährigen Patientin mit dem Auskultationsbefund eines Ventrikelseptumdefekts. Die eindimensionale Darstellung ergab einen unauffälligen Befund. Auch in der parasternalen Längs-

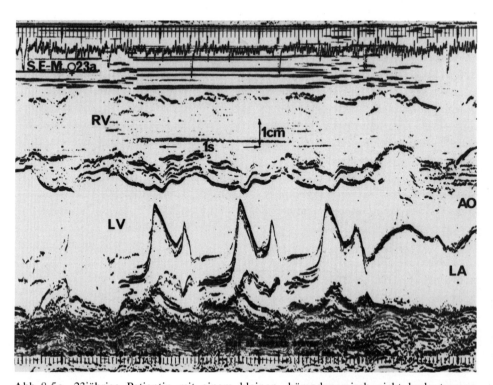

Abb. 8.5a. 23jährige Patientin mit einem kleinen, hämodynamisch nicht bedeutsamen Ventrikelseptumdefekt. Eindimensionales Echokardiogramm mit normaler Größe aller dargestellten Herzabschnitte und guter linksventrikulärer Kinetik.

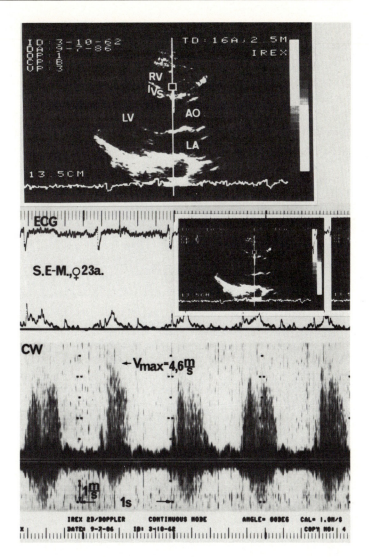

Abb. 8.5 b. Gleiche Patientin. Mit dem kontinuierlichen Doppler in der parasternalen Längsachse subaortal registriertes positives Strömungsprofil vom linken zum rechten Ventrikel hin.

achse ließ sich kein Defekt darstellen. Jedoch war mit dem kontinuierlichen Doppler im membranösen Teil der Kammerscheidewand subaortal ein Strömungsprofil zum Schallkopf hin mit einer Flußgeschwindigkeit von 4,6 m/s registrierbar (Abb. 8.5 b). Unter Voraussetzung einer relativ parallelen Anordnung des Doppler-Strahls zur Flußrichtung des Blutes errechnete sich aus der maximalen Flußgeschwindigkeit ein maximaler Druckunterschied zwischen dem linken und rechten Ventrikel von 85 mmHg. Unter Kenntnis des systolischen Blutdrucks von 120 mmHg kann so indirekt der systolische Druck im rechten Ventrikel errechnet werden, der systolische Druck beträgt also 35 mmHg.

Es gilt zu beachten, daß mehrere Transducerpositionen benutzt werden, um den Winkel zwischen Doppler-Strahl und Flußrichtung des Blutes so klein wie möglich zu halten. Man registriert meistens ein holosystolisches Strömungsprofil mit einem entsprechenden Audiosignal. Je höher die Flußgeschwindigkeit, um so hochfrequenter das Audiosignal und um so kleiner der systolische Druck im rechten Ventrikel.

Abb. 8.6 zeigt ein weiteres Beispiel eines Ventrikelseptumdefekts im membranösen Teil. Hier ließ sich in der parasternalen Längsachse eine Flußgeschwindigkeit von maximal 3,8 m/s registrieren. Auch durch eine Änderung der Schallposition war keine höhere Flußgeschwindigkeit meßbar.

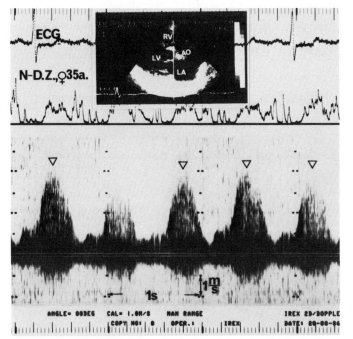

Abb. 8.6. Darstellung des Flußprofils durch einen Ventrikelseptumdefekt mit Links-Rechts-Shunt im membranösen Teil der Kammerscheidewand in der parasternalen Längsachse. Nachweis einer Flußgeschwindigkeit von bis 3,8 m/s.

In Abb. 8.7a ist das eindimensionale Echokardiogramm einer relativ jungen Patientin mit Ventrikelseptumdefekt und Shunt-Umkehr zu sehen. Die linken Herzabschnitte sind normal groß, es zeigt sich eine relativ gute Kinetik der linksventrikulären Hinterwand. Die Kammerscheidewand ist mäßig hypertrophiert, das Cavum des rechten Ventrikels eher klein, außerdem findet sich eine ausgeprägte Hypertrophie der rechtsventrikulären freien Wand, besonders im Bereich des rechtsventrikulären Ausflußtraktes.

In Abb. 8.7b sieht man rechts in der parasternalen Längsachse mit dem kontinuierlichen Doppler ein überwiegend negatives Flußphänomen zum Zeitpunkt der Systole. Die Flußgeschwindigkeit beträgt zwischen 1,3 und 1,5 m/s. In der rechten Bildhälfte wird noch einmal mit dem gepulsten Doppler untersucht, wobei das Doppler-Meßvolumen an der linksventrikulären Seite der Kammerscheidewand plaziert ist. Auch hier sieht man ein negatives Strömungsprofil mit niedriger Flußgeschwindigkeit. Bei der Patientin lag eine ausgeprägte pulmonale

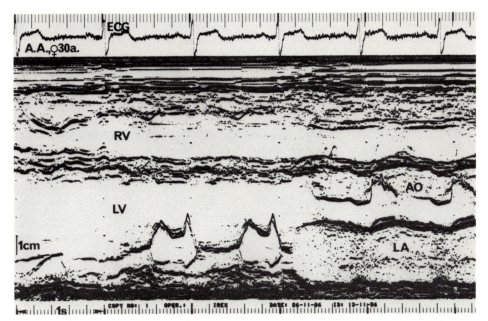

Abb. 8.7a. Junge Patientin mit höhergradigem Ventrikelseptumdefekt, pulmonaler Hypertonie und Hinweis auf Shuntumkehr, eindimensionale Darstellung.

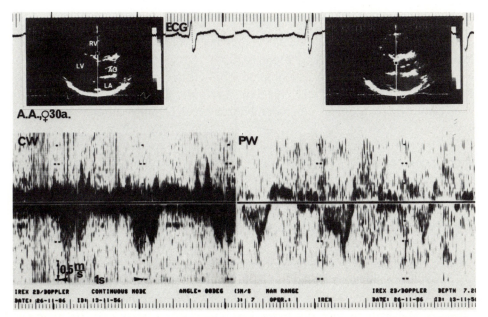

Abb. 8.7b. Gleiche Patientin. Mit dem kontinuierlichen und dem gepulsten Doppler registriertes Flußprofil in der parasternalen Längsachse (oben entsprechende zweidimensionale Bilder). (Siehe auch Text.)

Hypertonie mit systemischen Drücken im rechten Ventrikel vor, und es bestand ein geringgradiger Rechts-Links-Shunt.

Das gepulste Doppler-Verfahren zeigt eine hohe Sensitivität und Spezifität in der Diagnostik von Ventrikelseptumdefekten (Stevenson et al., 1978). Die Diagnose kann durch Nachweis eines gestörten Flusses im rechten Ventrikel während der Systole und durch ein Verfolgen dieser Flußsignale durch die Kammerscheidewand hindurch gestellt werden. Das Vorliegen zusätzlicher Herzfehler beeinflußt diese Diagnostik nicht. Es ist in der Regel kein Problem, einen Ventrikelseptumdefekt von einer infundibulären Pulmonalklappenstenose zu unterscheiden. Das Flußprofil des Ventrikelseptumdefekts ist von parasternal zum Schallkopf hin gerichtet, während das Flußprofil einer infundibulären Pulmonalklappenstenose vom Schallkopf weg zeigt (s. auch Abb. 8.12b und c, S. 259, 260). Auch zur Differentialdiagnose von Ventrikelseptumdefekten und Mitralklappeninsuffizienzen, z. B. nach einem akuten Herzinfarkt, ist die Doppler-Echokardiographie bestens geeignet (Stevenson et al., 1977; Richards et al., 1979; Smith et al., 1985).

Wie beim Vorhofseptumdefekt, so ist auch beim Ventrikelseptumdefekt die Farb-Doppler-Echokardiographie eine besonders elegante Methode, um die Flußphänomene innerhalb des zweidimensionalen Bildes schnell und direkt darzustellen.

In Abb. 8.8 (s. S. 298) ist in einer modifizierten parasternalen Längsachse mit der Farb-Doppler-Echokardiographie das Strömungsprofil eines relativ hoch sitzenden Ventrikelseptumdefekts dargestellt. Im basisnahen Teil der Kammerscheidewand (IVS) ist ein Strömungsprofil zum Schallkopf hin, codiert in den Farben Rot bis Gelb, zu sehen. Durch gezieltes Einlegen des kontinuierlichen Doppler-Strahls ließen sich positive Flußgeschwindigkeiten bis 4,3 m/s darstellen, der entsprechende Druckgradient beträgt 75 mmHg.

Die Farb-Doppler-Echokardiographie ermöglicht somit innerhalb kürzester Zeit eine exakte Diagnose und eine Lokalisation von Ventrikelseptumdefekten. Man kann zwischen einem uni- oder bidirektionalen Shunt differenzieren. Die Reduktion des Shunts durch eine Spontanverkleinerung läßt sich gut erfassen, wodurch Verlaufsbeobachtungen wesentlich erleichtert werden (Ortiz et al., 1985; Wippermann et al., 1986). Die Sensitivität und Spezifität der Farb-Doppler-Echokardiographie liegt bei 89 bzw. 96% (Redel et al., 1986; Grube et al., 1986).

8.3. Persistierender Ductus arteriosus

Der Ductus arteriosus ist eine Verbindung zwischen der Aorta descendens und der Arteria pulmonalis und dient in der Fetalzeit der Umgehung der Lungenstrombahn. Normalerweise schließt sich der Ductus arteriosus innerhalb der ersten 24 Stunden nach der Geburt. Nach der Neugeborenenzeit macht der persistierende Ductus arteriosus etwa 10% aller kongenitalen Herzfehler aus. Eine Persistenz des Ductus arteriosus findet sich häufig in Kombination mit anderen angeborenen

Vitien mit verminderter Lungendurchblutung, man spricht in diesen Fällen von sog. duktusabhängigen Herzfehlern.

Bei der eindimensionalen Darstellung findet man bei hämodynamisch bedeutsamem Links-Rechts-Shunt eine Vergrößerung des linken Vorhofes und des linken Ventrikels (Hirschklau et al., 1978). Mit der zweidimensionalen Echokardiographie ist es in einzelnen Fällen möglich, den Duktus direkt darzustellen. Man wendet hier die parasternale kurze Achse durch die basisnahen Herzabschnitte an, wobei der Pulmonalarterienstamm mit linker und rechter Arteria pulmonalis dargestellt werden muß. Von dieser Schnittebene aus wird dann der Schallkopf etwas mehr in Richtung linke Schulter rotiert. Man kann so in Einzelfällen den Verlauf des Ductus arteriosus von der Mündung in die Pulmonalarterie (meistens im Bereich der linken Arteria pulmonalis) bis zur Aorta descendens verfolgen (Sahn et al., 1978). Die Darstellung wird häufig durch Überlagerung von Lungengewebe bzw. einen ungünstigen Verlauf des Duktus im Vergleich zum Schallstrahl und daraus resultierender schlechter Schallreflexion erschwert. Von suprasternaler Schallposition aus besteht eine weitere Möglichkeit, den Duktus in seinem Verlauf von der medianen Aortenwurzelwand zur linken Arteria pulmonalis darzustellen.

Bei insgesamt erschwerter zweidimensionaler Beurteilung bietet die Dopplerechokardiographische Untersuchung die Möglichkeit der direkten Darstellung der Flußphänomene im Bereich des Ductus arteriosus. Die bevorzugte Untersuchungsebene ist die parasternale kurze Achse. Im Bereich der linken Arteria pulmonalis, wo der Duktus normalerweise einmündet, findet man wegen des kontinuierlichen Links-Rechts-Shunts ein entsprechend kontinuierliches Flußprofil zum Schallkopf hin. Durch den normalerweise herrschenden hohen Druckunterschied zwischen der Aorta descendens und der Arteria pulmonalis finden sich hier Flußgeschwindigkeiten bis häufig über 4 m/s. Bei erhöhtem Druck in der Arteria pulmonalis und dadurch resultierender Verminderung des Druckunterschieds kommt es zu einer Verminderung der zu registrierenden Flußgeschwindigkeit. Eine andere Ursache einer Verminderung der Flußgeschwindigkeit liegt an einem eventuell zu großen Winkel zwischen Doppler-Strahl und Flußrichtung des Blutes.

In Abb. 8.9 (Teil A) ist die parasternale kurze Achse mit Aortenwurzel (AO), rechtsventrikulärem Ausflußtrakt (RVOT), Arteria pulmonalis (PA) sowie linker (LPA) und rechter Arteria pulmonalis (RPA) dargestellt. Das Doppler-Meßvolumen (weißes Quadrat) liegt lateral in der Arteria pulmonalis. Rechts oben (B) ist mit dem gepulsten Doppler das hier vorliegende Strömungsprofil registriert. Man sieht ein kontinuierliches positives Flußprofil, das heißt einen Fluß zum Schallkopf hin, mit einer Flußgeschwindigkeit von etwa 1,8 m/s und ein diskretes Aliasing-Phänomen. Im unteren Teil der Abb. (C) ist eine Registrierung des Flußprofils mit zunächst einer mehr medialen Lage des Doppler-Meßvolumens und dann allmählicher Lateralbewegung desselben durchgeführt. Daraus ist zu ersehen, daß das oben registrierte Flußprofil (B) erst im lateralen Bereich der Arteria pulmonalis zu finden ist, entsprechend der Mündung des Ductus arteriosus im Bereich der linken Arteria pulmonalis.

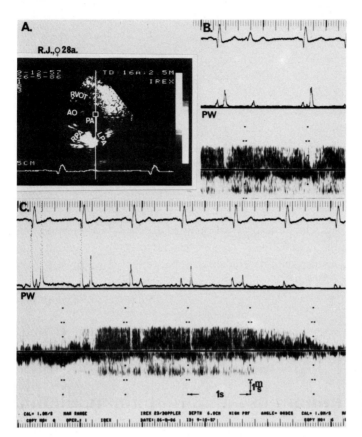

Abb. 8.9. Persistieren-
der Ductus arteriosus
Botalli. Darstellung
des Flußprofils mit
dem gepulsten Dopp-
ler in der parasterna-
len kurzen Achse (A).
(Siehe auch Text.)

In einer Doppler-echokardiographischen Untersuchung mit dem gepulsten Verfahren fand man bei 110 Patienten eine Sensitivität von 96% und eine Spezifität von 100% für die Diagnosestellung des offenen Ductus Botalli (Stevenson et al., 1980). Differentialdiagnostisch muß ein aortopulmonales Fenster abgegrenzt werden.

8.4. Fallotsche Tetralogie

Die Fallotsche Tetralogie ist der häufigste angeborene zyanotische Herzfehler, er macht insgesamt etwa 10% aller angeborenen Vitien aus.

Bei diesem Krankheitsbild bestehen folgende Fehlbildungen:
– großer, subaortal gelegener Ventrikelseptumdefekt,
– eine über dem Ventrikelseptumdefekt reitende Aorta,
– eine infundibuläre Pulmonalklappenstenose (Obstruktion des rechtsventrikulären Ausflußtraktes) und/oder eine valvuläre Pulmonalklappenstenose,
– eine rechtsventrikuläre Hypertrophie.

Schon mit der eindimensionalen Methode lassen sich mehrere dieser Kriterien nachweisen (s. Abb. 8.11a und 8.12a). Man findet eine Diskontinuität zwischen vorderer Aortenwurzelwand und der Kammerscheidewand mit Verlagerung der vorderen Aortenwurzelwand in Richtung rechter Ventrikel. Häufig geht die vordere Aortenwurzelwand fast in die Trikuspidalklappe über. Auch die Hypertrophie der rechtsventrikulären Wand und der Kammerscheidewand läßt sich gut darstellen. Die linken Herzabschnitte sind meistens klein. Die Pulmonalklappe ist häufig schwer erkennbar.

Mit der zweidimensionalen Methode (s. Abb. 8.10 und 8.12b) lassen sich alle vier Kriterien der Fallotschen Tetralogie erfassen.

In Abb. 8.10 ist in der parasternalen Längsachse die Kontinuitätsunterbrechung zwischen vorderer Aortenwurzelwand und der Kammerscheidewand (zwei weiße Pfeile) sowie die nach rechts verlagerte Aortenwurzel zu sehen. Die linken Herzabschnitte sind klein; es besteht eine ausgeprägte Hypertrophie der rechtsventrikulären freien Wand mit leichter Hypertrophie der Kammerscheidewand.

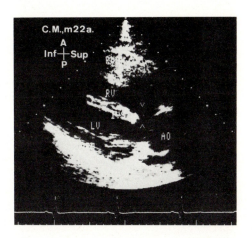

Abb. 8.10. Junger Patient mit Fallotscher Tetralogie. Zweidimensionales Echokardiogramm in der parasternalen Längsachse. (Siehe auch Text.)

Von parasternaler Schallposition aus kann man in langer und kurzer Achse Doppler-echokardiographisch das Flußprofil durch den Ventrikelseptumdefekt und im Bereich der Obstruktion des rechtsventrikulären Ausflußtraktes bzw. der Arteria pulmonalis darstellen. In Abb. 8.11b (gleicher Patient wie in Abb. 8.11a) ist von rechtsparasternal das Flußprofil im Bereich des rechtsventrikulären Ausflußtraktes bei einem Patienten mit Fallotscher Tetralogie und höhergradiger Obstruktion des rechtsventrikulären Ausflußtraktes zu sehen. Man findet eine deutlich erhöhte Flußgeschwindigkeit, wobei die maximale Flußgeschwindigkeit erst am Ende der Systole erreicht wird. Anhand der Flußgeschwindigkeit berechnet sich ein Druckgradient im Bereich der Obstruktion von über 64 mmHg.

Abb. 8.12b (gleicher Patient wie in Abb. 8.12a und c) zeigt in der parasternalen Längsachse das Flußprofil im Bereich eines Ventrikelseptumdefekts mit dem gepulsten Doppler und Lage des Meßvolumens rechts der Kammerscheidewand. Als Hinweis auf einen annähernden Druckausgleich lassen sich hier nur Flußge-

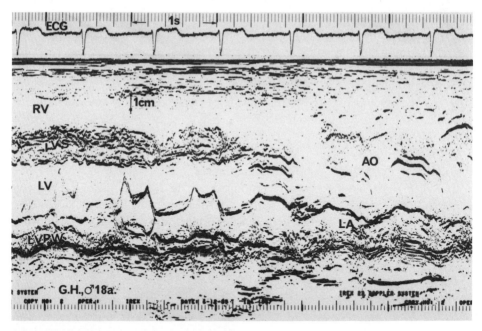

Abb. 8.11 a. 18jähriger Patient mit Fallotscher Tetralogie, eindimensionale Darstellung. Verlagerung der anterioren Aortenwurzelwand in Richtung rechter Ventrikel, Kontinuitäts-unterbrechung zwischen der vorderen Aortenwurzelwand und der Kammerscheidewand als Hinweis auf einen hochsitzenden Ventrikelseptumdefekt. Ausgeprägte Hypertrophie sowohl der rechtsventrikulären anterioren Wand als auch der Kammerscheidewand.

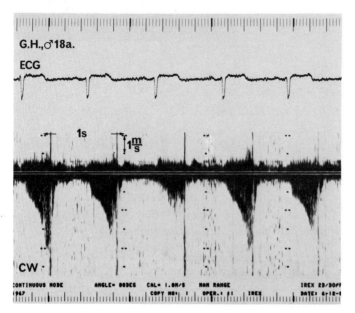

Abb. 8.11 b. Flußprofil im rechtsventrikulären Ausflußtrakt, darge-stellt mit dem kontinu-ierlichen Doppler-Verfahren von para-sternaler Schallposi-tion aus. (Siehe auch Text.)

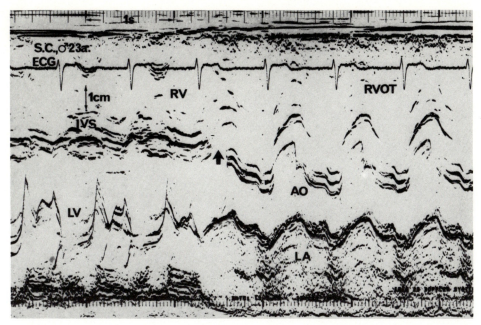

Abb. 8.12a. Patient mit Fallotscher Tetralogie, eindimensionale Darstellung. Kontinuitäts-unterbrechung zwischen vorderer Aortenwurzelwand und der Kammerscheidewand sowie Verlagerung der vorderen Aortenwurzelwand zum rechten Ventrikel hin.

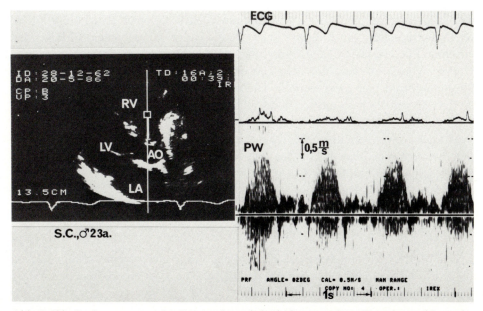

Abb. 8.12b. In der parasternalen Längsachse wird mit dem gepulsten Doppler und Lage des Meßvolumens rechtsventrikulär neben dem Ventrikelseptumdefekt ein positives Flußprofil mit einer Flußgeschwindigkeit von 1,5 m/s dargestellt.

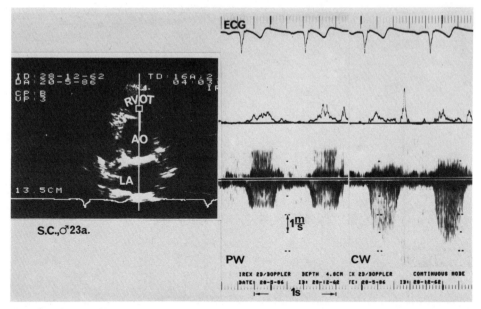

Abb. 8.12c. In der parasternalen kurzen Achse wird das Flußprofil im rechtsventrikulären Ausflußtrakt mit dem gepulsten und mit dem kontinuierlichen Doppler dargestellt. (Siehe auch Text.)

schwindigkeiten bis etwa 1,5 m/s registrieren. In Abb. 8.12c ist dann sowohl mit dem gepulsten als auch mit dem kontinuierlichen Doppler das Flußprofil im rechtsventrikulären Ausflußtrakt dargestellt. Aufgrund der hier vorliegenden erhöhten Flußgeschwindigkeit findet man ein Aliasing-Phänomen beim gepulsten Doppler-Verfahren. Erst mit dem kontinuierlichen Verfahren kann das gesamte Strömungsprofil registriert werden. Die maximale Flußgeschwindigkeit liegt hier im Bereich von 3,5 m/s, entsprechend läßt sich ein Drucksprung im rechtsventrikulären Ausflußtrakt von etwa 49 mmHg berechnen.

Mit der konventionellen ein- und zweidimensionalen Echokardiographie lassen sich die Merkmale einer Fallotschen Tetralogie darstellen. Die hämodynamischen Folgen können mit Hilfe der Doppler-Echokardiographie beurteilt werden.

8.5. Morbus Ebstein

Der Morbus Ebstein oder die Ebsteinsche Anomalie ist eine relativ seltene angeborene Erkrankung der Trikuspidalklappe. Die Erkrankung macht weniger als 1% der angeborenen Herzfehler aus.

Bei diesem Herzfehler liegt eine Verlagerung der septalen und posterioren Segel in Richtung Herzspitze vor, wobei das anteriore Segel an normaler Stelle inseriert. Dies führt je nach Ausmaß der Erkrankung zu einer mehr oder weniger starken

Atrialisierung des rechten Ventrikels mit einem daraus resultierenden großen rechten Vorhof und funktionell kleinem rechtem Ventrikel. Die Klappensegel sind meistens morphologisch unauffällig. Es liegt häufig eine mehr oder weniger bedeutsame Trikuspidalklappeninsuffizienz vor. Durch die insgesamt vergrößerten rechten Herzabschnitte ist das Herz meist nach links rotiert.

Mit der eindimensionalen Echokardiographie lassen sich häufig Trikuspidal- und Mitralklappe gleichzeitig registrieren. In der eindimensionalen Darstellung sind vergrößerte rechte Herzabschnitte und ein großamplitudiges Bewegungsmuster des anterioren, nicht vom Septum ausgehenden Trikuspidalklappensegels zu sehen. Häufig ist eine reduzierte Schlußbewegung der Trikuspidalklappe zu beobachten. Ein weiteres indirektes Zeichen des Morbus Ebstein ist eine paradoxe Bewegung der Kammerscheidewand. Ein verspäteter Schluß der Trikuspidalklappe um mehr als 50 ms nach dem der Mitralklappe soll ein spezifisches Zeichen dieser Anomalie sein (Lundstrom, 1973).

Abb. 8.13a zeigt die eindimensionale Darstellung bei einem jungen Patienten mit Morbus Ebstein. Man sieht eine Vergrößerung der rechten Herzabschnitte bei kleinem linkem Ventrikel und eine paradoxe Septumbewegung. Es liegt ein großamplitudiges Bewegungsmuster des anterioren, nicht vom Septum ausgehenden Trikuspidalklappensegels mit verzögerter Schlußbewegung vor. Die Trikuspidalklappe schließt erst 160 ms später als die simultan dargestellte Mitralklappe.

Mit der zweidimensionalen Echokardiographie kann besonders im apikalen Vierkammerblick die Anomalie gut erfaßt werden (Matsumoto et al., 1976; Silverman und Schiller, 1978). In Abb. 8.13b ist beim gleichen Patienten der apikale Vierkammerblick dargestellt. Man sieht hier die Verlagerung des septalen,

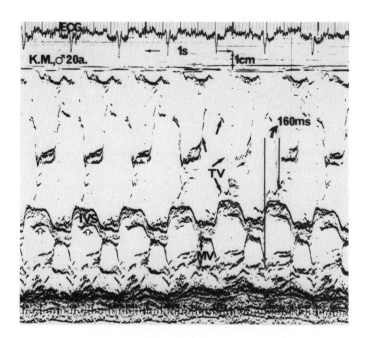

Abb. 8.13a. Patient mit Morbus Ebstein, eindimensionale Darstellung. (Siehe auch Text.)

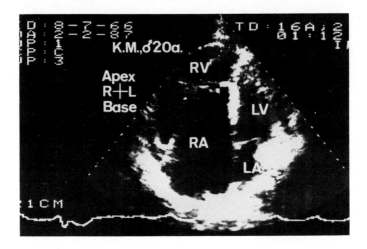

Abb. 8.13b. Zweidimensionale Darstellung im apikalen Vierkammerblick. (Siehe auch Text.)

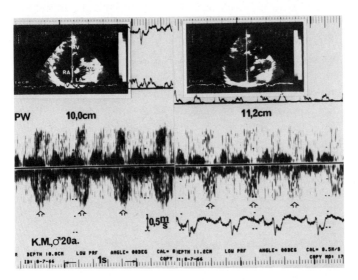

Abb. 8.13c. Im apikalen Vierkammerblick wird mit dem gepulsten Doppler-Verfahren das Strömungsprofil im »rechten Vorhof« dargestellt. (Siehe auch Text.)

medialen Trikuspidalklappensegels in Richtung Herzspitze mit daraus resultierendem vergrößertem rechtem Vorhof. Bei insgesamt großen rechten Herzabschnitten sind die linken Herzabschnitte eher klein.

Doppler-echokardiographisch kann sowohl im apikalen Vierkammerblick als auch in der parasternalen kurzen Achse durch den basisnahen Herzabschnitt sowie von subkostaler Schallposition aus ein Reflux über der Trikuspidalklappe nachgewiesen werden. Mit Hilfe des gepulsten Dopplers kann man die Ausdehnung des Refluxes in den rechten Vorhof verfolgen. Eine solche im apikalen Vierkammerblick mit dem gepulsten Doppler durchgeführte Untersuchung zeigt Abb. 8.13c (gleicher Patient wie Abb. 8.13a und b). Der Reflux läßt sich bis in den mittleren

Teil des rechten Vorhofes als Hinweis auf eine mittelgradige Trikuspidalklappeninsuffizienz verfolgen.

Zur weiteren Beurteilung einer Trikuspidalklappeninsuffizienz mit Hilfe der Doppler-Echokardiographie s. S. 151.

8.6. Aortenisthmusstenose

Bei etwa 5–8% aller angeborenen Herzfehler findet man eine Aortenisthmusstenose, die somit eine relativ häufige angeborene Herzerkrankung mit einer Verengung der Aorta descendens im Bereich des Ductus arteriosus oder des Ligamentum arteriosum darstellt. Die Aortenisthmusstenose wird in präduktale, juxtaduktale und postduktale Stenosen eingeteilt. Am häufigsten ist der juxtaduktale Typ. Oft ist die Erkrankung mit anderen angeborenen Herzfehlern, wie z. B. einem persistierenden Ductus Botalli, einem Ventrikelseptumdefekt, einer bikuspidalen Aortenklappe oder einem Fehler des Mitralklappenapparates, kombiniert.

Mit der eindimensionalen Echokardiographie sind morphologische Folgen des erhöhten Widerstandes in Form einer linksventrikulären Hypertrophie erfaßbar. Kommt es im weiteren Verlauf zu einer linksventrikulären Insuffizienz, wird man eine entsprechende Vergrößerung des linken Ventrikels mit verminderter Kinetik

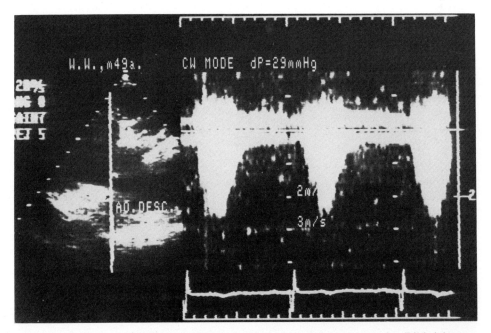

Abb. 8.14. Patient mit langjähriger Hypertonieanamnese. Im suprasternalen Bild sieht man eine Schlängelung der Aorta im Deszendensbereich. Mit dem kontinuierlichen Doppler fand sich in der Aorta descendens eine Flußgeschwindigkeit von bis 2,7 m/s, der entsprechende maximale Druckgradient beträgt 29 mmHg.

nachweisen können. Eventuell können zusätzliche Fehlbildungen im Bereich der Aortenklappe diagnostiziert werden.

Mit der zweidimensionalen Echokardiographie läßt sich von suprasternaler Schallposition aus in der Längsachse die Einengung im Bereich der Aorta descendens direkt darstellen.

Die Doppler-echokardiographische Untersuchung läßt sich von suprasternaler Schallposition aus gut durchführen. Der Schallstrahl wird im Vergleich zur Lage der Aorta ascendens etwas mehr nach links und posterior gerichtet. Mit Hilfe der kombinierten zweidimensionalen Echokardiographie und der Doppler-Echokardiographie kann man eventuell die Einengung im zweidimensionalen Bild direkt darstellen, um so gezielt den Doppler-Strahl zu plazieren.

Bei der Untersuchung der Aorta descendens mit dem gepulsten Doppler-Verfahren in verschiedenen Tiefen findet man im Bereich der Einengung eine deutliche Änderung des Audiosignals, das rauher und hochfrequenter wird.

In Abb. 8.14 ist links in der suprasternalen Längsachse eine Schlängelung und Einengung des Lumens der Aorta descendens zu sehen. Im rechten Teil der Abb. wurde dann die Flußgeschwindigkeit mit dem kontinuierlichen Doppler-Verfahren in diesem Bereich gemessen. Man fand hier eine Flußgeschwindigkeit von 2,7 m/s,

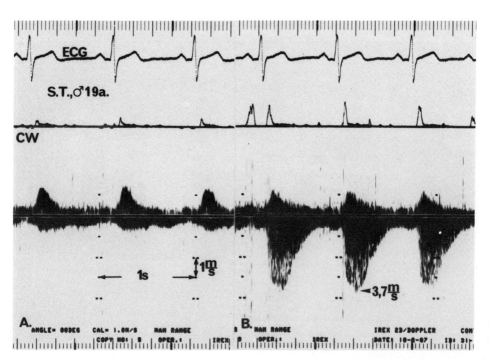

Abb. 8.15. 19jährige Patientin mit arterieller Hypertonie bei Aortenisthmusstenose. Registrierung des Flußprofils in der Aorta ascendens (A) und in der Aorta descendens (B) von suprasternaler Schallposition aus mit dem kontinuierlichen Doppler-Verfahren. (Siehe auch Text.)

entsprechend konnte ein Druckgradient von 29 mmHg über der Einengung berechnet werden. Der invasiv gemessene Druckgradient betrug bei diesem Patienten 35 mmHg.

Die Untersuchung ist um so einfacher durchzuführen, je kleiner die Auflagefläche des Schallkopfes ist. Die beste Registrierung erhält man in der Regel mit einer reinen Doppler-Sonde ohne zweidimensionales Bild. Die Auflagefläche dieser Sonde ist so klein, daß der Doppler-Strahl hier in den verschiedensten Ebenen gut bewegt werden kann.

Die Abb. 8.15 zeigt eine Doppler-Registrierung von suprasternaler Schallposition aus bei einer 19jährigen Patientin mit arterieller Hypertonie und einem Druckunterschied zwischen oberen und unteren Extremitäten von 50 mmHg. Das Flußprofil in der Aorta ascendens (A) zeigt eine Flußgeschwindigkeit von 1,3 m/s; im Bereich der Aorta descendens (B) ließ sich eine Flußgeschwindigkeit bis 3,7 m/s als Hinweis auf eine hämodynamisch bedeutsame Aortenisthmusstenose registrieren.

In Abb. 8.16 ist bei einer jungen Patientin mit arterieller Hypertonie und abgeschwächten peripheren Pulsen die zweidimensionale Doppler-Registrierung von suprasternaler Schallposition aus zu sehen. Im zweidimensionalen Bild erkennt man wie bei dem ersten Patienten (s. Abb. 8.14) eine Schlängelung der Aorta im Deszendensbereich. Mit dem kontinuierlichen Doppler-Verfahren (rechts im Bild) ließ sich in diesem Bereich eine Flußgeschwindigkeit von 4,5 m/s registrieren, der entsprechende Druckgradient betrug 81 mmHg.

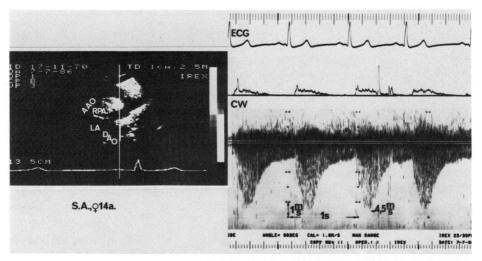

Abb. 8.16. 14jährige Patientin mit höhergradiger Aortenisthmusstenose. Von suprasternal ist im abgebildeten zweidimensionalen Bild zu sehen, wie der Doppler-Meßstrahl durch die Aorta descendens verläuft. Rechts im Bild konnte mit dem kontinuierlichen Doppler eine Flußgeschwindigkeit bis 4,5 m/s im Bereich der Aorta descendens gemessen werden. (S. a. Abb. 8.17.)

In Abb. 8.17 (gleiche Patientin wie Abb. 8.16) sind die Flußprofile in der Aorta ascendens und descendens zu sehen. Die invasive Untersuchung ergab einen Druckgradienten über der Aortenisthmusstenose von 100 mmHg. Die Unterschätzung des Druckgradienten in diesem Beispiel ist wahrscheinlich auf einen zu großen Winkel zwischen Doppler-Strahl und Flußrichtung des Blutes zurückzuführen.

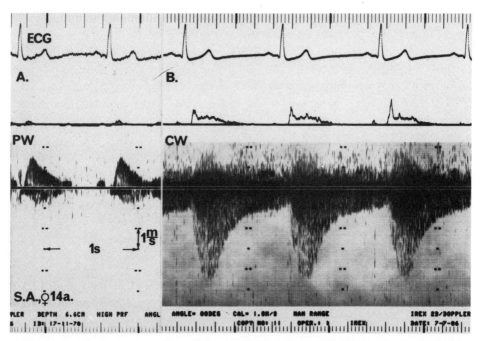

Abb. 8.17. A: Mit dem gepulsten Doppler dargestelltes Strömungsprofil in der Aorta ascendens. B: Mit dem kontinuierlichen Doppler dargestelltes Flußprofil in der Aorta descendens.

Normalerweise findet man in der Aorta descendens während der Diastole kaum eine hohe Flußgeschwindigkeit. Mit Zunahme der Aortenisthmusstenose kommt es zu einer Erhöhung der Flußgeschwindigkeit auch während der Diastole (s. Abb. 8.14, 8.15 und 8.17). Bei höhergradiger Aortenisthmusstenose mit gutem Kollateralkreislauf wird man mit der Doppler-Echokardiographie nur niedrigere Flußgeschwindigkeiten über der Einengung finden.

Die Doppler-echokardiographische Bestimmung des Flußprofils in der Aorta descendens ist eine sichere, schnelle und einfach durchzuführende Untersuchung bei der Verdachtsdiagnose einer Aortenisthmusstenose. Anhand der Flußgeschwindigkeit kann man den Druckgradienten über der Einengung bestimmen. Die Methode eignet sich auch zu Verlaufsbeobachtungen sowie zur Kontrolle nach erfolgter Operation (Wyse et al., 1984).

8.7. Cor triatriatum sinistrum

Das Cor triatriatum sinistrum ist eine seltene Anomalie des linken Vorhofes. Durch eine bindegewebige Membran wird der Vorhof in unterschiedlichem Ausmaß in zwei Teile geteilt, und zwar in einen vorderen unteren Teil mit Herzohr- und Mitralklappenanulus sowie einen oberen hinteren Teil mit Einmündung der Venae pulmonalis. Die Diagnose im Erwachsenenalter stellt eine Besonderheit dar (Balbach und Both, 1984). Das Beschwerdebild kann dem einer Mitralklappenstenose ähneln.

Mit der eindimensionalen echokardiographischen Untersuchung findet man im linken Vorhof eine echodichte Struktur zwischen der hinteren Aortenwurzelwand und der Hinterwand des linken Vorhofes. Die richtige Zuordnung dieser Struktur ist mit der eindimensionalen Methode allein schwer durchzuführen. Erst mit der zweidimensionalen Echokardiographie läßt sich die Diagnose sichern (Balbach und Both, 1984; Sullivan et al., 1986). Mit der Doppler-Echokardiographie kann die hämodynamische Bedeutsamkeit der intraatrialen Membran beurteilt werden.

In Abb. 8.18a ist die eindimensionale Darstellung bei einer jungen Patientin mit supraventrikulären Herzrhythmusstörungen zu sehen. Im linken Vorhof, unterhalb der Aortenwurzel, sieht man eine echodichte Struktur (schwarze Pfeile). Der Durchmesser des linken Vorhofes ist im Vergleich zur Aortenwurzel in der eindimensionalen Darstellung nur diskret vergrößert. Im apikalen Zwei- und Vierkammerblick (Abb. 8.18b und c) ist die ganze Membran zu sehen. Hier fällt auf, daß der linke Vorhof besonders in der Längsausdehnung deutlich vergrößert ist. Mit dem gepulsten Doppler ließ sich im anterioren Teil der Membran kurz

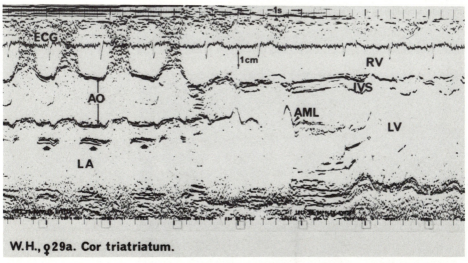

Abb. 8.18a. 29jährige Patientin mit Cor triatriatum sinistrum, eindimensionale Darstellung. Hinter der posterioren Aortenwurzelwand ist eine echodichte Struktur innerhalb des linken Vorhofes zu sehen. Diese Struktur entspricht einer linksatrialen Membran.

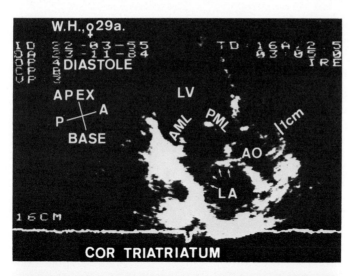

Abb. 8.18b.

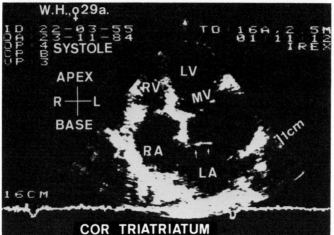

Abb. 8.18c.

Abb. 8.18b und c.
Gleiche Patientin.
Im apikalen Zwei-
(8.18b) und Vierkam-
merblick (8.18c) ist ei-
ne Vergrößerung des
linken Vorhofes be-
sonders in der Längs-
achse zu sehen. In bei-
den Abbildungen ist
eine Membran (weiße
Pfeile) zu erkennen,
die den linken Vorhof
in zwei Hälften teilt.

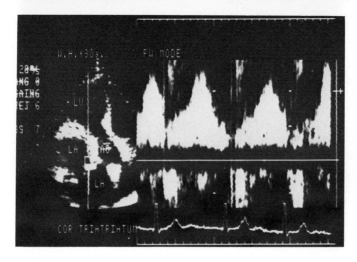

Abb. 8.18d. Gleiche
Patientin. Im gepul-
sten Doppler-Echo-
kardiogramm ist ein
positiver diastolischer
Fluß mit einer Ge-
schwindigkeit von
1,4 m/s im Bereich
dieser Membran zu se-
hen. Der entsprechen-
de Druckgradient be-
trägt 7,8 mmHg.

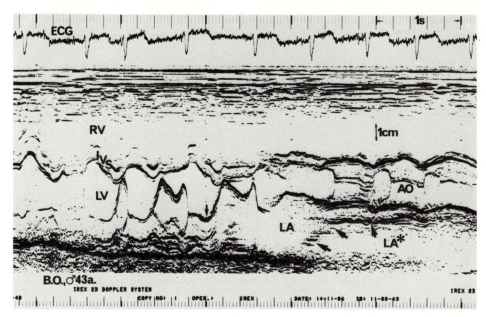

Abb. 8.19a. 43jähriger Patient mit Cor triatriatum sinistrum, eindimensionales Echokardiogramm. (Siehe auch Text.)

unterhalb der hinteren Aortenwurzelwand eine erhöhte Flußgeschwindigkeit nachweisen. Zum Zeitpunkt der Diastole lag die Flußgeschwindigkeit zwischen 1,3 und 1,5 m/s (Abb. 8.18d). Die Katheteruntersuchung ergab einen Druckgradienten im Bereich der Membran von 7 mmHg.

Abb. 8.19a zeigt die eindimensionale Darstellung bei einem Patienten mit unklarer pulmonaler Hypertonie. Auch hier sind unterhalb der Aortenwurzel im linken Vorhof echodichte Strukturen zu finden, die man sogar im eindimensiona-

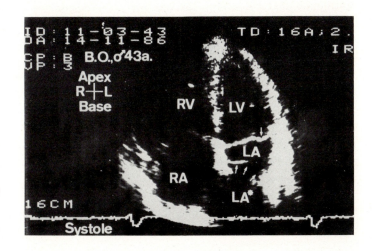

Abb. 8.19b. Gleicher Patient. Im apikalen Vierkammerblick ist die Teilung des linken Vorhofes durch die Membran zu erkennen.

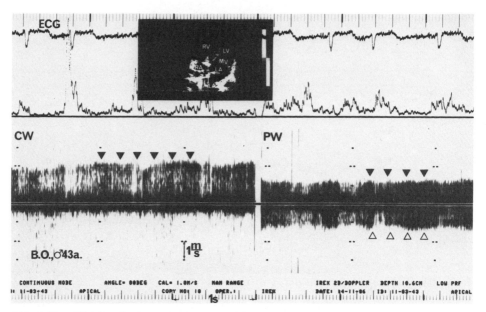

Abb. 8.19c. Gleicher Patient. In einem modifizierten Vierkammerblick ist das Strömungsprofil über dieser Membran mit dem kontinuierlichen und mit dem gepulsten Doppler
dargestellt. (Siehe auch Text.)

len Sweep von der hinteren Aortenwurzelwand bis zur Hinterwand des linken
Vorhofes verfolgen kann (schwarze Pfeile). Der linke Vorhof wird durch diese
Membran in zwei Teile aufgeteilt. In der eindimensionalen Darstellung ist
außerdem ein spätsystolischer Prolaps der Mitralklappe (senkrechter Pfeil) zu
erkennen. Als weiteres Zeichen der rechtsventrikulären Belastung sind die rechten
Herzabschnitte vergrößert und man sieht eine paradoxe Septumbewegung. Im
apikalen Vierkammerblick (Abb. 8.19b) läßt sich die Membran gut darstellen.
Besonders gut ist zu sehen, daß der obere Teil des linken Vorhofes (LA*) deutlich
vergrößert ist. In diesem Bild ist auch ein diskreter Prolaps des hinteren
Mitralklappensegels zu erkennen. Von apikaler Schallposition aus ließ sich in
einem modifizierten apikalen Vierkammerblick mit dem kontinuierlichen Doppler
im septalen Teil der Membran eine erhöhte Flußgeschwindigkeit registrieren
(Abb. 8.19c). Die Flußgeschwindigkeit, die im Bereich von 1,9–2,3 m/s lag, war
während Diastole und Systole nachweisbar. Mit dem gepulsten Doppler konnte
dann die erhöhte Flußgeschwindigkeit am Übergang zum Vorhofseptum anhand
des hier auftretenden Aliasing-Phänomens lokalisiert werden. Bei diesem Patienten fand sich bei der invasiven Diagnostik ein Druckgradient im Bereich des linken
Vorhofes von etwa 20 mmHg.

Bei beiden Patienten konnte eine gute Übereinstimmung zwischen den Doppler-echokardiographisch erhobenen Befunden und den invasiven Daten erzielt
werden.

Bei unklaren Herzrhythmusstörungen sowie Beschwerden, die an eine Mitral-klappenstenose erinnern, sollte man an das Krankheitsbild des Cor triatriatum sinistrum denken. Die Diagnose ist mit der zweidimensionalen Echokardiographie möglich. Die hämodynamische Bedeutung kann mit Hilfe der Doppler-Echokardiographie beurteilt werden.

Literatur

(1) Balbach, J., A. Both: Cor triatriatum sinistrum beim Erwachsenen (Fallbeschreibung). Z. Kardiol. *73:* 264–268 (1984).

(2) Biamino, G., L. Lange: Echokardiographie. Stellenwert in der kardiologischen Diagnostik. S. 146. Hoechst, Frankfurt 1983.

(3) Cheatham, J. P., L. A. Latson, H. P. Gutgesell: Ventricular septal defect in infancy: detection with two-dimensional echocardiography. Am. J. Cardiol. *47:* 85–89 (1981).

(4) Grube, E., H. Becher, R. Kuhnen, B. Lüderitz: Nicht-invasive Diagnostik angeborener und erworbener Herzklappenfehler mittels der zweidimensionalen farbkodierten Doppler-Echokardiographie. Klin. Wschr. *64* (Suppl. V): 167 (1986, Abstr.).

(5) Hatle, L., B. Angelsen: Doppler ultrasound in cardiology. Physical principles and clinical applications. 2. Ed. Lea & Febiger, Philadelphia 1985.

(6) Hirschklau, M. J., T. G. Di Sessa, C. B. Higgins, W. F. Friedman: Echocardiographic pitfalls in the premature infant with large patent ductus arteriosus. J. Pediatr. *92:* 474 (1978).

(7) Lange, L. W., D. J. Sahn, H. D. Allen, S. J. Goldberg: Subxiphoid cross-sectional echocardiography in infants and children with congenital heart disease. Circulation *59:* 513–524 (1979).

(8) Lundstrom, N. R.: Echocardiography in the diagnosis of Ebstein's anomaly of the tricuspid valve. Circulation *48:* 597 (1973).

(9) Matsumoto, M., H. Matsuo, S. Nagata, Y. Hamanaka, T. Fujita, Y. Kawashima, Y. Nimura, H. Abe: Visualization of Ebstein's anomaly of the tricuspid valve by two-dimensional and standard echocardiography. Circulation *53:* 69–79 (1976).

(10) McCann, W. D., N. B. Harbold, E. R. Giuliani: The echocardiogram and right ventricular overload. J. Am. Med. Assoc. *221:* 1243 (1972).

(11) Meyer, R. A., A. Kalavathy, J. C. Korfhagen, S. Kaplan: Comparison of left to right shunt ratios determined by pulsed Doppler/2D-echo and Fick method. Circulation *66* (Suppl. II): 232 (1982, Abstr.).

(12) Ortiz, E., P. J. Robinson, J. E. Deanfield, R. Franklin, F. J. Macartney, R. K. H. Wyse: Localisation of ventricular septal defects by simultaneous display of superimposed colour Doppler and cross sectional echocardiographic images. Br. Heart J. *54:* 53–60 (1985).

(13) Preusler, W., O. Friesewinkel, N. Reifart: Farb-Doppler-Echokardiographie in der Diagnostik angeborener Shuntvitien bei Erwachsenen. Z. Kardiol. *75* (Suppl. 1): 17 (1986, Abstr.).

(14) Redel, D. A., C.-F. Wippermann, T. P. Le: Diagnostik angeborener Herzfehler mit der Farb-Doppler-Echokardiographie. Z. Kardiol. *75* (Suppl. 1): 17 (1986, Abstr.).

(15) Richards, K. L., D. E. Hoekenga, J. K. Leach, J. C. Blaustein: Doppler cardiographic diagnosis of interventricular septal rupture. Chest *76:* 101–103 (1979).

(16) Sahn, D. J., H. D. Allen: Real-time cross-sectional echocardiographic imaging and measurement of the patent ductus arteriosus in infants and children. Circulation *58:* 343–354 (1978).

(17) Schapira, J. N., R. P. Martin, R. E. Fowles, R. L. Popp: Single and two-dimensional echocardiographic features of the interatrial septum in normal subjects and patients with an atrial septal defect. Am. J. Cardiol. *43:* 816–819 (1979).

(18) Silverman, N. H., N. B. Schiller: Apex echocardiography: a two-dimensional technique for evaluating congenital heart disease. Circulation *57:* 503–511 (1978).

(19) Smith, G., K. Endresen, E. Sivertssen, G. Semb: Ventricular septal rupture diagnosed by simultaneous cross-sectional echocardiography and Doppler ultrasound. Eur. Heart J. *6:* 631–636 (1985).

(20) Stevenson, J. G., I. Kawabori, W. G. Guntheroth: Differentiation of ventricular septal defects from mitral regurgitation by pulsed Doppler echocardiography. Circulation *56:* 14–18 (1977).

(21) Stevenson, J. G., I. Kawabori, T. Dooley, W. G. Guntheroth: Diagnosis of ventricular septal defect by pulsed Doppler echocardiography. Circulation *58:* 322–326 (1978).

(22) Stevenson, J. G., I. Kawabori, W. G. Guntheroth: Pulsed Doppler echocardiographic diagnosis of patent ductus arteriosus: sensitivity, specificity, limitations, and technical features. Cath. Cardiovasc. Diag. *6:* 255–263 (1980).

(23) Stevenson, J. G., I. Kawabori: Noninvasive determination of pulmonic to systemic flow ratio by pulsed Doppler echo. Circulation *66* (Suppl. II): 232 (1982, Abstr.).

(24) Stevenson, J. G.: Doppler evaluation of common shunt lesions in congenital heart disease. In: Nanda, N. C. (ed.): Doppler echocardiography; pp. 393–415. Igaku-Shoin, Tokyo – New York 1985.

(25) Sullivan, I. D., P. J. Robinson, M. de Leval, T. P. Graham: Membranous supravalvular mitral stenosis: a treatable form of congenital heart disease. J. Am. Coll. Cardiol. *8:* 159–164 (1986).

(26) Tajik, A. J., G. T. Gau, D. G. Ritter, T. T. Schattenberg: Echocardiographic pattern of right ventricular diastolic volume overload in children. Circulation *46:* 36–43 (1972).

(27) Weyman, A. E., L. S. Wann, R. L. Caldwell, R. A. Hurwitz, J. C. Dillon, H. Feigenbaum: Negative contrast echocardiography: a new method for detecting left-to-right shunts. Circulation *59:* 498–505 (1979).

(28) Wippermann, C.-F., D. A. Redel, R. P. Le, P. F. Schneider: Diagnostik und Lokalisation des Ventrikelseptumdefektes (VSD) mittels Farb-Doppler-Echokardiographie (FDE). Z. Kardiol. *75* (Suppl. 1): 16 (1986, Abstr.).

(29) Wyse, R. K. H., P. J. Robinson, J. E. Deanfield, D. S. Tunstall Pedoe, F. J. Macartney: Use of continuous wave Doppler ultrasound velocimetry to assess the severity of coarctation of the aorta by measurement of aortic flow velocities. Br. Heart J. *52:* 278–283 (1984).

9. Doppler-echokardiographische Bestimmung des Herzminutenvolumens

Mit der Doppler-Echokardiographie läßt sich das Flußvolumen in einem Gefäß bei Kenntnis der hier vorliegenden mittleren Flußgeschwindigkeit und dem Gefäßquerschnitt errechnen. Im Prinzip kann so das Flußvolumen/Flußzeit in sämtlichen herznäheren Gefäßen, wie z. B. der Aorta ascendens und descendens sowie in der Arteria pulmonalis, des weiteren auch über Mitral- und Trikuspidal-klappe errechnet werden. Die größte Einschränkung der Methode liegt in der Unsicherheit der Bestimmung der Querschnittsfläche. So läßt sich häufig die laterale Abgrenzung der Arteria pulmonalis nur schwer bestimmen, und auch die Bestimmung der mittleren Öffnungsfläche der Mitralklappe ist schwierig.

9.1. Bestimmung des Herzminutenvolumens mit Hilfe des Blutprofils über der Aortenklappe bzw. in der Aorta

Bisher wurden am häufigsten die Flußgeschwindigkeitsprofile über der Aorten-klappe bzw. der Aorta ascendens sowie in der Aorta descendens zur Bestimmung des Herzminutenvolumens verwandt. Voraussetzungen für die Anwendung der Methode sind: 1. ein möglichst flaches Strömungsprofil des Blutes, 2. ein möglichst kleiner Winkel zwischen dem Doppler-Strahl und der Flußrichtung des Blutes, 3. die genaue Bestimmung der Querschnittsfläche.

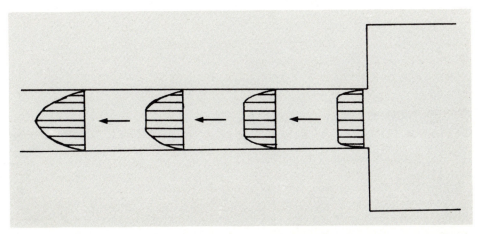

Abb. 9.1. Änderung des Strömungsprofils nach einer deutlichen Verkleinerung der Quer-schnittsfläche. Die Flußrichtung bleibt dieselbe, am Anfang findet man ein relativ flaches Strömungsprofil. Im weiteren Verlauf entsteht durch vermehrte Viskositäts- und Reibungs-kräfte ein zunehmend parabolisches Strömungsprofil.

Kommt es in einem steifen Rohrsystem zu einer abrupten Verkleinerung des Querschnitts, findet man am Anfang ein relativ flaches Flußprofil. Im weiteren Verlauf kommt es durch die entstehenden »viskösen Reibungskräfte« zu einem mehr parabolen Flußprofil (s. Abb. 9.1).

Da die Aorta gebogen ist, wird das Flußprofil »gezogen«. Im Aorta-ascendens-Bereich werden daher höhere Flußgeschwindigkeiten an der inneren Kurvatur im Vergleich zur Mitte bzw. zur äußeren Kurvatur gefunden. Am Übergang des distalen Teils des Aortenbogens zur Aorta descendens findet man dann die höchsten Flußgeschwindigkeiten im Bereich der äußeren Kurvatur (Abb. 9.2) (Farthing et al., 1979). So beschreibt Skjaerpe (1986) etwa 8–22% höhere Werte für das Integral der Flußgeschwindigkeitskurve an der inneren Kurvatur im Bereich der Aorta ascendens, verglichen mit den Flußgeschwindigkeitskurven in der Mitte des Gefäßlumens.

Die Akzeleration des Blutes tritt im linken Ventrikel und im linksventrikulären Ausflußtrakt auf. Am Ursprung der Aorta findet sich ein relativ flaches Strömungsprofil. Durch die Biegung der Aorta in der dreidimensionalen Ebene und die zusätzliche Beeinflussung durch das abfließende Blut über die Koronararterien und die großen brachiozephalen Gefäße kommt es insgesamt zu einer Änderung des Strömungsprofils im Verlauf des Aortenbogens. Diese Änderung des Strömungsprofils ist für die Berechnung des Flußvolumens nicht einkalkulierbar und führt somit zu einer gewissen Unsicherheit bei der Bestimmung des Flußvolumens.

Im Normalfall wird man versuchen, mit dem gepulsten Doppler in einer bestimmten Höhe die maximale Flußgeschwindigkeit zu erfassen. Wenn die Flußgeschwindigkeit in diesem Bereich den Meßbereich übersteigt, ist man gezwungen, die Untersuchung mit dem kontinuierlichen Doppler-Verfahren fortzuführen, um damit die maximale Flußgeschwindigkeit exakt zu erfassen.

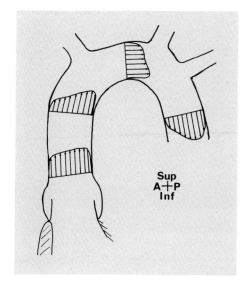

Abb. 9.2. Schematische Darstellung des systolischen Strömungsprofils in der Aorta thoracalis. [Nach (4).] (Siehe auch Text.)

Ein bekanntes Problem bei der Messung der maximalen Flußgeschwindigkeit ist die parallele Anordnung des Doppler-Strahls zur Flußrichtung des Blutes. Die Kosinusbeziehung (s. Formel 2, S. 7) bedingt, daß ein Winkel von 20 Grad zu einer Unterschätzung der Flußgeschwindigkeit von 6% führt. Bei größeren Winkeln wirkt sich die Unterschätzung der Flußgeschwindigkeit noch deutlicher aus (z. B. entsprechen 30 Grad einer 13%igen, 40 Grad einer 24%igen und 60 Grad einer 50%igen Unterschätzung der Flußgeschwindigkeit). Daher muß man bemüht sein, mit Hilfe von Audiosignal und Spektralkurven eine möglichst parallele Anlotung zu erreichen.

Will man die Flußgeschwindigkeit im Aorta-ascendens-Bereich bestimmen, ist es wichtig, sowohl von apikaler, suprasternaler als auch rechtsparasternaler Schallposition aus zu untersuchen. In den meisten Fällen erhält man die beste Flußgeschwindigkeitskurve von suprasternaler Schallposition. Das Flußprofil in der Aorta descendens ist nur von suprasternaler Schallposition adäquat darzustellen.

Die größte Fehlerquelle bei der Berechnung des Flußvolumens liegt wahrscheinlich in der Bestimmung des Aortenquerschnitts. Wie in Abb. 9.3 zu sehen ist, ergeben sich ganz unterschiedliche Werte für den Durchmesser der Aorta, je nachdem, ob man die Diameter im Bereich des Aortenrings (A), im Bereich der Sinus Valsalvae (B), distal der Sinus Valsalvae (C) oder weiter weg (D) mißt. Die kleinste Fläche ist im Bereich des Aortenrings zu finden, die Zunahme des Diameters bei den anderen drei hier angegebenen Positionen liegt im Bereich von 0–88%. Das kann zu einer Unterschätzung der Fläche in Position C bis zu 206% führen (Skjaerpe, 1986); daraus resultiert eine entsprechende Überschätzung des Flußvolumens.

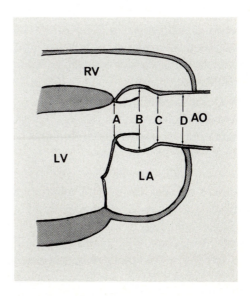

Abb. 9.3. Messung des Durchmessers der Aortenwurzel in der parasternalen Längsachse auf verschiedenen Ebenen (schematische Darstellung). (Siehe auch Text.)

Bei diesen Berechnungen wird auch vorausgesetzt, daß die Aorta völlig rund ist, da sich die Aortenquerschnittsfläche nach der Formel: Fläche = $\pi \times$ Radius zum Quadrat (F = πr^2) errechnet. Den Durchmesser der Aorta erhält man am besten in der parasternalen Längsachse in Kombination mit der eindimensionalen Echokardiographie. Man mißt den inneren Durchmesser des Aortenlumens zum Zeitpunkt der Systole. Bei Auswertung anhand der eindimensionalen Registrierung ist unbedingt auf eine senkrechte Anlotung des Aortenlumens zu achten, wofür die zweidimensionale Kontrolle unbedingt notwendig ist (Gardin et al., 1985). Die Genauigkeit der Bestimmung des Durchmessers hängt weiter von dem axialen Auflösungsvermögen des Gerätes ab.

Abgesehen davon, daß die Aorta nicht exakt zirkulär ist, können durch die Elastizität der Aortenwurzelwand Schwankungen der Fläche zwischen 3 und 12% während eines Herzzyklus auftreten (Huntsmann et al., 1983). Da die Aortenfläche mit der zweiten Potenz des Aortenradius berechnet wird, führen auch geringere Fehlbestimmungen des Aortendurchmessers zu deutlichen Fehlern bei der Berechnung der Aortenquerschnittsfläche. Wird fälschlicherweise z. B. ein Aortendurchmesser von 37 mm gegenüber 40 mm gemessen, führt dies zu einer Vergrößerung der Fläche um 17%.

Prinzipiell muß in Höhe der Messung der Flußgeschwindigkeit auch die Fläche der Aorta bestimmt werden. Diese Höhe ist jedoch nur mit dem gepulsten Doppler einigermaßen exakt einzuordnen. Benutzt man die maximale Flußgeschwindigkeit in der Aorta ascendens, bestimmt mit dem kontinuierlichen Doppler-Verfahren, so ist diese meistens im Bereich der Aortenklappenöffnung zu finden. Damit sollte dann die Querschnittsfläche in diesem Bereich bestimmt werden (Durchmesser A in Abb. 9.3) (Ihlen et al., 1984). Nimmt man den Durchmesser im Bereich der Sinus Valsalvae, so wird eine zu große Fläche berechnet. Einige Untersucher haben die kleinste Fläche oberhalb der Sinus Valsalvae benutzt.

Des weiteren ist anzumerken, daß bei Benutzung des Integrals der Flußgeschwindigkeitskurve in der Aorta ascendens der Fluß in den Herzkranzgefäßen nicht mitbestimmt wird. Ähnliches gilt für die Messung im Bereich der deszendierenden Aorta, da hier zusätzlich der Fluß durch die brachiozephalen Gefäße nicht erfaßt wird.

Durch die Multiplikation der Querschnittsfläche mit dem Integral der Flußgeschwindigkeitskurve (= mittlere Flußgeschwindigkeit) erhält man das Flußvolumen pro Herzzyklus. Durch Kenntnis der Herzfrequenz kann das Herzminutenvolumen berechnet werden.

Trotz zahlreicher Fehlermöglichkeiten bei der Berechnung des Herzminutenvolumens mit der Doppler-Echokardiographie haben schon viele Arbeitsgruppen gezeigt, daß die Bestimmung des Herzminutenvolumens mit dieser Methode einigermaßen zuverlässig ist. Vergleichsuntersuchungen mit anderen Methoden, z. B. Ficksches Prinzip und Thermodilution, haben Korrelationskoeffizienten zwischen r = 0,83 und r = 0,99 ergeben (Chandraratna et al., 1984; Fischer et al., 1983; Labovitz et al., 1985; Loeppky et al., 1984; Trombler et al., 1985).

In diesem Zusammenhang soll auch erwähnt werden, daß viele experimentelle und klinische Studien gezeigt haben, daß man mit der Doppler-Echokardiographie das Herzminutenvolumen auch über der Mitral-, Trikuspidal- und Pulmonalklappe bestimmen kann (Fischer et al., 1983; Zhang et al., 1985; Goldberg et al., 1982; Goldberg et al., 1985; Meijboom et al., 1985; Stewart et al., 1985; Labovitz et al., 1985). In der kurzen Achse links parasternal kann das Flußprofil in der Arteria pulmonalis bestimmt werden. Ein Problem ist hier häufig die Bestimmung der Querschnittsfläche der Arteria pulmonalis, da die laterale Abgrenzung des Truncus pulmonalis vielfach schwer sauber darzustellen ist.

9.2. Bestimmung des Herzminutenvolumens über der Mitralklappe

Für die Bestimmung des Herzminutenvolumens über der Mitralklappe wird der diastolische Fluß über der Klappe von apikaler Schallposition untersucht und entsprechend integriert. Die maximale Mitralklappenöffnungsfläche, die man aus

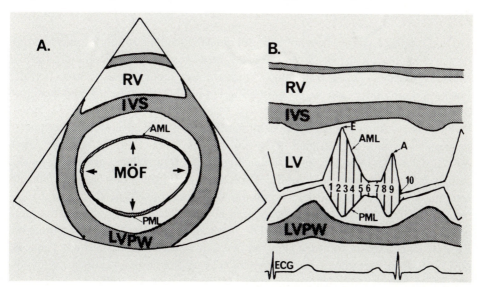

Abb. 9.4. Bestimmung der korrigierten Mitralklappenöffnungsfläche. Mitralklappenöffnungsfläche in der parasternalen kurzen Achse (A) und eindimensionale Darstellung der Mitralklappe von links parasternal (B). In der zweidimensionalen Darstellung kann die Mitralklappenöffnungsfläche planimetriert werden (MÖF). Anhand der eindimensionalen Darstellung kann die maximale Separation der Segel (SEP) bestimmt werden (SEP$_{max}$ = zum Zeitpunkt der maximalen diastolischen Öffnung der Mitralklappe in Punkt E oder Punkt A). Durch die Messung der Separation beider Segel alle 0,05 Sekunden während der Diastole (1–10) kann die mittlere Separation (SEP$_{mean}$) bestimmt werden. Die korrigierte Mitralklappenöffnungsfläche (MÖF$_{korr}$) wird wie folgt berechnet:

$$MÖF_{korr} = MÖF \times \frac{SEP_{mean}}{SEP_{max}} .$$

der zweidimensionalen kurzen Achse planimetrieren kann, wird dann mit einem Korrekturfaktor multipliziert. Dieser Korrekturfaktor wird aus der parasternalen eindimensionalen Darstellung des Bewegungsmusters der Mitralklappe errechnet. Die Separation beider Mitralklappensegel wird so während der Diastole alle 0,05 Sekunden gemessen, wodurch die mittlere Separation ermittelt werden kann. Den Korrekturfaktor errechnet man durch Division der mittleren Separation durch die maximale Separation der Segel (s. Abb. 9.4) (Fischer et al., 1983).

Die Formel zur Bestimmung des Herzminutenvolumens lautet dann:

$$HZV = \int F_D \times MÖF \times F \times HF, \qquad (1)$$

Herzminutenvolumen = Integral der diastolischen Flußkurve × Mitralklappenöffnungsfläche (2D) × Korrekturfaktor × Herzfrequenz.

Für die Bestimmung des Herzminutenvolumens über der Trikuspidalklappe ist nur eine experimentelle Studie bekannt (Meijboom et al., 1985). Ein Problem ist hier die exakte Bestimmung der Trikuspidalklappenöffnungsfläche.

9.3. Zusammenfassung

Die Doppler-Echokardiographie bietet die Möglichkeit, zumindest das Herzminutenvolumen grob abzuschätzen. Wegen zahlreicher Fehlermöglichkeiten (großer Winkel zwischen Schallstrahl und Flußrichtung sowie Unsicherheit bei der Flächenbestimmung) sind die absoluten Zahlen für den klinischen Alltag weiterhin mit Vorsicht zu genießen.

Viel interessanter – und für den klinischen Alltag mit größerer Sicherheit zu bestimmen – sind prozentuale Änderungen des Herzminutenvolumens. Diese prozentualen Änderungen kann man anhand der Beurteilung des Integrals der systolischen Flußkurve pro Minute vornehmen. Hierfür braucht man nur das Integral der Flußkurve mit der Herzfrequenz zu multiplizieren. Unsichere Faktoren wie Winkel zwischen Flußrichtung und Doppler-Strahl sowie die Bestimmung der Durchflußfläche fallen hier weg. Die Methode ist zur Verlaufsbeobachtung bei Patienten auf Intensivstationen geeignet oder zur Beurteilung des Effekts von z. B. positiv inotrop wirksamen Substanzen oder Vasodilatatoren (Colocousis et al., 1977; Elkayam et al., 1983; Haites et al., 1985; Ihlen et al., 1985).

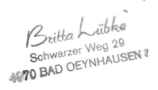

Literatur

(1) Chandraratna, P. A., M. Nanna, C. McKay, A. Nimalasuriya, R. Swinney, U. Elkayam, S. H. Rahimtoola: Determination of cardiac output by transcutaneous continuous-wave ultrasonic Doppler computer. Am. J. Cardiol. *53:* 234–237 (1984).

(2) Colocousis, J. S., L. L. Huntsman, P. W. Curreri: Estimation of stroke volume changes by ultrasonic Doppler. Circulation *56:* 914–917 (1977).

(3) Elkayam, U., J. M. Gardin, R. Berkley, C. A. Hughes, W. L. Henry: The use of Doppler flow velocity measurement to assess the hemodynamic response to vasodilators in patients with heart failure. Circulation *67:* 377–382 (1983).

(4) Farthing, S., P. Peronneau: Flow in the thoracic aorta. Cardiovasc. Res. *13:* 607–620 (1979).

(5) Fisher, D. C., D. J. Sahn, M. J. Friedman, D. Larson, L. M. Valdes-Cruz, S. Horowitz, S. J. Goldberg, H. D. Allen: The mitral valve orifice method for noninvasive two-dimensional echo Doppler determinations of cardiac output. Circulation *67:* 872–877 (1983).

(6) Fisher, D. C., D. J. Sahn, M. J. Friedman, D. Larson, L. M. Valdes-Cruz, S. Horowitz, S. J. Goldberg, H. D. Allen: The effect of variations on pulsed doppler sampling site on calculation of cardiac output: an experimental study in open-chest dogs. Circulation *67:* 370–376 (1983).

(7) Gardin, J. M., J. M. Tobis, A. Dabestani, C. Smith, U. Elkayam, E. Castleman, D. White, A. Allfie, W. L. Henry: Superiority of two-dimensional measurement of aortic vessel diameter in Doppler echocardiographic estimates of left ventricular stroke volume. J. Am. Coll. Cardiol. *6:* 66–74 (1985).

(8) Goldberg, S. J., D. J. Sahn, H. D. Allen, L. M. Valdes-Cruz, H. Hoenecke, Y. Carnahan: Evaluation of pulmonary and systemic blood flow by 2-dimensional Doppler echocardiography using fast fourier transform spectral analysis. Am. J. Cardiol. *50:* 1394 (1982).

(9) Goldberg, S. J., D. F. Dickinson, N. Wilson: Evaluation of an elliptical area technique for calculating mitral blood flow by Doppler echocardiography. Br. Heart J. *54:* 68–75 (1985).

(10) Haites, N. E., F. M. McLennan, D. H. R. Mowat, J. M. Rawles: Assessment of cardiac output by the Doppler ultrasound technique alone. Br. Heart J. *53:* 123–129 (1985).

(11) Huntsman, L. L., D. K. Stewart, S. R. Barnes, S. B. Franklin, J. S. Colocousis, E. A. Hessel: Noninvasive Doppler determination of cardiac output in man. Circulation *62:* 593–602 (1983).

(12) Ihlen, H., J. P. Amlie, J. Dale, K. Forfang, S. Nitter-Hauge, J. E. Otterstad, S. Simonsen, E. Myhre: Determination of cardiac output by Doppler echocardiography. Br. Heart J. *51:* 54–60 (1984).

(13) Ihlen, H., E. Myhre, J. P. Amlie, K. Forfang, S. Larsen: Changes in left ventricular stroke volume measured by Doppler echocardiography. Br. Heart J. *54:* 378–383 (1985).

(14) Labovitz, A. J., T. A. Buckingham, K. Habermehl, J. Nelson, H. L. Kennedy, G. A. Williams: The effects of sampling site on the two-dimensional echo-Doppler determination of cardiac output. Am. Heart J. *109:* 327–333 (1985).

(15) Loeppky, J. A., D. E. Hoekenga, E. R. Greene, U. C. Luft: Comparison of noninvasive pulsed Doppler and Fick measurements of stroke volume in cardiac patients. Am. Heart J. *107:* 339–346 (1984).

(16) Meijboom, E. J., S. Horowitz, L. M. Valdes-Cruz, D. J. Sahn, D. F. Larson, C. O. Lima: A Doppler echocardiographic method for calculation volume flow across the tricuspid valve: correlative laboratory and clinical studies. Circulation *71:* 551–556 (1985).

(17) Skjaerpe, T.: Influence of the geometry of the ascending aorta upon the velocity profile in cardiac Doppler. In: Spencer, M. P. (ed.): Doppler Diagnosis, Volume II; pp. 65–71. Martinus Nijhoff, The Hague 1986.

(18) Stewart, W. J., L. Jiang, R. Mich, N. Pandian, J. L. Guerrero, A. E. Weyman: Variable effects of changes in flow rate through the aortic, pulmonary and mitral valves on valve area and flow velocity: Impact on quantitative Doppler flow calculations. J. Am. Coll. Cardiol. 6: 653–662 (1985).

(19) Trompler, A. T., G. Sold, A. Vogt, H. Kreuzer: Nichtinvasive Bestimmung des Herzzeitvolumens mit spektraler Doppler-Echokardiographie. Z. Kardiol. 74: 322–326 (1985).

(20) Zhang, Y., S. Nitter-Hauge, H. Ihlen, E. Myhre: Doppler echocardiographic measurement of cardiac output using the mitral orifice method. Br. Heart J. 53: 130–136 (1985).

Farbtafeln

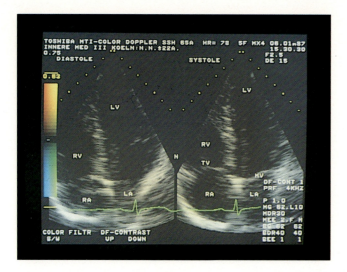

Abb. 1.11 a. Normaler apikaler Vierkammerblick zum Zeitpunkt der Diastole und Systole.

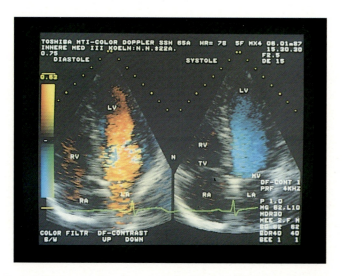

Abb. 1.11 b. Farb-Doppler-echokardiographische Signale. Während der Systole findet man ein blaues Farbmuster als Hinweis auf einen Fluß vom Schallkopf weg. Zum Zeitpunkt der Diastole erkennt man eine große rötliche Farbwolke als Hinweis auf einen Fluß zum Schallkopf hin.

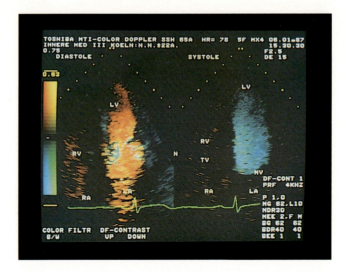

Abb. 1.11 c. Dem zweidimensionalen Bild aufgelagerte Farb-Doppler-Signale.

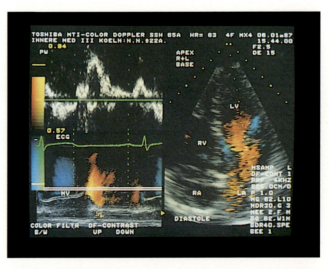

Abb. 2.23. *Rechts:* Zweidimensionale (2D) Farb-Doppler-echokardiographische Darstellung eines normalen Flußprofils durch die Mitralklappe. *Links:* Spektrum des Flußprofils durch die Mitralklappe mit dem gepulsten Doppler-Verfahren, unten links ist die entsprechende Registrierung mit der eindimensionalen (TM) Farb-Doppler-Echokardiographie dargestellt.

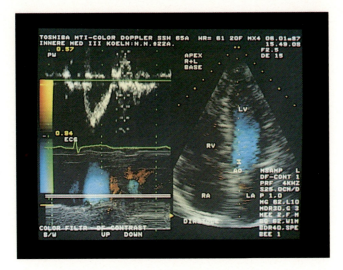

Abb. 2.24. *Rechts:* Zweidimensionale Farb-Doppler-Echokardiographie im apikalen Fünfkammerblick zum Zeitpunkt der Systole, bläuliche Farbwolke im linken Ventrikel in
Richtung Aorta als Hinweis auf einen Fluß in diesem Bereich vom Schallkopf weg. *Links
oben:* Die dazugehörige Darstellung mit dem gepulsten Doppler-Verfahren, *links unten* mit
der eindimensionalen Farb-Doppler-Echokardiographie.

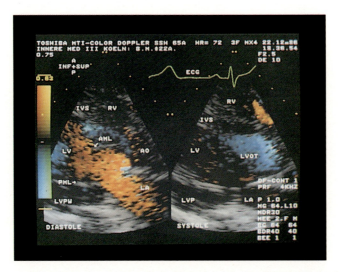

Abb. 2.25. Normaler zweidimensionaler Farb-Doppler-echokardiographischer Befund zum
Zeitpunkt der Systole und Diastole in der parasternalen Längsachse. Zum Zeitpunkt der
Diastole ist eine rötliche Farbwolke vom linken Vorhof durch beide Mitralklappensegel in
den linken Ventrikel hinein zu erkennen, zum Zeitpunkt der Systole eine bläuliche Farbwolke im linksventrikulären Ausflußtrakt.

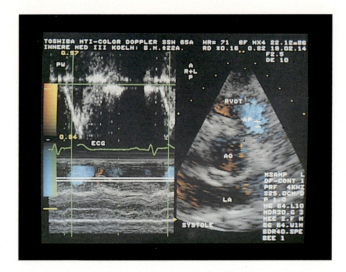

Abb. 2.26. *Rechts:* Zweidimensionale Farb-Doppler-echokardiographische Darstellung im Bereich des rechtsventrikulären Ausflußtraktes und der Arteria pulmonalis zum Zeitpunkt der Systole. Die bläulich gefärbte Farbwolke ist Hinweis auf einen Fluß im rechtsventrikulären Ausflußtrakt zur Arteria pulmonalis hin (ein Fluß, der vom Schallkopf weggerichtet ist). *Links:* Die entsprechende Registrierung mit der gepulsten Doppler-Echokardiographie und der eindimensionalen Farb-Doppler-Echokardiographie.

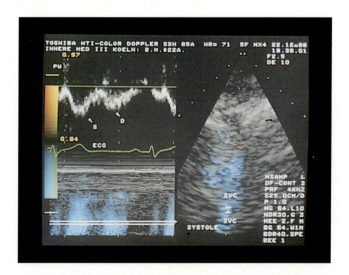

Abb. 2.27. *Rechts:* Zweidimensionale Farb-Doppler-echokardiographische Darstellung der Vena cava superior während der Systole von suprasternaler Schallposition aus. Die in der Vena cava superior erkennbare bläuliche Farbwolke ist Hinweis auf einen Fluß vom Schallkopf weg in Richtung rechter Vorhof. *Links:* Darstellung des entsprechenden Flußprofils mit dem gepulsten Doppler. Man sieht zum Zeitpunkt der Systole (S) und zum Zeitpunkt der frühen Diastole (D) zwei Strömungsprofile vom Schallkopf weg, die entsprechende eindimensionale Farb-Doppler-echokardiographische Registrierung ist unten links zu sehen.

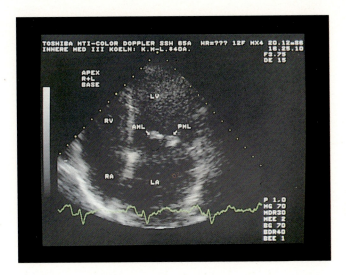

Abb. 3.14a. Apikaler Vierkammerblick bei einer Patientin mit höhergradiger Mitral-klappenstenose.

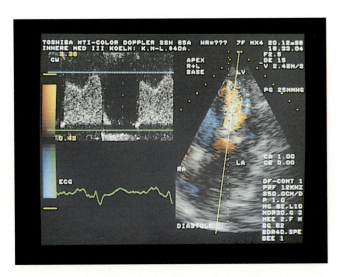

Abb. 3.14b. Gleiche Patientin. *Rechts:* Farb-Doppler-Echokardiographie des Flußmusters durch die Mitralklappe zum Zeitpunkt der Diastole. *Links oben:* Flußprofil über der Mitralklappe, registriert mit dem kontinuierlichen Doppler-Verfahren.

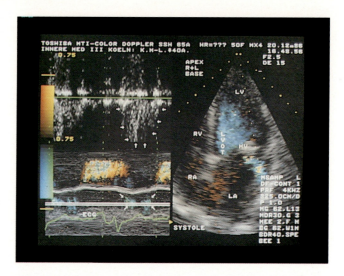

Abb. 3.14c. Gleiche Patientin. *Rechts:* Im apikalen Vierkammerblick wird mit der Farb-Doppler-Echokardiographie ein exzentrisch zur lateralen Wand des linken Vorhofes verlaufender Reflux dargestellt. Gleichzeitig ist oben ein Fluß im linken Ventrikel Richtung linksventrikulärer Ausflußtrakt in bläulicher Farbe zu sehen. *Links:* Darstellung der entsprechenden Befunde der gepulsten Doppler-Echokardiographie und der eindimensionalen Farb-Doppler-Echokardiographie.

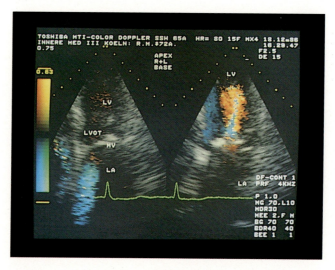

Abb. 3.15. Patientin mit kombiniertem Mitralklappenvitium. *Links:* Exzentrisch zur medialen Wand des linken Vorhofes verlaufender Mitralklappenreflux, gleichzeitig ist rechtsatrial ein mosaikartiges Farbmuster als Hinweis auf eine Trikuspidalklappeninsuffizienz zu sehen. *Rechts:* Während der Diastole findet man in der Mitte der Flußwolke einen Umschlag in Blau als Ausdruck eines Aliasing-Phänomens bei erhöhter Flußgeschwindigkeit.

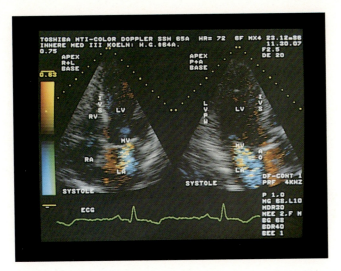

Abb. 3.29 a. Farb-Doppler-echokardiographischer Befund einer mittel- bis höhergradigen Mitralklappeninsuffizienz im apikalen Vier- und modifizierten Zweikammerblick.

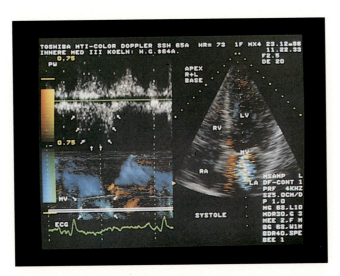

Abb. 3.29 b. Zusätzlich zum Farb-Doppler-echokardiographischen Nachweis der Mitralklappeninsuffizienz im apikalen Vierkammerblick sind die entsprechenden Befunde der gepulsten Doppler-Echokardiographie *(links oben)* sowie der eindimensionalen Farb-Doppler-Echokardiographie *(links unten)* zu sehen.

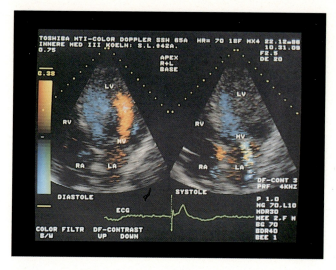

Abb. 3.30a. Zweidimensionaler Farb-Doppler-echokardiographischer Befund einer mittel-
gradigen Mitralklappeninsuffizienz im apikalen Vierkammerblick bei einem Patienten mit
Morbus Boeck mit Herzbeteiligung.

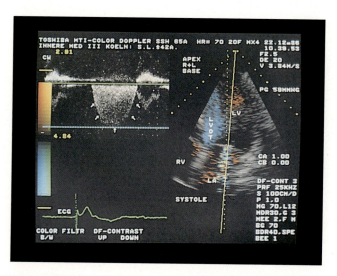

Abb. 3.30b. Gleicher Patient. *Oben links:* Zusätzlich erkennbare Spektralkurve der mit
dem kontinuierlichen Doppler-Verfahren erfaßten Mitralklappeninsuffizienz.

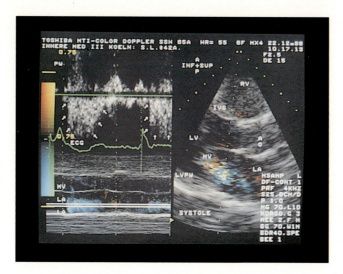

Abb. 3.30c. Gleicher Patient. *Rechts:* In der parasternalen Längsachse mit der Farb-Doppler-Echokardiographie ist die Regurgitation über der Mitralklappe in den linken Vorhof zu sehen. *Links oben:* Die entsprechenden Befunde mit dem gepulsten Doppler-Verfahren, *links unten* mit der eindimensionalen Farb-Doppler-Echokardiographie.

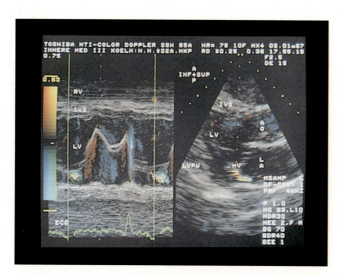

Abb. 3.37. Patient mit Mitralklappenprolaps. In der eindimensionalen Darstellung erkennt man einen spätsystolischen Prolaps der Klappe mit einer gleichzeitig einsetzenden mosaikartigen Farbwolke unterhalb der Klappe. Im zweidimensionalen Bild sieht man, daß die Farbwolke zur posterioren Wand des linken Vorhofes hinüberzieht, die Ausdehnung ist jedoch begrenzt.

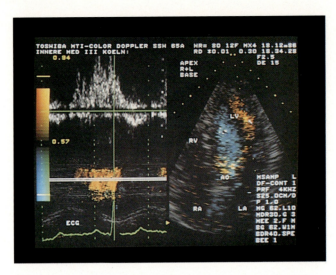

Abb. 4.23 a. Patient mit Aortenklappeninsuffizienz. *Rechts:* Zweidimensionale Farb-Doppler-Echokardiographie im apikalen Fünfkammerblick. *Links:* Die entsprechenden Befunde des gepulsten Doppler-Verfahrens sowie der eindimensionalen Farb-Doppler-Echokardiographie.

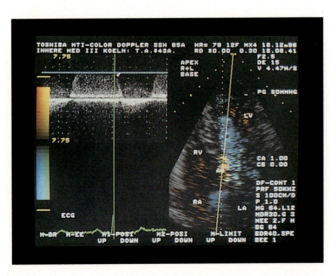

Abb. 4.23 b. Gleicher Patient. Darstellung der Aortenklappeninsuffizienz mit der zweidimensionalen Farb-Doppler-Echokardiographie *(rechts)* und dem kontinuierlichen Doppler-Verfahren *(links)*.

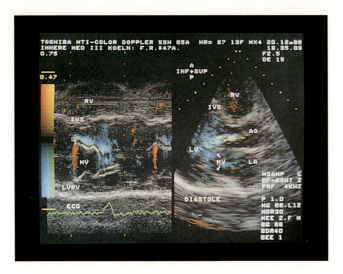

Abb. 4.24. Aortenklappeninsuffizienz in der zweidimensionalen Farb-Doppler-echokardio-graphischen Darstellung in der parasternalen Längsachse zum Zeitpunkt der Diastole *(rechts)* und mit der eindimensionalen Farb-Doppler-Echokardiographie auf Höhe der Mitralklappe *(links)*.

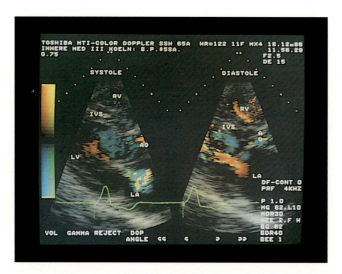

Abb. 4.25. Zweidimensionale Farb-Doppler-Echokardiographie in der parasternalen Längs-achse zum Zeitpunkt von Diastole und Systole bei einer Patientin mit leichter bis mittelgradiger Aortenklappeninsuffizienz und kombiniertem Mitralklappenvitium.

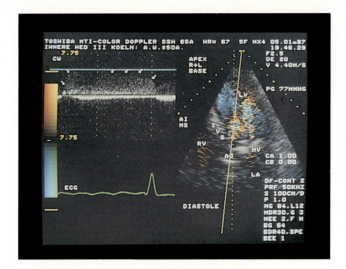

Abb. 4.26. 50jähriger Patient mit Aortenklappeninsuffizienz und kombiniertem Mitralklappenvitium. *Rechts:* Apikaler Fünfkammerblick zum Zeitpunkt der Diastole. Der Meßstrahl für die kontinuierliche Doppler-Echokardiographie ist im Bereich der Regurgitation über der Aortenklappe plaziert. *Links oben:* Spektralkurve der Aorteninsuffizienz.

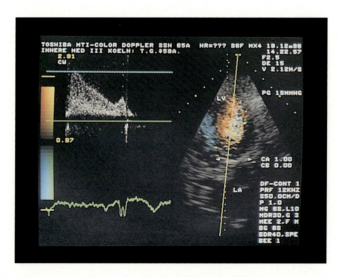

Abb. 7.24. Kombinierte zweidimensionale Farb-Doppler-Echokardiographie *(rechts)* und kontinuierliches Doppler-Verfahren *(links)* bei einer Patientin mit Zustand nach Implantation einer Lillehei-Kaster-Prothese in Mitralklappenposition.

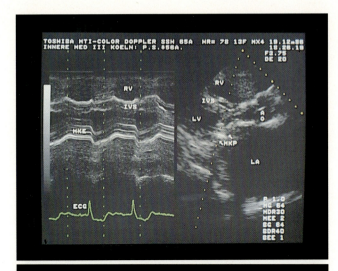

Abb. 7.25 a. Thrombosierte Björk-Shiley-Prothese in Mitralklappenposition. *Rechts:* Die parasternale Längsachse. *Links:* Eindimensionale Darstellung.

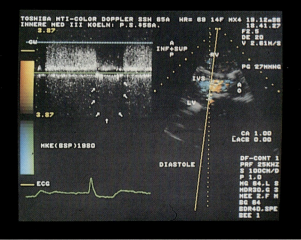

Abb. 7.25 b. *Rechts:* Mit der zweidimensionalen Farb-Doppler-Echokardiographie ließ sich in der parasternalen Längsachse über der Prothese ein schmaler, gegen die Kammerscheidewand gerichteter Jet darstellen. *Links:* Durch Kenntnis der Flußrichtung des Jets war mit dem kontinuierlichen Doppler eine optimale Registrierung zu erreichen.

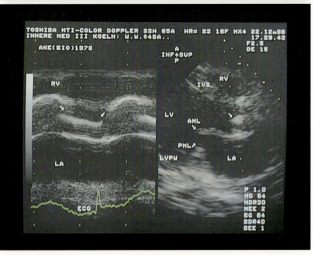

Abb. 7.26 a. Zentrales Leck einer Bioprothese in Aortenklappenposition bei Teilausriß eines Aortenklappensegels. *Rechts:* Parasternale Längsachse. *Links:* Eindimensionale Darstellung.

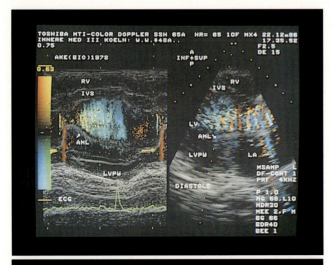

Abb. 7.26b. Gleiche Patientin. Zwei- und eindimensionale Farb-Doppler-Echokardiographie von linksparasternal.

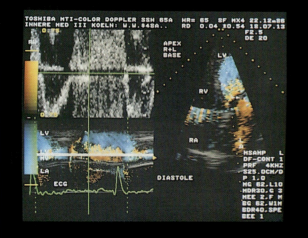

Abb. 7.26c. Im apikalen Fünfkammerblick kann die Aortenklappeninsuffizienz sowohl mit der zweidimensionalen *(rechts)* und eindimensionalen *(links unten)* Farb-Doppler-Echokardiographie als auch mit dem gepulsten Doppler-Verfahren *(links oben)* nachgewiesen werden.

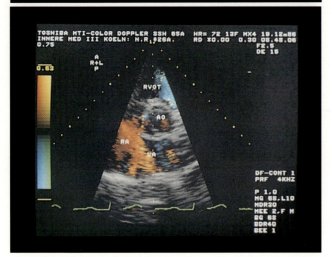

Abb. 8.3a. Vorhofseptumdefekt vom Sekundumtyp. Darstellung zum Zeitpunkt der Systole in der parasternalen kurzen Achse (EKG-getriggert). (Siehe auch Text, S. 248.)

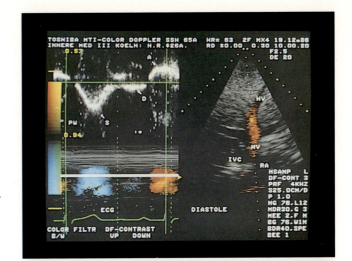

Abb. 8.3 b. Von subkostaler Schallposition aus ist das Flußprofil in einer Lebervene dargestellt. (Siehe auch Text, S. 248.)

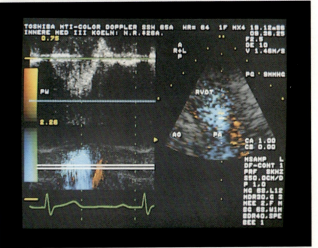

Abb. 8.3c. Durch den großen Links-Rechts-Shunt findet man eine erhöhte Flußgeschwindigkeit im rechtsventrikulären Ausflußtrakt bzw. der Arteria pulmonalis. Im Bild sind die entsprechenden zwei- und eindimensionalen Farb-Doppler-echokardiographischen Befunde sowie die Bestimmung der Flußgeschwindigkeit mit dem gepulsten Doppler in der Arteria pulmonalis dargestellt. (Siehe auch Text, S. 248.)

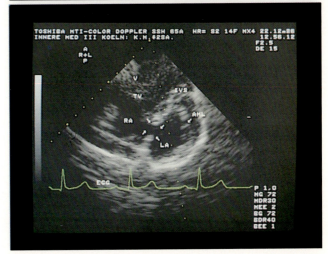

Abb. 8.4a. Parasternale kurze Achse im Bereich der Vorhofscheidewand bei einer Patientin mit Vorhofseptumdefekt vom Primumtyp. Der Defekt ist direkt dargestellt (vier weiße Pfeile).

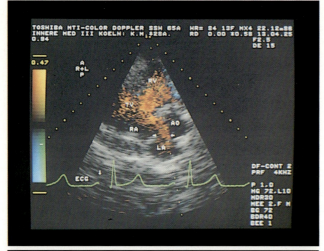

Abbb. 8.4b. Der entsprechende zweidimensionale Farb-Doppler-Befund zum Zeitpunkt der Vorhofkontraktion. Auch hier ist ein Fluß vom linken zum rechten Vorhof zu sehen, obwohl nicht so ausgeprägt wie in Abb. 8.3a. Zusätzlich ist ein deutlicher Fluß über der Trikuspidalklappe in den rechten Ventrikel hinein vorhanden.

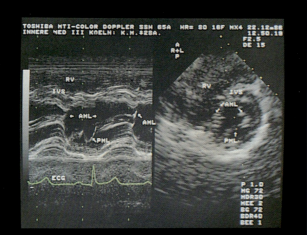

Abb. 8.4c. Darstellung der Mitralklappe in der zweidimensionalen kurzen Achse *(rechts)* sowie in der eindimensionalen Echokardiographie *(links)*. Mit beiden Verfahren ist eine Spaltung des vorderen Mitralklappensegels nachweisbar.

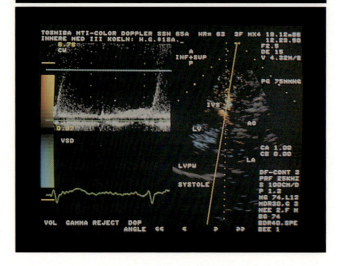

Abb. 8.8. Darstellung eines relativ hochsitzenden Ventrikelseptumdefektes in der parasternalen Längsachse mit der Farb-Doppler-Echokardiographie. (Siehe auch Text, S. 254.)

Sachverzeichnis

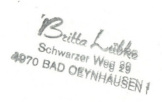